甲状腺疾病患者的健康孕产宝典

Your Healthy Pregnancy with Thyroid Disease

备孕、孕期和产后健康指导

A Guide to Fertility,Pregnancy,and Postpartum Wellness

原著　Dana Trentini
　　　Mary Shomon
主译　孙传政
主审　杨安奎

人民卫生出版社
·北京·

Translation from the English language edition：
Your Healthy Pregnancy with Thyroid Disease

The original English language work has been published by：
Da Capo Press
44 Farnsworth Street, 3rd Floor, Boston, MA 02210
Copyright©2016, All rights reserved.

图书在版编目(CIP)数据

甲状腺疾病患者的健康孕产宝典 ／（美）达娜·特伦蒂尼（Dana Trentini）原著；孙传政主译. — 北京：人民卫生出版社，2022.1
ISBN 978-7-117-31872-3

Ⅰ．①甲…　Ⅱ．①达…②孙…　Ⅲ．①甲状腺疾病-病人-妊娠期-妇幼保健②甲状腺疾病-病人-产褥期-妇幼保健　Ⅳ．①R581②R715.3

中国版本图书馆 CIP 数据核字（2021）第 156780 号

人卫智网	www.ipmph.com	医学教育、学术、考试、健康，购书智慧智能综合服务平台
人卫官网	www.pmph.com	人卫官方资讯发布平台

图字：01-2018-1234 号

甲状腺疾病患者的健康孕产宝典
Jiazhuangxian Jibing Huanzhe de Jiankang Yunchan Baodian

主　　译：孙传政
出版发行：人民卫生出版社（中继线 010-59780011）
地　　址：北京市朝阳区潘家园南里 19 号
邮　　编：100021
E - mail：pmph @ pmph.com
购书热线：010-59787592　010-59787584　010-65264830
印　　刷：北京汇林印务有限公司
经　　销：新华书店
开　　本：710×1000　1/16　**印张：**18
字　　数：313 千字
版　　次：2022 年 1 月第 1 版
印　　次：2022 年 2 月第 1 次印刷
标准书号：ISBN 978-7-117-31872-3
定　　价：89.00 元

打击盗版举报电话：**010-59787491**　E-mail：**WQ @ pmph.com**
质量问题联系电话：**010-59787234**　E-mail：**zhiliang @ pmph.com**

译 者 名 单

主　　译　孙传政（昆明医科大学第三附属医院/云南省肿瘤医院头颈外二科）

主　　审　杨安奎（中山大学肿瘤防治中心头颈科）

译　　者　（按姓氏笔画排序）

于文斌（北京大学肿瘤医院头颈外科）

邓莅霏（江西省肿瘤医院头颈外科）

安常明（中国医学科学院肿瘤医院头颈外科）

孙传政（昆明医科大学第三附属医院/云南省肿瘤医院头颈外二科）

李　超（四川省肿瘤医院/电子科技大学附属肿瘤医院头颈外科中心）

李秋梨（中山大学肿瘤防治中心头颈科）

宋　明（中山大学肿瘤防治中心头颈科）

陈芸芸（美国 MD Anderson 癌症中心头颈外科）

翻译秘书　王士琪（昆明医科大学第三附属医院/云南省肿瘤医院头颈外二科）

对本书的评价

"达娜·特伦蒂尼(Dana Trentini)和玛丽·邵蒙(Mary Shomon)是一对令人尊敬的女性,她们宣传甲状腺知识。这本书将改变数百万妇女和她们的孩子们的生活。"

——大卫·波伦斯坦(David Borenstein)医学博士,
曼哈顿综合医学诊所创始人

对玛丽·邵蒙先前著作的评价

这本自助手册内容丰富,是大众迫切需要的一本书。

——《出版者周刊》(*Publishers Weekly*)

……鼓舞了那些饱受疑难病症折磨的人,提供可靠实用的建议,让你的健康重回正轨。

——《替代医学杂志》(*Alternative Medicine Magazine*)

邵蒙女士的著作内容详尽,涵盖了病人在治疗甲状腺疾病时必须做出的所有决定。

——《图书馆杂志》(*Library Journal*)

这是过度肥胖管理领域的一个重大突破。

——理查德·谢姆斯(Richard Shames)医学博士
和卡瑞丽·哈洛·谢姆斯(Karilee Halo Shames)博士

给数百万对减肥和重获健康失去信心的人带来了帮助和希望。

——海拉·卡斯(Hyla Cass)医学博士,
《自然的高点》(*Natural Highs*)的作者

玛丽·邵蒙是一位优秀的健康倡导者,你会发现她的书也是同样的出色!

——雅各布·泰特尔鲍姆(Jacob Teitelbaum)医学博士,
《摆脱疲劳》(*From Fatigued to Fantastic*)的作者

玛丽·邵蒙提供了切实有效的解决方案,将帮助数以百万计的人最终战胜自己的体重问题。

——史蒂夫·兰格(Steve Langer)医学博士,

《解开疾病的谜语》(*Solved:The Riddle of Illness*)的作者

对病人和医疗行业来说,我几乎想不出比纤维肌痛和慢性疲劳综合征更难治疗的疾病。玛丽·邵蒙又一次令人难以置信地将真正重要的事情阐释得清清楚楚,从如何准确诊断到找到最好的治疗方法。

——玛丽·萨瓦尔德(Marie Savard),

《如何拯救自己的生命》(*How to Save Your Own Life*)作者

如果你和数百万人一样被纤维肌痛或慢性疲劳所困扰,或者认为你可能患有这种疾病,那么现在就开始阅读这本书,这本重要的书将把你的生活变得更加美好。书中有非常实在的答案会帮助你,甚至超过你的期望。玛丽·邵蒙以其精彩的书写,将这些答案呈现在你的面前。

——约瑟夫·默柯拉(Joseph Mercola)博士,

《无谷物饮食》(*The No-Grain Diet*)的作者

(玛丽·邵蒙)为备受甲状腺疾病困扰的患者提供了详细的治疗方法。

——《时代周刊》(*Time*)

玛丽·邵蒙"撼动了保守的甲状腺疾病认知牢笼"。

——《世界时装之苑》(*Elle*)

(孙传政　译)

玛丽·邵蒙其他著作

《甲状腺饮食》
(*The Thyroid Diet*)

《甲状腺功能减退症患者的健康生活》
(*Living Well with Hypothyroidism*)

《甲状腺饮食革命》
(*The Thyroid Diet Revolution*)

《自身免疫性疾病患者的健康生活》
(*Living Well with Autoimmune Disease*)

《更年期甲状腺疾病治疗方法》
(*The Menopause Thyroid Solution*)

《葛瑞夫兹氏病患者和甲状腺功能亢进症患者的健康生活》
(*Living Well with Graves' Disease and Hyperthyroidism*)

《突破甲状腺激素失衡》
(*The Thyroid Hormone Breakthrough*)

《慢性疲劳综合征和纤维肌痛患者的健康生活》
(*Living Well with Chronic Fatique Syndrome and Fibromyalgia*)

谨以本书纪念我天折的孩子,并献给我的儿子们——本杰明和哈德森。

——达娜·特伦蒂尼

献给我的孩子们——朱丽叶和丹尼——我爱你们,同时献给我天折的孩子,我也爱你:你本有机会诞生到这个世界上。

——玛丽·邵蒙

致　谢

　　流产后,医生都劝阻我不要孩子的时候,一位女性帮助了我,我成功怀上并生下了我的儿子哈德森,我对她的感激无以言表。玛丽·邵蒙女士,你帮助我解决了我的甲状腺问题,你是我的英雄。还有我们的经纪人卡罗尔·曼恩,我还记得在她位于纽约的办公室见面的那天,那时,我知道,这位女性会改变我的生活。芮妮·思德莱尔,你的温柔和善,帮助我轻松度过了我第一本书的整个创作过程。感谢丽萨·考夫曼,多谢你从编辑角度提出的建议,让这本书读起来通顺流畅。感谢珀耳修斯出版集团,你们非常了不起!感谢本书中我们采访到的所有了不起的专家。我希望你们知道,你们在这本书中的慷慨分享将拯救全世界更多的孩子。感谢米歇尔·比克福特、伊莎贝拉·温茨、苏西·科恩、丹娜·鲍曼、史黛丝·罗宾斯、罗琳·克利弗、丹尼斯·弗莱明、莎拉·唐宁、贝丝·琼斯、海勒·西登达尔、蒂凡尼·拉德尼奇、珍·惠特曼、凯伦·菲茨帕特里克-达姆、Zen Thyroid(译者注:一个关于甲状腺健康的网站)、布莱斯·克利福德、玛丽萨·拉瓦洛、罗伯特·查普曼、劳拉·舒尼曼、马克·瑞恩、卡罗尔·格雷、吉尔·A·格芬克尔、麦琪·哈德利-韦斯特和吉娜·李·诺林,感谢你们这些甲状腺健康倡导者孜孜不倦的工作,让甲状腺疾病患者们知道他们并不是独自奋战。感谢“甲减妈妈”的粉丝们,能得到你们的陪伴是我的幸福。感谢我的妈妈、罗恩、玛丽、保罗、珍妮、乔安、约翰、格洛丽亚、诺姆、珍妮弗、安东尼、约翰·保罗、艾丽莎、劳拉、卡曼、玛利亚、利娜、里奥、曼纽尔、米拉娜、尼古拉斯、西尔维娅、里奇、罗拉、苏瑞娜、扎克利、吉赛尔和已经去往天堂的爸爸、爷爷奶奶、外公外婆、朱利奥和帕特里克。

——达娜·特伦蒂尼

　　首先,我要感谢与我合著这本书的达娜·特伦蒂尼,感谢她惊人的构想、活力和在倡导甲状腺疾病患者健康方面所做的工作。和达娜一起工作,我非常开心、愉快,我相信,她还会创作出更多优秀的作品。我要感谢经纪人卡罗尔·曼恩和她的员工,专业的她们将梦想和热情变成了实实在在的书作。我要感谢我们的一流编辑芮妮·思德莱尔,她和珀耳修斯出版集团的同事们与我们分享了对这本著作价值的看法,帮助我们一步步完善这本书。我要感谢所有接受我们采访的医生和专家,你们的学识和慷慨帮助越来越多的女性实现做母亲的梦想,帮助新生的宝宝有个健康的开始。我要感谢达娜提到的所有甲状腺健康倡导者,能和你们站在同一站线上,把大爱传播四方,我感到非常自豪。感谢我的好闺蜜简·弗兰克,她是"世界上最有条理的人"。我还要感谢辛西娅·瓦伦汀和茱莉娅·肖皮克,感谢她们的帮助和支持。我要感谢我在美国以及世界各地的朋友们,你们的信念、爱和支持就像氧气一样不可或缺。最后,我要感谢我的家人,特别是我的孩子们,你们让我感受到了做母亲的快乐,任何女性都不应该因为误诊甲状腺问题或治疗不当而无法享受到当母亲的这种快乐经历。

——玛丽·邵蒙

（孙传政　译）

引　言

——达娜·特伦蒂尼

2009年1月的一天,天气寒冷,纽约下着雪,我躺在医院检查台上,这将是我一生中最糟糕的一天。我十分想要孩子,但在我怀孕12周的时候,我流产了,正在准备接受刮宫手术,这个手术会把我体内的胎儿取出。一名医技人员给我做了超声检查后走出房间,向医务人员确认胎儿没有心跳。我从床上跳起来,跑向屏幕,看着上面的图像。我盯着未出生的孩子的图片时,我感到我的身体在颤抖,我的拳头紧握。我的灵魂深处发出一声哀号。

我的孩子怎么了?

医生问我选择哪种麻醉方式时,我要求全身麻醉,因为我不想清醒地经历整个手术过程。她们把我的孩子从我体内取出的过程,我一丁点儿都不想记住。麻醉师向我保证,这一切很快就会结束,并让我从十开始倒数。

10……

2006年,当我怀上第一个儿子本杰明时,我幻想自己能成为超级妈妈。所有的事情我都要做好——事业、家务和家庭——我要做得很出色。

这让我感到疲惫不堪。

在本杰明出生那年,我被诊断为甲状腺功能减退。医生给我开了左甲状腺素,这是主流医生为甲状腺功能减退症患者开出的首选药物。在这本书中你会发现,虽然这种治疗对有些人很有效,但对很多人却不太有效,我就是其中之一。

尽管我服用了甲状腺激素替代药物,但是甲状腺功能低下症状仍然困扰着我的生活。我感到无比疲劳,睡得再多也仍然精神不济。产后体重不但没有减轻,反而继续增长。我的头发大量脱落,头皮发痒。我的母乳量很少,外三分之一的眉毛都掉了,脚后跟皲裂,身上的皮肤苍白、干燥、发痒。我的脸部苍白、干燥、肿胀。我的眼睛发红,有黑眼圈。我的眼皮时常跳动,腿部在触碰时没有感觉,经期月经量异常多、慢性便秘、持续头痛、湿疹瘙痒、尿路感染反复发作、性欲低下、过敏、焦虑、情绪波动、失眠、反应迟钝和反复感染折磨着我。我曾因肾结石被送进了急救室。怀孕前,我身体健康,现在,血液检查结果显示我的胆固醇和血糖水平偏高。

看着其他母亲每天努力奋斗,事业家庭两不误,我觉得自己很失败。

我到底怎么了?

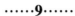

我小的时候,我父亲总爱唱法兰克·辛纳屈(Frank Sinatra)的《纽约,纽约》(New York,New York)。他高声地唱着,以至于我开始相信,如果我能在纽约市获得成功,那么我在任何地方都能成功。在纽约这个世界上最大的城市之一,我期望能得到最好的医疗服务。我信任这些医生,他们从常青藤学校医学院毕业,屡获各种奖项,在纽约执业。可我从没想过,关于甲状腺功能减退应掌握的所有知识,尤其是妊娠期间甲状腺疾病带来的危险,他们并非无所不知。2008年底我第二次怀孕的时候,我继续信任这些医生,严格遵照医生的医嘱服用甲状腺药物。

妊娠早期期间,我总是感到恶心、疲倦、虚弱。我想起,有一天晚上我曾说过:"我担心这个宝宝会有问题。"但是,当我把我的担忧告诉医生时,他们告诉我,我的甲状腺激素水平在安全范围内,疲倦是妊娠早期的正常症状。我以前怀孕过,我知道我的感觉似乎并不正常,但是,我并未重视自己身体发出的警告。

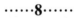

为什么我没有相信自己的直觉?

为什么我没有坚持再跟医生谈谈,我和宝宝似乎存在严重问题?

为什么我会天真地认为"医生总是最了解情况的"?

1993年,我以优异成绩从多伦多大学毕业,获得神经科学荣誉文学学士学位,在校期间,我多次获得奖学金和多项荣誉奖项。毕业后,我在一所专门接收资优学生的学校担任高中部科学教师多年。2002年,我在哥伦比亚大学获得了组织心理学文学硕士学位和咨询心理学教育硕士学位。学习期间,哥伦比亚大学一位著名的教授选我担任他的研究组的组长。我很了解科学研究。因此,为什么我不利用自己的科学背景和研究技能来了解自己所患甲状腺疾病的所有知识呢?

为什么我没换一位医生?

你不知道这些问题我问了自己多少次,并时时提醒自己。一家大型数字媒体曾采访过我,想在网上报道我的故事。我在家里接受了摄像采访,我永远不会忘记这次采访。

记者问我：“如果你知道你不舒服，为什么不看看其他医生，问问他们的意见？”

我静静地坐着，思绪万千，我克制不住自己的感情，回答道：“我不知道为什么。”

采访结束后，摄制组离开了我的公寓，我永远忘不了我关上门，坐在地上嚎啕大哭。那位记者根本不知道她这个简单的问题使我伤心不已。

我甚至不知道如何回答这个问题，我一次次回想当时的情景，一次又一次地问自己，为什么我该做点什么但却什么都没做。

……7……

促甲状腺激素（thyroid-stimulating hormone，TSH）是一种利用血液样本测试甲状腺功能的方法。TSH 水平高于参考值，表明患者出现甲状腺功能低下，又称为甲状腺功能减退。TSH 水平低于参考值，表明患者甲状腺功能过度活跃，又称为甲状腺功能亢进。

内分泌学会于 2007 年发布临床指南《孕期和产后甲状腺功能障碍管理指南》（*Management of Thyroid Dysfunction During Pregnancy and Postpartum*），在该书中提出以下建议：

● 如果患者在孕前被诊断出患有甲状腺功能减退，应调整甲状腺激素替代药物剂量，使 TSH 水平在怀孕前不高于 2.5mIU/L。

● 如果患者在怀孕期间被诊断出临床甲状腺功能减退，甲状腺功能检测应尽快规范化，使 TSH 水平在妊娠早期内下降到 2.5mIU/L 以下（或在妊娠中期和妊娠晚期内下降到 3mIU/L 以下）。

在妊娠早期，我的 TSH 水平一直要比推荐的 2.5mIU/L 高，接近 10.0mIU/L。但是，我的医生说一切都很好，怀孕期间 TSH 水平超过 10.0mIU/L 时才要注意。

等等……倒回去……是的，你没看错。

我的医生们没有意识到我的 TSH 水平在怀孕期间接近 10.0mIU/L 会给我和我的孩子带来危险，因为我的医生显然从未读过上述临床指南。

即使他们读过，但是主流医学认为 TSH 虽然是检测甲状腺功能的金标准，但它并不能完全说明甲状腺的健康状况。正如你将在这本书里了解到的，甲状腺功能检测项目远不仅仅是检测 TSH。

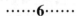

……6……

科学研究明确表明，甲状腺疾病未被确诊、未经治疗或治疗不当会：

- 增加不孕症的风险
- 增加流产的风险
- 增加死产的风险
- 增加产妇贫血的风险
- 增加先兆子痫的风险
- 增加胎盘早剥的风险
- 增加早产风险
- 增加臀位生产的风险
- 增加产后出血的风险
- 增加低出生体重的风险
- 增加新生儿呼吸窘迫的风险
- 增加新生儿重症监护收治的风险
- 增加胎儿认知发育受损的风险
- 增加哺乳困难的风险
- 增加产后抑郁症的风险

有了这些知识,在怀孕期间对女性进行常规检查是言之有理的,对吧？产科护理医生和内分泌专科医生会特别注意了解并遵循最新的治疗指南,以帮助那些甲状腺疾病患者以及在怀孕期间和产后患上甲状腺疾病的患者,这将变得有意义。

不幸的是,现实并非如此。

2010 年发表在《甲状腺》(Thyroid)杂志上的一项研究显示,邮件调查问卷分三批发给 1 601 名威斯康星州的医护人员,他们当中,有些是美国妇产科学院成员,有些是美国家庭医生学院成员,他们都有产科护理的经历。在实际接受这项调查的 575 名医护人员中,只有 11.5%(66/575)实际阅读了内分泌学会的 2007 年临床指南。

在另一项研究中,调查问卷被分发给参加 2009 年美国内分泌外科学会年会的 260 名外科医生,109 名外科医生接受了调查。只有 23%(26/109)的受访者阅读了内分泌学会的指南。尽管阅读该指南的医生有很大可能会告知病人孕期 TSH 指导水平,但是这项研究并没有说明 23%的受访者中有多少人没有遵循该指南。

结果是:有一大批不明所以的医护人员对患有甲状腺疾病的妇女进行治疗,而且这些医生几乎不了解怀孕的甲状腺疾病患者及其胎儿的护理复杂性和标准。

······5······

2012年,研究人员对参加美国甲状腺协会的医生展开了一项调查,其中大多数是内分泌学家,询问他们是否认为所有的孕妇都应该接受甲状腺功能障碍筛查。调查结果在2013年美国甲状腺协会第83届年会上报告:74%的调查对象推荐了孕期普遍进行甲状腺功能筛查。这并不是第一次建议对妊娠妇女进行普遍甲状腺功能筛查,可能也不是最后一次。然而,尽管孕妇甲状腺功能异常会对孕妇和胎儿产生不利影响,但普遍筛查仍未被推荐列入临床指南。

2014年,内分泌学会报告称,据世界卫生组织(WHO)估计,全球有7.5亿人患有甲状腺疾病,甲状腺疾病已成为比糖尿病更普遍的疾病。保守估计,至少有2 700万美国人患有甲状腺疾病,但专家认为实际数字接近6 000万——至少有一半未确诊。

2015年,内分泌学会报告称,每1 000个美国人中,多达:

8人患有临床甲状腺功能减退

130人有亚临床甲状腺功能减退

5人患有临床甲状腺功能亢进

与男性相比,女性甲状腺疾病患者人数是男性的5到10倍。

根据这些统计数据,目前世界上正患有甲状腺疾病的妊娠女性中,至少有一半甚至不知道自己有甲状腺问题,她们的医生也不知道她们有危险。其中一些女性会经历流产、死产、不孕症、母亲贫血、先兆子痫、胎盘早剥、产后出血、早产、臀位生产、低出生体重和婴儿认知发育受损等。这些母亲不知道这些都是由于甲状腺疾病引起的。

2012年,内分泌学会对《孕期和产后甲状腺功能障碍管理指南》(2007)进行了更新。负责编制新指南的委员会并未就怀孕期间进行甲状腺功能筛查建议达成一致。一些成员建议在第9周或第一次产前检查时对所有孕妇进行筛查。其他成员既不支持也不反对在怀孕期间进行常规甲状腺功能筛查。然而,委员会成员一致同意建议对高危妇女进行有针对性的筛查。

如果备孕女性或初孕女性满足以下一项或多项标准,那她们就可以归为高危女性:

● 年龄超过30岁

● 有自身免疫性甲状腺疾病或甲状腺功能减退的家族史

● 有甲状腺肿

- 有甲状腺抗体,主要是甲状腺过氧化物酶抗体
- 出现提示甲状腺功能低下的症状或临床体征
- 被诊断为Ⅰ型糖尿病或其他自身免疫性疾病
- 有不孕症病史
- 有流产或早产史
- 有头颈部放射性治疗史或甲状腺手术史
- 目前接受左甲状腺素替代治疗
- 生活在假定缺碘地区

然而,指南第2 560页上,内分泌学会声明:

委员会一致同意,在孕期和围产期期间,建议对高危女性进行针对性筛查。很不幸的是,委员会承认,有重要数据证明利用这种方法会漏掉30%或更多患有临床或亚临床甲状腺功能减退症的女性。

······4······

流产改变了我,在那之后,我的甲状腺功能减退症状更加严重,我感到绝望。实话告诉你,我不知道我是如何度过了我生命中那段黑暗时光。流产之后我的甲状腺功能减退症恶化得如此严重,我要拼命保持清醒,才能照顾我年幼的儿子。我知道情况很不对劲。如果你曾经患过严重的甲状腺疾病,你每天都疲惫得睁不开眼睛,每天都无法正常生活,你就知道没有什么贴切的词语可以描述这种状况。

我爱读书,从小就是这样。当我还是小女孩的时候,我妈妈总是叫我出去玩,而我总是躲在房间里看书。晚上熄灯之后,我就拿着手电筒躲在被子里看书。因此,当我的甲状腺功能减退达到最低值时,我担心自己再也无法恢复正常了,这时,有一本书帮助我爬出那个黑洞。

那天我偶然发现了一本名为《甲状腺功能减退症患者的美好生活:医生不会告诉你但你需要知道的事实》(*Living Well with Hypothyroidism*:*What Your Doctor Doesn't Tell You…That You Need to Know*),作者是世界著名的甲状腺专家、《纽约时报》(*New York Times*)畅销书作家玛丽·邵蒙,那天就是一个奇迹。

这本书唤起我那段撕心裂肺般痛苦的回忆。在阅读这本书的过程中,我意识到,我之所以失去了我的孩子是因为我的医生没有对我的甲状腺功能减退症予以最佳治疗。我哭了好几天。

但是,不被打倒就不知道自己到底有多强大。

······3······

这本书是由我和玛丽·邵蒙合著的,能与这位改变我人生的女性一起著书立作,我的梦想变成了现实。

在我流产后的三年时间里,我一直梦想着写一本自己的书。有一天我向一个朋友提起这件事。当她建议我创建一个博客、为我的未来之书吸引粉丝时,我问:"什么是博客?"你可以看出,我对社交媒体和写书的了解是多么少。

但是,2012 年 10 月 1 日,我信心大增,发布了我的博客"甲减妈妈"。

十月是美国的全国流产宣传月,我特意安排在十月发布博客,以纪念我因甲状腺功能减退症而失去的婴儿,同时献给我的两个儿子,他们奇迹般地活了下来,来到了这个世界。

在两年内,每月有来自世界各地 200 多个国家近 300 万人次读者访问"甲减妈妈"博客。2014 年票选 WEGO 保健积极分子活动中,我赢得了保健积极分子英雄奖和最佳推文奖。

博文数已经达到数十万。现在,有很多次,我低下头,靠在书桌上,心中充满感激。我有幸能够与世界各地的读者联系在一起。

你可能会想,为什么我当初要创建"甲减妈妈"这个博客,为什么我现在和玛丽合著这本书。真正的原因是愤怒。由于缺乏对甲状腺疾病的认识而让母亲和婴儿受到不必要的伤害,这是不可接受的!

我失去了孩子,因为我没有为自己和孩子坚持自己的意见。我不得不带着这种遗憾度过余生。但我知道我并不孤单。

我知道有很多像我这样的女人,我们从小受到的教育就是要尊重权威,而不是挑战现状;这样的女人不喜欢正面对抗;她们在医生面前不会为自己坚持己见。

我知道有很多像我这样的女人,她们相信"医生最清楚",并且希望医生们能解答所有问题。

我知道世界上有很多像我这样的女人,她们的医生告诉她们,症状"是心理作用"——而她们相信了这一点。

我知道有很多像我这样的女人,当她们主诉出现典型的甲状腺疾病症状时,医生会给她们开抗抑郁药、安眠药和/或抗焦虑药物。

我知道有很多像我这样的女人,家人和朋友不了解甲状腺疾病对女性的影响,却说她们是得了疑病症。

我知道有很多像我这样的女人,她们不像周围的人那样精力充沛,做不到事业家庭两不误,成不了超级妈妈,她们为此感到内疚。

我知道有很多像我这样的女人,因为害怕被别人说自己是反应过度而不愿大声说出她们的健康问题。

我知道有很多像我这样的女人,她们感觉自己孤立无援。

你并不孤单,你并不是反应过度,你会感觉更好。

经过多年的大量研究和为寻找顶级甲状腺健康专家所做的不懈努力,我恢复了健康,状态更甚从前。40 岁的时候,我自然怀上了二儿子哈德森,并在 2010 年生下了他。是的,患有甲状腺疾病的女性也能奇迹般地拥有宝宝。

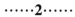

我对这本书有什么希望?

我希望每一位患有甲状腺疾病的女性知道,无论是患有甲状腺功能减退、桥本氏甲状腺炎、甲状腺功能亢进、葛瑞夫兹氏病、甲状腺炎、甲状腺肿、结节病还是甲状腺癌,她们都有希望康复。

我希望每一位因甲状腺问题未确诊或治疗不当而受不孕症困扰的女性拾起希望,怀孕是有可能的,我们也能拥有奇迹宝宝。

我希望每一位因为甲状腺问题未确诊或治疗不当而遭遇流产或死胎的女性都知道,她并不孤单,我的心和激情与她和我们夭折的孩子们在一起。我们的孩子很珍贵,他们短暂的生命激励着我们做出改变。

我希望每一位甲状腺问题未确诊或治疗不当的孕妇能采取关键的行动,保护她未出生的婴儿。

我希望每一个因母亲的甲状腺问题未确诊或治疗不当而导致孩子出现认知和发展问题的家庭知道,我的心与他们同在,我希望这些孩子能生活幸福。

我希望每一位想母乳喂养宝宝,但因为甲状腺问题未确诊或治疗不当而无法喂养或母乳不足的女性知道,深层的根本原因是可以解决的。

我希望每一位产后因甲状腺问题未确诊或治疗不当而经历疲劳、抑郁和其他身体、精神和情感症状的女性知道,她的症状并不全是臆想,而是真实存在的。

我希望这本书能推动世界各地采取普遍孕期甲状腺疾病筛查。

我希望,多年后,我将听到患有甲状腺疾病的母亲因为读了这本书诞下婴儿的消息,我将为此感到欣慰。

如果我第一次被诊断出甲状腺功能减退或者我的身体第一次向我发出

警告,告诉我我的身体有点不对劲的时候,我就神奇地了解了现在所掌握的一些知识,我的人生会多么轻松啊!这种想法不止一次地浮现在我的脑海中。相反,我历经困难才了解到这些东西。我希望,通过分享我的故事,饱受甲状腺疾病困扰的读者以及那些怀疑他们患有甲状腺疾病的人能从我的经历和我所学到的东西中受益。如果我的故事能挽救哪怕一个孩子的生命,我的使命就算达成了。

······1

——达娜·特伦蒂尼,2015 年 9 月

(孙传政　译)

如何使用这本书

我们都很清楚,疲劳会让你患上甲状腺疾病。你可能会觉得你没有足够的精力去阅读整本书,要阅读关于备孕、孕期和产后甲状腺疾病的基础知识以及测试、药物和更多知识的详细内容根本不可能。

"告诉我该怎么做!"你可能会说。

如果你是这种情况,请跳过前两部分,直接阅读第三部分。这部分中,我们特意总结了你现在可以采取的关键行动步骤,帮助你成功备孕,顺利度过孕期,生下健康孩子。这一节的格式固定,就像一本工作手册一样带有检查清单以及关键信息汇总,方便你使用本书,指导你完成关键步骤。

第一部分和第二部分深入探讨了孕前、孕期和产后阶段甲状腺问题的常规诊断和治疗方法。具体来说,你会了解到内分泌学会最新版指南——《孕期和产后甲状腺功能障碍管理指南》(2012)(*Management of Thyroid Dysfunction During Pregnancy and Postpartum*)。你还将了解《美国甲状腺协会孕期和产后甲状腺疾病诊疗指南》(2011)(*Guidelines of the American Thyroid Association for the Diagnosis and Management of Thyroid Disease During Pregnancy and Postpartum*)。我们称这些指南为《怀孕指南》——这些指南被认为是治疗的标准,然而它们本身仍然存有争议,尚未向执业医生广泛宣传。

你还将了解到著名的保健执业医师提出的最前沿的医疗建议,这些医师包括甲状腺、激素、自身免疫性疾病、营养、癌症、生育和怀孕领域的许多国内国际知名医生和专家。

另外,请记住,本书网站(http://www. ThyroidPregnancyBook. com)提供链接和补充资源。我们欢迎您在线联系我们。

(孙传政　译)

目　录

甲状腺及其功能

第一部分

第一章

你的甲状腺如何工作——如果它不工作会怎样

　　甲状腺，一个位于颈部喉结区下后方重约 28g 的蝴蝶状小腺体，是负责新陈代谢的重要腺体。它分泌能促进氧气和能量向细胞、组织、腺体以及器官输送的激素。

　　体内的每一个细胞都依赖甲状腺激素来获得能量。甲状腺对身体每个机能都有影响，其中包括肌肉和心脏的功能、正常呼吸、消化、生长发育和生殖以及骨骼、头发和指甲的生长。甲状腺还会影响大脑的功能，甚至影响思维清晰程度。

　　甲状腺是内分泌系统的一部分，内分泌系统是分泌激素的腺体总称，激素对身体的各种机能和器官均有影响。主要的内分泌腺包括松果体、垂体、胰腺、卵巢、睾丸、甲状腺、甲状旁腺、下丘脑、胃肠道和肾上腺。

甲状腺的工作机理

　　甲状腺的功能是使甲状腺细胞将从膳食中摄取的碘（通过食物、加碘盐和补充剂获得）与氨基酸中的酪氨酸结合，使其最后转化为甲状腺素（T4）和三碘甲状腺原氨酸（T3）。

　　甲状腺分泌的主要激素（约 80%）为甲状腺素，即 T4。"4"指甲状腺素分子中含有 4 个碘原子。甲状腺素是一种激素原，又称为储存激素。典型形式的甲状腺素对机体没有直接的作用。但是，甲状腺素在甲状腺和其他组织中经过一系列的转化后，可为机体所用。这一过程称之为脱碘代谢（更简单地讲，是 T4 到 T3 的转化），即，T4 失去一个碘原子转化为三碘甲状腺原氨酸（T3）。T3 是具有活性的甲状腺激素，可以将氧气和能量转运到整个机体的细胞内，调节新陈代谢。

　　甲状腺与大脑有特定的反馈回路，特别是与下丘脑和垂体。当血液中的甲状腺激素水平较低时，下丘脑会产生促甲状腺激素释放激素（thyrotropin-releasing hormone，TRH）。TRH 刺激垂体释放促甲状腺激素（thyroid-stimulating hormone，TSH）和泌乳素。TSH 作为信使告诉甲状腺："制造更多的甲状腺激素"。当血液中甲状腺激素水平升高时，TSH 水平下降。这时,甲状腺收到信息:"减缓甲状腺激素的生产。"

这个反馈过程就和你们家的恒温器的工作原理一样,可以开启或关闭热风或者冷风开关以维持一个较为稳定的温度。反馈的目的是保持甲状腺激素平衡:不太高,也不太低。

甲状腺疾病的患病率

关于甲状腺疾病的统计数据,有一点我们一致同意:几乎没有统一的观点!流行病学家、内分泌医师、健康研究组织以及全科医生对美国和其他国家甲状腺疾病患病人数的估计数据大相径庭。

美国临床内分泌医师协会曾表示,有 1 300 万美国人有甲状腺问题。人们普遍认为,这一数字低于实际患病人数。

美国甲状腺协会(American Thyroid Association,ATA)称,超过 20% 的美国人在其一生会遇到甲状腺问题,这意味着甲状腺疾病患者总人数在 3 800 万人左右。另外,ATA 还表示,估计有 2 000 万美国人患有某种形式的甲状腺疾病。据 ATA 报道,这些患者中,多达 60% 的人不知道自己患有甲状腺疾病,也未确诊。这意味着,在美国,甲状腺疾病的实际患病人数超过 6 000 万。

美国医学妇女协会和 ATA 均认为,在美国,每 8 位妇女中就有 1 人在其一生中会遇到甲状腺问题。

科罗拉多甲状腺疾病患病率调查发现,8.5% 的人患有甲状腺功能减退。这意味着超过 2 700 万美国人患有甲状腺功能减退,不包括那些患有甲状腺功能亢进症或其他甲状腺疾病的人。

在其他以英语为母语的国家,甲状腺疾病患者的人数保守估计如下:

- 加拿大——确诊约 300 万人,250 万人未确诊
- 英国——确诊约 500 万人,估计 300 万人未确诊
- 澳大利亚——确诊约 200 万人,100 万人未确诊

但是,医学界普遍认为,甲状腺问题对女性的影响是男性的 10 倍以上。医学上尚未确定这一状况的原因,但许多人认为,一个可能的原因是女性在青春期、月经周期、妊娠、围绝经期期间,激素的波动扰乱了内分泌系统,从而影响了甲状腺。此外,怀孕或哺乳期的妇女对碘这种甲状腺激素基本成分的需求更高,由于碘缺乏患上甲状腺疾病的风险更高(孕妇碘缺乏是全世界儿童可预防性智力低下的主要原因)。

另一种理论认为,许多甲状腺问题与自身免疫性疾病有关,女性比男性更容易患自身免疫性疾病,其原因尚不清楚。在发展中国家,除了碘缺乏地

区以外,大多数甲状腺问题主要是桥本氏甲状腺炎,都属于自身免疫性疾病。

无论什么原因,统计数据表明:

● 数以百万的妇女确诊患有甲状腺疾病。

● 每确诊一个患甲状腺疾病的妇女,至少就有另一个妇女存在甲状腺问题但尚未被诊断出来。

地　理　因　素

在美国,影响甲状腺疾病风险的一个重要地理因素就是土壤中碘的含量。在引入碘盐之前,在被称为"粗脖子地带"的区域,甲状腺疾病的患病率较高,这个区域环绕着位于美加交界处的五大淡水湖群,其土壤(和农产品)中的碘含量非常低,由于碘缺乏,当地人口患甲状腺肿(甲状腺肿大)的风险较高。

随着碘盐的普及,"粗脖子地带"的面积已明显缩小。然而,在碘缺乏的地方,无论是因为盐中缺碘还是当地农产品碘缺乏,甲状腺疾病发生风险依然很高。非洲、亚洲、南美的发展中国家中,碘缺乏是发生甲状腺疾病最重要的风险因素,特别是内陆山区,如安第斯山、阿尔卑斯山和喜马拉雅山。根据世界卫生组织(WHO)统计结果,风险最大的国家依次是印度、巴基斯坦、孟加拉、阿富汗、安哥拉、玻利维亚、中国、埃及、埃塞俄比亚、加纳、危地马拉、海地、印度尼西亚、尼日尔、菲律宾、俄罗斯、塞内加尔、苏丹、乌克兰和越南。

WHO 称,只有少数几个国家的大多数人达到了足够的碘摄入量,其中包括美国、加拿大、挪威、瑞典、芬兰、瑞士、奥地利、不丹、秘鲁、巴拿马、马其顿和日本。

另一个与甲状腺疾病有关的地理问题是放射线。受到核辐射的地区,如切尔诺贝利和福岛地区的下风向地区,或核武器试验附近区域,如美国的西部,甲状腺疾病发病率较高,其中包括甲状腺癌。这是因为甲状腺腺体受到放射性材料辐射时很容易受损,特别是放射性碘-131。未出生的胎儿、婴儿和儿童的甲状腺受辐射后的患病风险最大。

接触高氯酸盐也与各种甲状腺疾病有关。高氯酸盐是火箭燃料、烟花和炸药制造过程产生的副产物,一些化肥中也含有高氯酸盐。同时,它也天然存在于一些土壤中。在美国西部,高氯酸盐已混入饮用水和灌溉水中。在主要的农业种植州,如加利福尼亚,被高氯酸盐污染的水会用来灌溉农作物,导致农产品中的高氯酸盐含量升高。同时,在智利,由于使用化肥,土壤的高氯酸盐污染严重,而美国从智利大量进口农产品,因此,智利产农产品也是高氯酸盐摄入的一个危险因素。

风 险 因 素

在美国和其他西方国家以外的国家和地区,甲状腺疾病的主要危险因素是碘缺乏。但是在西方世界,大多数甲状腺疾病是由自身免疫性疾病引发的。有许多危险因素在甲状腺疾病的发展中起着复杂的作用。

这些主要的危险因素包括:

- 性别:女性患甲状腺疾病的风险高于男性
- 女性性激素变化时期:青春期、妊娠、产后、更年期、绝经期
- 年龄:50 岁及以上女性的风险最高
- 家族史:家族中有甲状腺疾病史(尤其是母亲、姐妹、女儿、祖母),或者家族中有自身免疫性疾病史
- 个人史:既往甲状腺疾病或自身免疫性疾病
- 辐射暴露:暴露于核事故(切尔诺贝利,福岛,住在核电站附近),或有头颈部放射治疗史
- 某些药物:锂、胺碘酮、免疫抑制剂及其他
- 吸烟:过去或现在
- 碘:缺乏或过量
- 饮食:过多食用大豆或致甲状腺肿的蔬菜(十字花科蔬菜,如卷心菜、菜花、西兰花和球芽甘蓝)
- 乳糜泻或麸质不耐症
- 头颈部创伤史
- 毒物接触:过量接触氟化物、高氯酸盐、氯或杀虫剂
- 慢性感染:自身免疫性甲状腺疾病风险的增加与 Epstein Barr 病毒、念珠菌病、慢性莱姆病、慢性牙龈炎、肠道菌群失调(肠道细菌感染)和其他的病毒、细菌或真菌感染有关

甲状腺问题的类型

以下甲状腺问题——甲状腺功能减退、甲状腺功能亢进、甲状腺肿或甲状腺结节都是原发疾病的症状,如桥本氏病、葛瑞夫兹氏病、甲状腺炎和甲状腺癌。我们将在下一节具体说明。

甲状腺功能减退/甲减

甲状腺功能减退实质上意味着甲状腺激素过少或无。导致甲状腺功能

减退的因素包括：
- 腺体因桥本氏甲状腺炎而受损
- 腺体已经全部或部分切除了
- 腺体先天畸形、缺失或异位生长（先天性甲状腺功能减退）
- 放射线疗法切除甲状腺
- 甲状腺受特定的药物影响，腺体缩小
- 由于结节、炎症或感染，甲状腺不能产生足够的激素
- 碘缺乏，甲状腺不能产生足够的甲状腺激素
- 暴露于辐射中，过量摄入致甲状腺肿的食物、氟或高氯酸盐过量

甲状腺功能减退的症状通常反映为甲状腺激素不足导致的氧气和能量不足。甲状腺功能减退的常见症状包括疲劳、消化不良、脱发、外侧眉毛脱落、体重增加、水肿、便秘、反应迟钝、记忆力差、反应慢、脉搏和心率减慢、血压降低、肌肉疼痛和其他身体代谢放缓的症状。想知道甲状腺功能减退更多、更详细的症状，请点击本书网站 http://www.ThyroidPregnancyBook.com。

甲状腺功能亢进/甲亢

甲状腺功能亢进意味着腺体分泌过量的甲状腺激素。

甲亢的病因包括：
- 自身免疫性甲状腺疾病，如葛瑞夫兹氏病和桥本氏病的过度活跃期
- 毒性甲状腺结节产生过量甲状腺激素
- 某些药物会导致甲状腺过度活跃
- 甲状腺激素替代药物过量
- 摄入过量含有甲状腺激素的非处方营养补充剂

甲状腺功能亢进的症状通常表现为身体代谢进程的加速。常见症状包括脉搏心率增快、高血压、焦虑或恐慌、失眠、体重减轻、食欲增加但体重未增、腹泻或便溏、震颤或颤抖、四肢无力、眼球敏感、眼球突出、视力障碍、疲劳、心悸和停经。想知道甲状腺功能亢进更多、更详细的症状，请点击本书网站 http://www.ThyroidPregnancyBook.com。

甲状腺肿/甲状腺肿大

甲状腺肿指的是甲状腺肿大。甲状腺肿的原因包括：
- 碘缺乏或过量
- 甲状腺炎症
- 感染
- 自身免疫性甲状腺疾病，如桥本氏甲状腺炎或葛瑞夫兹氏病

在某些情况下，甲状腺肿可能没有任何症状。但是，如果它足够大，可

以发现颈部增粗，或可见颈部隆起。甲状腺肿的症状包括颈部或喉部肿胀、压痛或紧绷感、声音嘶哑、咳嗽、吞咽困难或呼吸困难。

甲状腺肿大可以通过触诊来辨别，但针对较小的甲状腺肿可以用影像学如超声、CT扫描、核磁共振或X线检查来确认。

甲状腺结节/包块/囊肿

甲状腺结节非常普遍，据统计10%的人都有甲状腺结节，并且随着年龄的增长，发生率更高。

甲状腺结节有时也称为甲状腺包块，而内部充满液体的甲状腺结节称为甲状腺囊肿。

一个健康的甲状腺可以有结节但没有任何疾病症状和体征。但是在某些情况下，引起结节的原因如下：

- 结节性甲状腺毒症，由自身免疫性疾病引起，从而产生结节，表现为甲状腺激素分泌过量
- 桥本氏甲状腺炎
- 感染
- 甲状腺癌

许多结节根本没有症状，不可见，触诊不到。较大的结节可以肉眼发现颈部有包块，也可以通过触诊摸到。结节过大可能导致呼吸困难或吞咽困难。

除了毒性结节可以分泌过量甲状腺激素导致甲状腺功能亢进症状外，病因不同，结节的症状也不同。例如，桥本氏甲状腺炎结节可能会破坏甲状腺产生激素的能力，同时出现甲状腺功能减退的症状。大的或快速生长的结节可能会导致吞咽困难，颈部有压迫感、疼痛、压痛或声音嘶哑。

除此之外，一小部分结节可能是恶性结节。非妊娠患者中，90%至95%的结节是良性的。然而，在孕妇中，多达1/3的结节属于恶性肿瘤。

甲状腺疾病

上文讨论到的甲状腺问题归根结底都来源于以下几种甲状腺疾病。

桥本氏甲状腺炎

自身免疫性甲状腺疾病是因为免疫系统错误地靶向自身的甲状腺组织。影响甲状腺的最常见的自身免疫性疾病就是桥本氏病。

桥本氏病患者的甲状腺腺体有炎症反应。甲状腺的炎症被称为甲状腺炎，这种情况通常也被称为桥本氏甲状腺炎。桥本氏病导致机体产生攻击甲状腺腺体内蛋白质的抗体，逐渐破坏腺体，导致腺体萎缩，使其无法分泌

足够的甲状腺激素,最终导致甲状腺功能减退。

有些患者可能有时候出现甲状腺功能亢进,在此期间,甲状腺过度分泌甲状腺激素,之后,甲状腺功能永久性减退。这个时期被称为桥本氏甲亢。然而在大多数桥本氏病患者中,甲状腺功能经历正常期、甲亢期、甲减期最终出现腺体功能永久性减退。

和大多数自身免疫性疾病一样,桥本氏甲状腺炎的病因尚未可知。自身免疫性疾病是一个广泛研究的课题,关于免疫系统为什么出现功能障碍和攻击自身有许多理论。然而,关于桥本氏甲状腺炎,已知引发该病的因素包括麸质敏感或乳糜泻,以及过度接触一定的毒素和营养失衡。

桥本氏病的症状通常表现为该病引起的甲状腺功能减退。但是,桥本氏甲亢期间,甲状腺激素偶尔分泌过度,造成甲亢症状。桥本氏病也可伴有颈部压痛、声音嘶哑或其他咽喉及颈部症状。

葛瑞夫兹氏病

葛瑞夫兹氏病又称弥漫性毒性甲状腺肿,患者通常出现甲状腺肿,这是由于抗体与甲状腺腺体结合,促使甲状腺分泌过量甲状腺激素,最终导致甲状腺功能亢进。在美国,不到1%的人,即约不到300万人,患有葛瑞夫兹氏病,但是,一些专家认为,多达4%的人,即1 200万人,可能患有轻度亚临床病症。这些患者几乎没有或完全没有症状,但是,血检结果显示这些人有轻度甲亢。

和桥本氏甲状腺炎一样,葛瑞夫兹氏病也是一种自身免疫性疾病,其病因尚不清楚。但是,已知的是,巨大的身体压力或精神紧张似乎会诱发或促进葛瑞夫兹氏病的发展。

葛瑞夫兹氏病的症状通常表现得和甲状腺功能亢进症一样。患者也可能会出现各种眼部相关症状,包括眼球凸出、眼睛干涩、眼睛敏感和复视。

甲状腺炎

甲状腺炎是指甲状腺腺体的炎症,它有许多不同的形式或种类,其中桥本氏甲状腺炎是最常见的,但也有其他类型:

● 无痛性甲状腺炎/无症状性甲状腺炎/淋巴细胞性甲状腺炎——这种类型的甲状腺炎通常是暂时或短期炎症。开始时可能出现轻度甲状腺功能亢进的症状,之后演变为甲状腺功能减退,然后恢复正常。目前尚不清楚是什么原因导致这种类型的甲状腺炎的发生。

● 产后甲状腺炎——产后一年内发生的无痛性甲状腺炎称为产后甲状腺炎。该病在产后妇女中的发病率高达10%。它开始通常表现为甲状腺功能亢进,之后转变为甲状腺功能减退,最后恢复正常。这种类型的甲状腺炎是由妊娠/分娩引发的。

● 德奎文氏（De Quervain）甲状腺炎/肉芽肿性甲状腺炎/疼痛性甲状腺炎/亚急性甲状腺炎——这些术语指的是同一种甲状腺炎，可以相互替换，这种病通常是由病毒感染引起的，常伴有甲亢期。

● 急性化脓性甲状腺炎——这是最少见的一类甲状腺炎，是由于腺体被细菌感染引起的，通常伴有甲状腺脓肿。

如果你有甲状腺炎，你的症状可能包括前文讨论到的任何甲亢或甲减症状。除无痛性甲状腺炎外，你的颈部或喉部可能有一定程度的疼痛和/或压痛、声音嘶哑、颈部僵硬和睡眠困难。

甲状腺癌

在美国，甲状腺癌是最少见的癌症之一，但却是全国增长最快的癌症之一。目前，医学界关于甲状腺癌的增长率存有争议，一些专家认为这不是真实的增长，只是因为采用超声、颈部或牙科 X 射线和其他影像学检查普查到了小结节，增长率看起来升高了。

肿瘤学家和甲状腺癌专家斯科特·雷米克（Scot Remick）博士认为，甲状腺癌患病率的快速增长不仅仅是因为检查更细致、发现更早。雷米克博士表示："纵观甲状腺癌的各个分期，你会看到，不只是小肿瘤的发生率在增长，各期人数均在增加。"

根据美国癌症协会的统计，2015 年，确诊的甲状腺癌患者约 63 000 例（女性约 47 000 例，男性 16 000 例）。尽管如此，多年来，甲状腺癌的死亡率一直相当稳定，与其他大多数癌症相比依然很低。

在美国，大多数甲状腺癌患者的确诊时间通常在 55 岁左右。儿童和青少年中，甲状腺癌的发病率很小。

甲状腺癌的危险因素包括：

● 放疗和/或儿童时期辐射暴露史

● 家族史/遗传——甲状腺癌家族史，特别是甲状腺髓样癌

● 桥本氏病，特别是伴有亚临床或临床甲状腺功能减退的桥本氏病

甲状腺癌分型如下：

● 甲状腺乳头状癌和甲状腺滤泡状癌——占全部甲状腺癌的 80% 到 90%。如果发现得早，这类甲状腺癌通常可治疗且存活率高。

● 甲状腺髓样癌（medullary thyroid cancer, MTC）——约占全部甲状腺癌的 5% 至 10%。如果在扩散前发现，髓样癌治愈率较高。具有遗传性或家族性甲状腺髓样癌风险的人有时可以切除甲状腺，以预防癌症的发生。

● 甲状腺未分化癌——这种类型的癌症很罕见，约占全部甲状腺癌的

1%到2%。它是一种具有很强侵袭性的癌症,患者存活率很低。目前尚无治愈方法。

　　有的甲状腺癌,特别是当肿瘤/结节非常小时,是没有任何症状的。有些患者颈部可见或可触及肿块,有声音嘶哑或声音改变、呼吸困难或吞咽困难、颈部肿胀感或淋巴结肿大的表现。

甲状腺功能减退:常见结果

　　重要的是要认识到,除临时性甲状腺疾病或缓解期外,大多数甲状腺疾病或治疗后会带来终生甲状腺功能减退,即腺体不能产生足够的甲状腺激素,甚至不产生甲状腺激素。例如:

● 桥本氏病通常会造成腺体萎缩和破坏。

● 未进入缓解期的葛瑞夫兹氏病经过放射性碘治疗后,大多数情况下也会造成永久性甲状腺功能丧失。

● 甲状腺切除手术——这种方法用于治疗葛瑞夫兹氏病或甲状腺功能亢进症、大结节或甲状腺肿以及甲状腺癌,最终结果是终生甲状腺功能减退。

　　所以,无论你是患有甲状腺癌、接受过甲状腺切除手术、放射性碘治疗葛瑞夫兹氏病还是由于患桥本氏病造成甲状腺萎缩,最后的结局都是甲状腺功能减退。

　　现在,你已经了解了甲状腺的基本功能和不同类型的甲状腺疾病,我们将讨论医生如何诊断甲状腺功能异常,以及如何确保你获取到所有必要信息,从而了解并解决自己的病情。如果你已经被诊断出患有甲状腺相关疾病,你可能想阅读下一章,确保你的医生给你开具了所有必要的检查,并正确解释检查结果,帮助你备孕和度过孕期。

（李　超,孙荣昊　译）

第二章

了解诊断性检查及检查结果的解读

在怀孕前、怀孕期间和怀孕后的时间里,要替自己发言,最重要的事情之一就是要了解医生用来诊断甲状腺疾病的各种检查。正确的诊断包括许多组成部分:全面症状、风险和病史、临床评估、血液检查、影像学检查和活检。

症状与病史

要诊断甲状腺具体状况,你的医生应该了解整个病史,并深入讨论让你患上甲状腺疾病的风险以及该病的任何症状。第五章和第六章分别详细列出了甲状腺功能减退症/桥本氏甲状腺炎和甲状腺功能亢进/葛瑞夫兹氏病的相关风险和症状。你也可从本书网站 www.ThyroidPregnancyBook.com 上获取这些风险和症状清单。你的医生应该核查任何甲状腺疾病、自身免疫性甲状腺疾病和其他疾病的家族史。同时医生还应该询问患者的辐射和化学暴露史、药物服用史、维生素使用史、草药或补充剂史、生育和怀孕史、吸烟史、手术和治疗史以及其他甲状腺疾病危险因素。

临 床 评 估

甲状腺疾病诊断的一个重要组成部分是由知识渊博的医生所做的临床评估。要对甲状腺及相关症状进行彻底的临床检查,应采取以下步骤:

● **触摸你的脖子/触诊:**医生会触摸你的颈部,以确认是否有任何肿物(甲状腺肿),并检查是否有可以从皮肤表面触及的肿块或包块。

● **听诊器听诊甲状腺:**医生会听诊甲状腺内的血流增加情况(杂音)。

● **测试你的反射:**医生会用橡胶锤轻轻敲打膝盖和脚的跟腱区域。反射增强可能是甲状腺功能亢进症的征兆,反射减弱可能是甲状腺功能减退的表现。

● **心率、心律和血压测量:**医生会检查是否有心率减慢(心动过缓)或低血压,这通常提示甲状腺功能减退症;是否有心率过快(心动过速)或高血压,这往往提示甲状腺功能亢进症(一过性的甲状腺功能亢进症合并心率加快也可能与桥本氏甲状腺炎有关)。医生也可能会听诊心律的变化:例如,心悸与甲亢及甲减相关,而心房颤动——不规则快速心率——往往与甲状腺功能亢进有关。

● **体重测量**:与饮食改变或锻炼无关的快速体重增加可能是甲状腺功能减退的征象。此外,减少能量摄入和增加运动量都不能减轻体重的情况也与甲状腺功能减退有关。而快速体重下降或食欲增加却不伴有体重增加的情况可能提示甲状腺功能亢进症。

● **体温测量**:体温偏低可能是甲状腺功能低下的征象,相反,无感染者的体温高于正常范围可能是甲状腺亢进的表现。

● **面部检查**:医生会寻找一些甲状腺病症的特征性征象,包括眉毛外缘脱落,这是甲状腺功能减退症的独有症状,以及眼睑或面部的水肿或肿胀,这是甲状腺功能减退的另一种常见症状。其他症状如皮肤异常光滑、看上去很年轻,或者额面部出现水泡样肿块(milaria bumps),这可能是甲状腺功能亢进的征象。

● **眼部检查**:甲状腺疾病常会影响患者的眼睛,医生会检查是否有眼球肿胀或凸出、凝视、上眼睑收缩、瞬目减少等常见临床症状。同时医生也会检查你是否伴有"睑后退"——当你向下看时,你的上眼睑不能平稳地向下运动。医生还会评估是否有复视、眼睛干涩、模糊和眼疲劳等其他症状。眼部相关症状常出现在甲状腺功能减退症和葛瑞夫兹氏病中,但在后者中更为常见。某些情况下,上述症状是甲状腺疾病的相关症状,但它们也可能作为一种自身免疫性疾病单独存在,我们称这种疾病为甲状腺相关性眼病(thyroid associated ophthalmopathy,TAO)或甲状腺眼病(thyroid eye disease,TED),此类疾病更常见于自身免疫性甲状腺疾病患者。

● **观察头发的数量和质量**:甲状腺功能亢进或减退患者都可能出现脱发。发质变粗、变脆或干枯可能提示存在甲状腺功能减退。头发稀疏变细则可能提示存在甲状腺功能亢进。

● **皮肤检查**:甲状腺功能减退症可能表现为皮肤干燥,尤其是脚跟和肘部。甲亢患者可表现出一系列的皮肤相关症状,包括微黄、黄疸样的皮肤、荨麻疹、胫侧粗糙不平的皮肤或皮损(称为胫前黏液性水肿或葛瑞夫兹氏皮肤病)。

● **指甲和手部检查**:医生会检查是否有甲亢相关的症状,包括甲剥离,即指甲从甲床的底层分离,也被称为 Plummer 指甲,和指尖肿胀,又称为杵状指。医生也会检查是否有其他的一些甲状腺功能亢进临床症状,包括震颤(手抖)或神经运动,如叩桌或抖脚;医生还会检查甲状腺功能减退症的其他症状,如面部表情呆滞、发音或动作迟缓、声音嘶哑和双手/或双脚肿胀(水肿)。

甲状腺功能血液学检查

促甲状腺激素(TSH)

测量血液中的促甲状腺激素(thyroid stimulating hormone,TSH)值是甲状腺检查中最常用的血液学检查。这项测试有时也被称为促甲状腺激素试验。

TSH 的测量单位为 mIU/L,常用一个参考范围来衡量,这一参考范围称为"正常范围"。不同实验室的参考范围存在差异,但 TSH 的参考范围通常在(0.5~4.5)mIU/L 左右。TSH 升高或高于参考范围上限被认为是甲状腺功能减退的证据(当体内的甲状腺激素水平较低时,垂体会分泌更多的TSH,从而帮助促进甲状腺激素合成。因此 TSH 增高,垂体发出信号,指令甲状腺"制造更多的甲状腺激素")。TSH 低于正常被认为是甲状腺功能亢进的证据(当垂体检测到甲状腺激素过多时,垂体分泌的 TSH 减少,这是指示甲状腺腺体减慢速度或停止生产甲状腺激素的信号)。

有些医生只依据 TSH 检测结果来诊断患者是甲状腺功能低下还是甲状腺功能亢进,而且传统的内分泌学认为 TSH 是诊断和监测许多甲状腺病征的金标准。不过需要注意的是,即使是传统的内分泌学家,对 TSH 的参考范围上限仍然存在争议。2003 年前后,美国知名的两个内分泌组织提出了一个非官方的推荐范围,把 TSH 参考范围的上限从 4.5mIU/L 降到 3.0mIU/L,承认 TSH 水平处于这一范围可能存在亚临床甲减或轻度甲减。同时他们也意识到,为确定 TSH 参考范围所采集的正常人群样本中包含桥本氏甲状腺炎患者,对于那些没有自身免疫疾病的正常人群,正常 TSH 水平应该低于3.0mIU/L。

一些医生采纳了上述新建议。但实验室报告仍在继续使用先前参考范围,只标记了那些低于 0.5mIU/L 或高于 4.5mIU/L 的结果。因此,许多医生仍采用原先较宽泛的参考范围进行诊疗。最近,内分泌组织撤回了他们于2003 年提出的关于调整参考范围的建议,所以现在大多数医生仍然沿用原来的参考范围。

是否对 TSH 低于 10.0mIU/L 的患者进行治疗,内分泌学家对这一问题还存在一些争议。一些医生认为 TSH 值处于这一水平的患者必须接受甲状腺激素替代药物治疗,而另一些医生则认为这个水平提示为亚临床甲状腺功能减退症,只有当 TSH 值超过 10.0mIU/L 才需要进行治疗。

全科激素专家认为,TSH 高于 2.0mIU/L 通常被认为可能是甲状腺功能减退的证据,特别是当其他血液检查结果显示存在甲状腺激素的循环水平低或处于正常水平下限,或甲状腺抗体水平升高时。

值得注意的是,生育的最佳 TSH 水平不同于普通人群的参考范围。一些内分泌专家、生育专家和全科激素专家认为最佳生育的 TSH 范围应该处于正常参考范围的下限,介于 1.0mIU/L 和 2.0mIU/L 之间。在怀孕期间,专家认为每个阶段都应该有具体的目标范围(将在第三章中充分讨论),但总的来说,在没有额外治疗和评价的情况下,怀孕期间的 TSH 值不能高于2.5mIU/L。

甲状腺素/T4——总 T4 和游离 T4

正如我们在第一章中讨论的,甲状腺产生的激素大部分为甲状腺素(T4)。甲状腺素被认为是一种"储存"激素,因为它不能直接被人体用来产生能量和向细胞输送氧气。它必须脱去一个碘原子,转化为可被细胞利用的三碘甲状腺原氨酸(T3),这一过程称为脱碘(或 T4 向 T3 转化)。我们还讨论了不是所有的甲状腺激素都能为身体所用,因为有些会和蛋白结合——这是身体对服用某些药物、疾病或怀孕等身体变化所做出的一种反应。

总甲状腺素(总 T4)的血液检查用于测量血液循环中 T4 的总量,而游离T4 检查用于测量血液中游离的、可用的和未结合的 T4 水平。

由于妊娠和其他高雌激素状态,包括使用雌激素替代药物或避孕药,可使 T4 水平升高。一般情况下,特别是在怀孕期间,游离或未结合的 T4 水平表示可为细胞摄取或利用的激素水平,该值被认为能够更加准确反映激素水平。

总 T4 通常以 µg/dl 为单位,而游离 T4 通常以 ng/dl 为单位。不同实验室的参考范围各不相同,但一般来说,总 T4 的范围为 4.5µg/dl~12.5µg/dl,游离 T4 的范围为 0.8ng/dl~1.8ng/dl。

一般来说,T4 水平超过参考范围的上限表明甲状腺分泌过量甲状腺激素,甲状腺过度活跃,即甲状腺功能亢进。而 T4 水平低于参考范围下限表明甲状腺激素分泌不足,提示甲状腺不够活跃,即甲状腺功能减退。T4 水平在参考范围以内被认为是正常。

此外,医生对参考值范围仍然存在争议。一些全科医生和激素专家认为,如果游离 T4 低于参考值范围的中间值时,不利于生育。

三碘甲状腺原氨酸/T3——总 T3 和游离 T3

三碘甲状腺原氨酸(T3)是一种能向细胞输送氧气和能量的活性甲状腺

激素。甲状腺只产生少量的 T3,剩余的 T3 都是由 T4 通过失去分子碘转化生成的。与 T4 一样,游离 T3 值反映的是未结合的和可利用的激素水平,一些医生认为游离 T3 是能够更加准确描述血液中可利用激素水平的指标。

虽然不同实验室的参考范围不同,成人一般参考范围为:总 T3 为 80ng/dl～200ng/dl,游离 T3 为 23ng/dl～61.9ng/dl。T3 升高或高于参考范围上限表明可能存在甲状腺功能亢进。T3 下降或低于参考范围下限提示可能存在甲状腺功能减退。

关于 T3 和游离 T3 的检测比 T4 检测更具争议性。这主要是因为许多传统医生认为 T3 水平不会影响症状,目前也没有 T3 激素的替代治疗。然而,许多全科医生和激素专家认为,如果游离 T3 未达到参考范围的中间值,甚至未达到参考范围的 3/4 时,T3 值不利于生育,此类甲状腺患者通常会感到不适。

反 T3/RT3

正常情况下,在 T4 向 T3 转化过程中,部分 T4 会转化为一种称为反 T3 或 RT3 的物质。压力、营养不良和疾病可以增加 RT3 的生成。RT3 通常在体内没有活性且不具功能,但在某些情况下会阻止细胞使用真正的 T3。在某些情况下,身体似乎会"陷入"RT3 高产模式。

目前对 RT3 检测存在争议。由于传统内分泌学很大程度上忽视了 T3 水平和 T3 治疗的作用,因此,大多数情况下都没有考虑到 RT3 的检测在甲状腺功能减退诊断、治疗和管理方面的价值。

然而,全科医生和那些致力于最佳激素平衡的专家认为 RT3 的升高是甲减或甲状腺功能不全的重要标志。

他们认为,RT3 取代了真正的 T3,使血液检测结果的准确度下降,并能阻断人体正常吸收甲状腺激素的能力。全科医师肯特·霍尔托夫(Kent Holtorf)博士称 RT3 为人体的"紧急制动器",他研究 RT3 水平的不规则变化,来帮助确认甲状腺问题,即使 TSH 和 T4、T3 水平在正常参考值范围内。

RT3 的参考范围通常是 10ng/dl～24ng/dl。理想情况下,RT3 应该低于正常范围的中间值。

甲状腺抗过氧化物酶抗体(TPOAb)/抗甲状腺过氧化物酶抗体

甲状腺抗过氧化物酶抗体(thyroid peroxidase antibodies,TPOAb)也被称为抗甲状腺过氧化物酶抗体(过去,这些抗体被称为抗甲状腺微粒体抗体或抗微粒体抗体)。它们作用于甲状腺过氧化物酶,这种酶在 T4 向 T3 转化过程中发挥作用。TPOAb 的存在是腺体炎症和组织破坏的证据,如桥本氏甲状腺炎导致的组织破坏。此外,TPOAb 也出现在其他形式的甲状腺炎中,如产后甲状腺炎,但这种情况较为少见。

据估计,TPOAb 可见于约 95% 的桥本氏甲状腺炎患者和约 50%～80% 的葛瑞夫兹氏病患者。葛瑞夫兹氏病患者的抗体浓度通常低于桥本氏甲状腺炎患者。

有些患者存在 TPOAb 升高,但甲功处于正常范围,这表明他们的 T4/T3 和 TSH 水平回到了正常参考范围。一些研究已经表明,左甲状腺素预防性治疗对于此类患者可能是必要的,因为它可能会减缓抗体的升高,减轻症状,并有助于防止疾病进展为临床甲减。

在许多实验室,TPOAb 的参考范围是 0～35IU/ml。

甲状腺刺激免疫球蛋白(TSI)

甲状腺刺激免疫球蛋白(thyroid-stimulating immunoglobulins,TSI),也称作甲状腺受体抗体(thyroid receptor antibodies,TRAb),能刺激甲状腺增大(甲状腺肿)并释放过量的甲状腺激素,导致甲状腺功能亢进。本书中,我们把这类抗体称为 TSI,但我们应该知道一些医生把它们称作 TRAb。这两者的检测方法、解释和含义都是相同的。

通常情况下,检测 TSI 是为了:

● 检测葛瑞夫兹氏病和评估毒性多结节性甲状腺肿。多达 75%～90% 的葛瑞夫兹氏病患者检测为 TSI 阳性。TSI 水平越高,葛瑞夫兹氏病就越活跃(但是,未检出这些抗体也不能排除葛瑞夫兹氏病)。

● 帮助预测葛瑞夫兹氏病的复发。其水平降低可能表明葛瑞夫兹氏病的治疗是有效的。

● 明确一些患者甲亢的原因(例如检查结果不确切的患者以及因为妊娠或哺乳不能做放射性诊断检查的患者)。

● 诊断甲功正常但存在相应症状的葛瑞夫兹氏病患者。

● 确定妊娠女性是出现短期甲状腺功能亢进还是葛瑞夫兹氏病复发。

● 确定长期服用抗甲状腺药物治疗是否缓解了该病。

● 确定葛瑞夫兹氏病患者在服用抗甲状腺药物治疗后是否复发。

● 确定妊娠合并活跃期葛瑞夫兹氏病(或孕前有葛瑞夫兹氏病史)的女性中,在妊娠的最后几个月,她的胎儿是否存在甲状腺功能亢进症的风险,或是出生时甲状腺激素分泌过多,后者称为新生儿甲状腺功能亢进症。

● 确定新生儿甲状腺功能亢进的风险。

甲状腺球蛋白(Tg)

甲状腺球蛋白(thyroglobulin,Tg)是甲状腺合成的一种蛋白,血液中存在 Tg 标志着患者体内有活性甲状腺组织:无论是整个腺体都存在还是手术或放射碘消融治疗后的残留。

甲状腺球蛋白测试主要应用于甲状腺癌患者,原因包括:确定在治疗前癌变组织是否产生 Tg;评估治疗是否有效;并帮助检测治疗后是否复发。

鉴于大多数常见的甲状腺癌,如乳头状癌和滤泡状癌,都能产生 Tg,因此,Tg 的升高也许是癌症复发的标志。

Tg 检测结果也用于评估甲亢和葛瑞夫兹氏病,但这种情况较少见。

Tg 水平低在无甲状腺疾病的人群中属于正常现象。

甲状腺手术或放射性碘消融治疗后,Tg 水平应该为 0 或非常低,若 Tg 仍然可以检测到,可能需要额外的进一步治疗。

若甲状腺癌治疗后 Tg 水平升高,则预示着肿瘤可能复发。

Tg 水平下降可能表示葛瑞夫兹氏病和甲亢的治疗发挥效用。

如果患者切除了甲状腺,Tg 值应该低于 0.1ng/ml。如果仍然保留甲状腺,Tg 值应该小于或等于 33ng/ml。

甲状腺球蛋白抗体(TgAb)/抗甲状腺球蛋白抗体

甲状腺球蛋白抗体(TgAb),也被称为抗甲状腺球蛋白抗体。甲功正常的人群,约 10% 会检测出该抗体;而在甲状腺癌患者中,15% 至 20% 可检测到该抗体。约 60% 的桥本氏甲状腺炎和 30% 的葛瑞夫兹氏病患者 TgAb 为阳性。

一些桥本氏甲状腺炎患者可能不合并 TPOAb 升高,但会合并 TgAb 的升高。因此,有些医生常通过 TPOAb 和 TgAb 联合检查初步诊断桥本氏甲状腺炎。

TgAb 可影响 Tg 的结果。因此,定期检测 Tg 和 TgAb 对于甲状腺癌患者十分重要。TgAb 升高时,意味着 Tg 的检查不准确,在此情况下,Tg 的实际水平可能高于检查结果。

TgAb 的参考范围低于 4.0IU/ml。

非常规测试

你可能会遇到其他一些用来评估甲状腺功能的非常规检测方法。许多主流医师对这些检测持怀疑态度,认为这些检测方法的运用存有争议。然而,一些检测也为替代医学医生、全科医生和整体医学医生所接受并采用:

● Thyroflex:Thyroflex 是一种用于测量肘部周围肌腱反射的装置。腱反射减弱表明甲状腺功能减退;腱反射异常增强则表示甲状腺功能亢进。Thyroflex 的制造商表示,此设备比跟腱反射更加准确,并声称与实验室试验相比,它的准确率接近 99%。一些有限的研究显示,就总体 TSH 水平来说,

Thyroflex 检查有一定的准确性；但是，这项检查主要供脊柱推拿治疗者和整体医学医生使用，传统医学目前尚未普遍接受该检查或认为它是一种有效的检查方法。

● **唾液测试**：唾液测试越来越受补充医学（complementary medicine）医生和全科医生的欢迎。目前有许多公司提供唾液检测甲状腺功能服务。唾液测试检测甲状腺功能可能有一定的准确性，但仍不被大多数医生考虑用于诊断。

● **尿液检查**：尿液检测甲状腺功能不全的方法尚未得到广泛的应用，在美国也很少采用，它主要为欧洲的医生所使用。

● **基础体温测试**：有些医生认为，甲状腺功能和甲状腺治疗的疗效可以通过基础体温测定（basal body temperature，BBT）方法来监测。根据已故的 Broda Barnes 博士的研究表明，基础体温始终低于 36.5℃ 可能是甲状腺功能低下的证据。小部分替代医学（alternative medicine）医生依靠基础体温的测定作为其主要的诊断手段，其他替代医学医生则认为其可作为诊断标准之一。大多数传统医生认为这种方法对于甲状腺疾病的诊断没有作用。

● **碘斑片试验**：这种方法是在皮肤上涂一层碘酒溶液。溶液快速蒸发被认为是低碘状态和甲状腺功能障碍的证据。然而，医学界普遍对此有争议，研究发现这个测试与实际甲状腺功能的相关性是有限的。

甲状腺影像学检查

医生采用多种影像学检查来诊断各种甲状腺疾病。

核扫描／放射性碘摄取（放射性核素检查）

放射性碘摄取检查（放射性核素检查）可以告诉你是否患有葛瑞夫兹氏病、毒性结节性甲状腺肿或甲状腺炎。它也可以帮助精确定位疑似恶性的甲状腺结节。许多医生喜欢做核素检查，因为这项检查在他们自己的办公室就可以进行。

在这项检查中，患者先服下小剂量的放射性碘-123 药丸。与放射性碘-131［用于甲状腺放射性碘治疗（radioactive iodide therapy，RAI）和癌症治疗］相比，碘-123 的半衰期较短，辐射水平低，所以更好更安全。

几个小时后，医生测量血液中的碘量，同时用 X 线机检查放射性碘在甲状腺中的聚集情况。功能亢进的甲状腺吸收或"摄取"的碘量通常高于正常，通过 X 线机可以看到这一情况。甲状腺摄碘率高被认为是甲状腺"热状态"或功能亢进，与之相对的是甲状腺"冷状态"或甲状腺功能低下。

葛瑞夫兹氏病患者的甲状腺摄碘率高，整个腺体表现为"热"状态。桥本氏病中,摄碘率通常较低,但腺体内可能有小的热结节。

放射性碘摄取检查可以显示甲状腺结节什么时候是热结节。如果甲状腺功能亢进是由于甲状腺热结节而不是葛瑞夫兹氏病,结节会呈高放射性显影(热状态),而甲状腺的其余部分会呈低放射性显影(冷状态)。热结节可能会过度分泌甲状腺激素,但很少会癌变。

放射性核素检查还可以显示哪些甲状腺结节是冷结节(不摄碘)。据估计,约10%至20%的冷结节属于恶性肿瘤。

关于放射性核素检查有一些重要说明:

● 如果你的饮食中含有大量的碘,这会干扰你的检查结果,所以,你的医生可能会建议你在检查前一段时间内避免碘摄入。你一定要告诉你的医生你正在服用的所有药物或营养补充剂,尤其是那些可能含有碘的,例如产前维生素、复合维生素、海藻、墨角藻、海带等。此外,如果在最近几周或过去一个月,你做过任何使用碘增敏的医学检查,一定要告诉你的医生。

● 这项检查绝不应该在妊娠或疑似妊娠的妇女身上进行。它可能会损害胎儿的甲状腺。该检查也不应该在哺乳期妇女身上进行。如果哺乳期女性必须要做这项检查,医生可以用锝99M代替碘。锝的半衰期是6小时。因此,哺乳期女性按医生建议进行此项检查后可以将母乳吸出并丢弃,6小时后便可继续母乳喂养。

CT 扫描

CT扫描,又称为计算机断层扫描或"CAT扫描",是一种特殊类型的X射线,有时被用来评估甲状腺功能。CT扫描不能检测到较小的结节,但可以帮助检测和诊断甲状腺肿或较大的甲状腺结节。

只要CT扫描不涉及腹腔或盆腔,那么,CT扫描对于妊娠女性也是安全的。一些CT扫描需要造影剂,除非有必要,医生应尽量避免对妊娠女性使用造影剂,因为它们会穿过胎盘,对胎儿造成伤害。特别是碘造影剂,可能会导致新生儿甲状腺功能减退,因此,这种情况要尽可能避免。但是,如果你在怀孕期间服用过碘造影剂,那么,对新生儿进行必要的甲状腺功能筛查极其重要。

需要注意的是,一些专家建议,女性接受非放射性造影剂(无论是碘还是钆)后,24小时内应停止哺乳,将母乳吸出后丢弃。24小时后即可恢复哺乳。

磁共振成像(MRI)

磁共振成像(magnetic resonance imaging,MRI)用于评估甲状腺的大小和形状。MRI不能评估甲状腺的功能(即不能诊断是甲状腺功能亢进或甲状腺功能减退），但它可以检测腺体肿大，并可能识别萎缩、不规则形状和结节。

对于怀孕或哺乳期女性，由于 MRI 不需要注射任何造影剂且没有辐射，因此比 X 射线或 CT 扫描更安全。

美国药监局现行指南指出，MRI 对胎儿的安全性"尚不明确"。一般情况下，大多数研究表明 MRI 对妊娠没有影响。

超声

甲状腺超声检查用于评估甲状腺结节、肿块和甲状腺肿大。

超声可以判断结节是液性囊肿还是实性团块，但不能判断结节或肿块是否是恶性。

因为甲状腺肿大（甲状腺肿）常见于葛瑞夫兹氏病，患者服用抗甲状腺药物治疗后，腺体通常会萎缩，因此，一些医生使用超声检查来监测抗甲状腺药物治疗的效果。

甲状腺超声对怀孕或哺乳期女性是安全的。

甲状腺细针穿刺活检（FNA）

针吸活检，也被称为细针穿刺（fine-needle aspiration，FNA），用于帮助评估"冷"结节或疑似恶性结节。直径较大或快速增长是疑似恶性结节的部分特征。虽然活检结果也可以证明是否是桥本氏甲状腺炎，但其主要用于诊断或排除甲状腺癌。

FNA 时，医生将一根细针直接插入肿块，取出部分细胞来进行评估。有时为了检查全面，需要取出多个样本。有些医生在做穿刺前会进行局部麻醉，但有些不用，他们认为，没有麻醉剂注射引起的炎症影响，检查结果会更准确。一些医生会借助超声检查，在超声引导下进行活检，以确保细针刺入正确位置。

FNA 通常由内分泌学家、细胞病理学家或外科医生进行操作。细胞病理学家研究并评估细胞形态。虽然有些门诊病人可能会在医院的手术中心接受 FNA，但也有许多病人是在医生的办公室接受检查。

那些进行 FNA 的医生必须有丰富的穿刺经验，以确保穿刺尽可能取到最佳样本。有一定比例的 FNA 结果不具有诊断价值，这意味着这些结果完全不能使用，所以必须重做；由经验较少的医生采样时，重做的可能性会更高。当你选择一个医生进行 FNA，应询问他或她所做穿刺中无诊断价值穿刺活检的比例。医生经验越丰富，失败率就越低。

FNA 的主要风险是出血，但是由经验丰富的医生操作的话，发生出血的风险较小。FNA 通常是非常安全的,几乎不会产生任何并发症。

　　FNA 最令人沮丧的一个结果是"不确定"。这种情况下,病理评估不能排除癌症。这时,传统医学通常会进行甲状腺切除手术,然后最终明确诊断或排除甲状腺癌。

　　但是大多数情况下,患者进行这种不必要的甲状腺手术后却没有发现甲状腺癌,不得不面对终生甲减。

　　据估计,美国每年进行约 50 万例 FNA,而结果中不能明确诊断的高达 30%。不确定结节中,只有 20% 至 30% 最后确诊是恶性肿瘤。

　　因此,你应该知道一种称为 Afirma(译者注:一种甲状腺癌基因检测技术)甲状腺细针穿刺分析的检查。如果在首次活检时采用这种分析方法,它可以消除几乎所有不确定的甲状腺穿刺结果。要注意的是,你需要确认你的医生在进行 FNA 前开启了这个分析系统,或者另找一个会使用这种分析系统的医生完成穿刺。

　　本章概况介绍了甲状腺、甲状腺疾病以及用于诊断各种甲状腺问题的方法和试验,下面我们将要探讨甲状腺在生育以及健康妊娠中扮演的重要角色。下一章将说明两者间的重要关系以及它对你的意义。

(李　超,蔡永聪　译)

第三章

甲状腺在生育和妊娠中的作用

健康的生殖系统和受孕能力离不开健全的甲状腺功能。甲状腺和生殖腺一同构成内分泌系统的一部分。这些腺体之间相互作用,通过多种途径影响着你的生育能力。另外,发达国家中,大多数甲状腺疾病根源于自身免疫性的桥本氏甲状腺炎。自身免疫性疾病(包括甲状腺自身免疫病)通常都与其他一些免疫性问题相关联,这些问题会导致不孕,甚至成为不孕的直接原因。

生育能力里程碑和时间表

我们首先回顾一下女性在育龄期间激素分泌的"里程碑",这有助于我们更好的理解甲状腺如何影响生育能力。

女性在出生时,体内便带有了此生全部的卵子——大约100万至200万枚,至青春期时,全部的卵子数通常不会超过50万枚,其中大约有300枚在育龄期内排出体外。女性平均初潮年龄在12~13岁。月经周期通常要经过数年才能稳定,才能在每个月经周期排卵。对大多数女性而言,最适宜的生育年龄是在20~29岁。有专家认为,在19~26岁期间,在排卵期前两天这一最佳受孕期内(女性受孕率为最高),女性的受孕概率可达50%。27~34岁时,受孕概率降至40%,35岁以后则为30%。

流产率同样也和年龄相关。20~29岁的女性,流产率通常在8%~10%左右,到了30岁出头的年纪则升至12%,35岁以后为18%,40岁出头时达到34%,到45岁时,流产率会超过50%。

更年期(围绝经期)期间,女性的性激素水平出现波动并最终减少。绝经期始于末次月经的那年,而更年期可能在你真正绝经前10年就已经开始。在美国,平均的绝经年龄在51岁上下,因而大多数女性的末次月经在50岁。

按12岁或13岁月经来潮、50岁左右停经计算,女性一生要经历35年或更长的月经周期以及约20年的育龄期。

生育期／月经周期

在研究甲状腺对月经周期和生育能力的影响时，有必要首先了解每个月生殖周期和月经周期是如何运行的。

通常情况下，月经周期的第一天是卵泡期的开始，在此期间，垂体分泌卵泡刺激素（follicle-stimulating hormone，FSH），FSH 会刺激卵子生长直至成熟，并产生液性卵泡包裹卵子，每个卵泡期内都会有大量的卵泡形成。在月经周期的第 10 天，通常有一个卵泡成熟并成为优势卵泡，优势卵泡的生长明显快于其他卵泡（较为少见的情形是可能同时有数枚卵泡成为优势卵泡，如果这些卵泡内的卵子都受精的话，将导致多胎妊娠）。卵泡的生长导致雌激素分泌的增加，在雌激素作用下，接下来的几天里，子宫内膜增厚。在月经周期的第 13 天，FSH 和雌激素水平达到峰值，另一种激素——促黄体生成素（luteinizing hormone，LH）——也大量分泌（排卵检测试纸即是通过检测你的 LH 峰值来了解是否排卵的）。

这时，输卵管也准备好接受受精卵，雌激素分泌增加导致宫颈黏液更黏滑，适宜精子存活，显微镜下观察发现，此时的宫颈黏液呈特有的羊齿科植物叶状。子宫颈此时也轻微张开，以便精液能够更容易通过。

LH 大量释放后 28~36 小时，也就是 LH 达到峰值后 12 小时，排卵开始。排卵时，成熟的卵子突出移行到卵巢表面并破裂排出，向输卵管释放。伴随排卵，一些女性会感到卵巢部位有轻微疼痛或收紧感，还可能伴有阴道分泌物增多，甚至少量出血。

排卵通常发生在月经周期的第 14 天，这也标志着卵泡期的结束和黄体期的开始。

排卵后，残余的卵泡形成黄体，黄体分泌黄体酮以及少量雌激素。其作用是促进子宫内膜增厚，以便受精卵能够着床。

关于生育，托尼·韦施勒（Toni Weschler）在其开创性的著作《管理你的生育能力》（*Taking Charge of Your Fertility*）一书中分享了如下经验：

> 女性必须具有高质量的宫颈黏液，以便精子能够通过宫颈，到达输卵管中与短暂存活的卵子结合。在宫颈黏液丰富的环境中，精子最长能够存活 2~3 天，偶尔能达到 5 天。而卵子只能存活 12~14 小时。女性只有在排卵前几天以及排卵当天具有受孕能力，所以，月经周期中女性具有受孕能力的时间不到一周。

排卵后，FSH 回落，其他的卵泡被卵巢重新吸收。

一旦排卵，可能出现两种情况：

● 如果卵子受精,受精的过程通常发生在输卵管,受精卵会沿着输卵管运动,然后在子宫内着床,妊娠开始。

● 如果卵子没有受精,大约在排卵后 10 天(月经周期的 24 天),黄体退化并剥落,雌激素和黄体酮分泌减慢直至停止(这段时间,大约第 24 至 28 天,是经前期症状最为明显的时候)。黄体酮水平回落最终导致了在第 28 天时子宫内膜脱落——即月经出血的开始。

第 28 天,月经出血开始,FSH 再次开始分泌,月经周期重新开始进入第一天。在月经期,出血时间从 1 天到 8 天不等,但最常见的是 4~5 天。每位女性的月经周期不尽相同,长短不一,但总体规律如下:

第 1 天——月经开始

第 1 天——卵泡期开始

第 1~14 天——卵泡期

第 14 天——排卵

第 14~18 天——黄体期开始

第 26~28 天——月经前期

第 28 天/第 1 天——月经期开始

甲状腺、月经周期以及生育能力

通常情况下,女性要能够怀孕,就必须有规律的月经周期(其过程如前所述)。当女性患有甲状腺疾病而未被诊断或未能得到有效治疗时,其生育能力将因为月经周期紊乱而受到影响。

无排卵周期

无排卵周期是指无卵子排出的月经周期。导致无排卵周期的因素很多,包括但不限于:

● 青春期

● 哺乳

● 更年期/年龄

● 身体/精神压力

● 肾上腺功能不全

● 厌食

● 卵巢机能不全——卵巢储备功能低下,抗卵巢抗体

● 多囊卵巢综合征(polycystic ovary syndrome,PCOS)

● 垂体功能紊乱

● 卵巢癌

要知道,出现无排卵周期的女性同样具有月经期,但由于无排卵,所以无法受孕。如你患有甲状腺疾病但未被诊断或未能得到有效治疗,出现无排卵周期的概率会较同龄女性明显增高。

黄体期缺陷

如果甲状腺疾病未能诊断或未获治疗,黄体期缺陷的发生率也会升高。

正如前文所述,黄体期处于月经周期的后半程,即排卵和受精/月经之间。正常的黄体期平均持续约 13～15 天。这段时间足以让子宫内膜在雌孕激素的作用下增厚,为受精卵的成功着床做好准备。

如果黄体期过短,那么,子宫内膜在激素作用下会提前脱落,受精卵将没有足够的时间着床。如果出现这种情况,受精卵将随经血排出。这实际上是一种非常早期的流产,然而由于几乎没有女性能在这么早时就知道自己怀孕了,所以她们根本不会意识到这属于流产。

黄体期缺陷主要由黄体酮水平低下导致,少数情况下,子宫内膜对黄体酮反应不足也是原因之一。研究表明,女性如果患有甲状腺功能减退或甲状腺功能亢进但未能诊断或未获治疗,其黄体期将缩短,黄体酮水平也将不足。

月经周期中黄体酮水平不足将导致子宫内膜增生不良或黄体期缩短,女性在这一周期中都将无法怀孕。除了将在第四章详细讨论生育能力和月经周期表外,以下测试也有助于诊断黄体期缺陷:

- FSH 水平
- LH 水平
- 黄体酮水平

高泌乳素血症

正如在第一章中所述,下丘脑会分泌甲状腺释放激素(thyroid-releasing hormone,TRH)和泌乳素。TRH 的作用是刺激垂体产生促甲状腺激素。而泌乳素的关键作用之一则是刺激乳房分泌乳汁。此外,泌乳素还在新陈代谢和免疫系统中发挥一定作用。当甲状腺功能不足时,将产生过量的 TRH,而这又可能导致垂体释放过多的泌乳素,这种情况被称为高泌乳素血症。泌乳素水平升高可导致多种激素问题,并影响生育能力,包括:

- 不规则排卵
- 无排卵周期
- 月经不调
- 无月经
- 受孕/怀孕抑制

　　月经周期图表和血清泌乳素水平检测可以帮助诊断高泌乳素血症。如果甲状腺功能良好的情况下仍有泌乳素水平升高,可用溴隐亭或卡麦角林等药物来降低泌乳素水平,使月经周期和排卵恢复正常。

绝经期提前

　　相关的医学文献已经揭示了甲状腺功能失调和更年期提前之间的联系。某些女性的更年期可能较普通女性提前,这意味着她们的育龄时间缩短,生育能力会提前降低。

孕烯醇酮转化问题

　　甲状腺激素在胆固醇转化为类固醇激素孕烯醇酮的过程中发挥着一定作用。孕烯醇酮最终转化为黄体酮、雌激素、睾酮和脱氢表雄酮(dehydroepi-androsterone,DHEA)。如果甲状腺激素不足,最终将导致这些激素的缺乏,从而破坏正常的月经周期,损害生育能力。

甲状腺和雌激素的关系

　　雌激素与甲状腺功能之间的关系复杂。雌激素在全身与甲状腺素竞争性地与甲状腺素受体结合,当雌激素过多时,将阻断甲状腺素转运到细胞中的能力。所以雌激素水平过高,不论是由于外源性雌激素水平升高还是称作"雌激素占优势"的激素失衡,都将扰乱身体的激素平衡状态、干扰正常的月经周期并削弱生育能力。即使循环血液中的甲状腺素浓度看起来正常,高雌激素水平仍会导致女性在细胞层面对甲状腺激素的需求增加。

性激素结合球蛋白/睾酮-雌二醇结合球蛋白(SHBG)失衡

　　女性患甲状腺功能减退而未获确诊或未经治疗时,常可见到性激素结合球蛋白(sex hormone binding globulin,SHBG)水平的降低。SHBG 是一种与雌激素结合的蛋白,当 SHBG 降低时,雌激素水平将过度升高,而过多的雌激素除了导致前文所述的失衡以外,还会干扰卵泡的生长发育,并阻碍与排卵相关的正常卵泡刺激素和促黄体生成素分泌过程。甲状腺功能亢进患者的SHBG 会升高,导致黄体酮水平降低,这种情况也将导致"雌激素过多症"。

经期症状和体征

　　许多经期症状或机能失调常见于甲状腺疾病未确诊或未获治疗的女性。

　　对甲状腺功能减退的女性而言,最常见的经期问题有:

　　● 子宫出血——不规则出血和经期不稳定、非经期见红、月经周期中期出血

　　● 月经过多——经量过大、经期延长

　　● 月经过少——月经周期屡次超过 35 天,或者每年只有 4 到 9 次月经

患甲状腺功能亢进症的女性中最常见的月经失调问题有：

- 月经过少
- 闭经——无月经
- 经量稀少——月经量明显减少

月经过少意味着怀孕难度增大，因为这可能是不稳定排卵、无排卵周期和黄体期缺陷等所表现出的症状。闭经则可能是无排卵周期的表现，也将导致怀孕受阻。

甲状腺与妊娠

在怀孕期间，你的甲状腺需要增进其功能以满足母亲和胎儿的需要。甲状腺激素在胎儿神经系统和大脑发育过程中发挥着至关重要的作用，尤其是在妊娠的前三个月。直到大约 12 周时，即妊娠第四个月开始时，胎儿才能形成具有分泌功能的甲状腺腺体。所以，在妊娠的头三个月中，胎儿神经发育所需的所有甲状腺激素都来自于母亲。这会导致妊娠早期甲状腺激素的需求增加。

一旦你怀孕了，只要你甲状腺状况良好，甲状腺激素的分泌就开始增加。在怀孕期间，尤其是妊娠头三个月期间，胎盘释放的人绒毛膜促性腺激素（human chorionic gonadotropin，HCG）对甲状腺还有额外的刺激作用。妊娠期间雌激素的增加导致 T4 结合球蛋白（T4-binding globulin，TBG）增多，这种转运蛋白负责运输血液中的甲状腺激素。TBG 的升高引发一连串事件，影响着妊娠期全身激素分泌图景：

- TBG 与血液中的甲状腺素（T4）结合，从而降低游离 T4 水平。
- 大脑感知到游离 T4 水平降低（甲状腺功能减退症），从而增加 TSH 分泌。
- TSH 升高刺激甲状腺产生更多的甲状腺激素。
- T4 和 T3 水平增加。

在妊娠的头三个月之后，成长中的宝宝通过两种途径获取甲状腺激素：一是它自身的甲状腺；二是母亲的甲状腺，激素通过胎盘转运至胎儿。这种由怀孕导致的甲状腺激素需求增加一直要持续到婴儿出生。

如果你碘摄入量不足或你的甲状腺受损（自身免疫性甲状腺疾病，或由于手术切除），机体将无法满足对甲状腺激素需求的增加，这会导致甲状腺激素水平下降、TSH 水平升高和甲状腺功能减退症。这种情况会阻碍辅助生殖治疗（assisted reproduction treatments，ART）的成功，并且与一些不良预后相关，包括流产、早产、死胎、妊娠期糖尿病、臀位分娩、剖宫产风险升高和认知功能障碍——包括多动症、自闭症、认知学习障碍,甚至儿童阶段的精神发育迟滞。

2011年美国甲状腺协会(ATA)的孕期和产后甲状腺疾病诊断与治疗指南总结了孕期甲状腺发生的主要变化:

- 对于无碘缺乏的女性,妊娠期间其甲状腺体积通常会增大10%左右。
- 对于碘缺乏的女性,妊娠期间其甲状腺体积通常增大约20%~40%。
- 通常情况下,怀孕期间T3和T4的分泌量增加约50%。
- 怀孕的女性每日碘的需要量增加50%。
- 在妊娠的头三个月中,约10%~20%的女性甲状腺抗过氧化物酶抗体TPOAb)或甲状腺球蛋白抗体(TgAb)阳性,而TSH水平却在正常范围。
- 妊娠头三个月TPOAb或TgAb阳性但甲状腺激素在正常范围的女性,约有16%将在妊娠的最后三个月出现TSH水平高于4.0mIU/L的情况。
- 妊娠期间TPOAb或TgAb阳性的女性,约33%~50%将患上产后甲状腺炎。

该指南的作者认为:"本质上说,怀孕是一项对甲状腺的压力测试,甲状腺功能储备不足或碘缺乏的患者可能出现甲状腺功能减退;孕前患桥本氏甲状腺炎但甲状腺功能尚正常的女性则可能患上产后甲状腺炎。"

自身免疫性甲状腺疾病、不孕和流产

自身免疫性甲状腺疾病相关甲状腺抗体升高与不孕以及流产风险之间的关系数十年前就已经为人所知。

不孕通常指的是进行无避孕措施的性行为12个月后仍未怀孕。在美国,不孕人群约占其总人口的10%~15%,然而,自身免疫性甲状腺疾病患者的不孕比例可高达50%。流产是指在怀孕的前24周之内妊娠终止,总体流产率在20%左右,即每5位孕妇中就有1人流产。然而,大多数研究显示,自身免疫性甲状腺疾病相关抗体阳性患者,即使其甲状腺功能正常,其流产的风险也至少将倍增,尤其在妊娠的前12周。一项研究发现,自身免疫性甲状腺疾病相关抗体阳性患者,其流产率为17%,是抗体阴性者流产率(8.4%)的两倍还多。2011年发表于《不列颠医学杂志》(British Medical Journal)的一项关于该课题研究的荟萃研究则发现,有超过20项研究显示,自身免疫性甲状腺疾病相关抗体阳性女性的流产率增加了290%,接近3倍。

ATA研究发现,怀孕女性中,约10%~20%在怀孕的头三个月中桥本氏甲状腺炎抗体(抗甲状腺过氧化物酶抗体,TPOAb)为阳性,但其甲状腺功能正常。这意味着,由于TPOAb阳性,这10%~20%的孕妇在怀孕头三个月中流产的风险增加了一到两倍。

有过一次以上流产史的女性,如果相关抗体阳性的话,今后再次流产的风险也会增加,这种情况称为习惯性流产。

抗体阳性的孕妇即使在整个孕期甲状腺功能都正常,其依然面临着较高的末期流产、死产及早产的风险。

一些抗体阳性的女性在怀孕早期甲状腺功能是正常的,但在怀孕期间却可能发展成甲状腺功能减退。如果未能发现或未获有效治疗,甲状腺功能减退也会增加流产、早产和死产的风险以及导致新生儿神经感知、生长发育等方面的问题。

葛瑞夫兹氏病也和不孕相关。2013年巴西学者发表的一项研究显示,葛瑞夫兹氏病患者中有超过一半的人不孕。约8%的葛瑞夫兹氏病患者因原发性卵巢功能不全出现不孕。

控制TSH水平对于正在接受辅助生殖治疗的TPO抗体阳性患者也很重要。TSH水平高于2.8mIU/L同时TPO抗体阳性的患者,其流产率和辅助生殖治疗的失败率也较高。

甲状腺和辅助生殖

一些辅助生殖技术(assisted reproductive technologies,ART)会受到甲状腺功能及甲状腺自身免疫性疾病的影响,主要包括:

● 促排卵药物的使用——特别是氯米芬,其有助于提高FSH水平,增加排卵率,而且在某些情况下,还可以增加所释放的卵泡数量

● 人工授精,包括宫腔内人工授精(intrauterine insemination,IUI)及宫颈内人工授精(intracervical insemination,ICI)

● 体外受精(in vitro fertilization,IVF)——卵子在体外受精,然后受精的胚胎再转移到子宫内

辅助生殖技术给甲状腺带来了额外的压力。有研究表明,接受辅助生殖技术治疗的女性,其对增加甲状腺激素的需求来得更早,需求量也更大。

大量研究还显示,甲状腺功能减退的女性,即使经过治疗,也不太容易对促排卵药物产生反应,本质上说,卵巢对刺激排卵的反应降低了。

此外,各种辅助生殖技术准备过程中卵巢所受到的刺激会导致雌激素水平升高,这又将阻断甲状腺激素受体,进而损害生育能力(注:一些研究显示,对女性进行甲状腺激素的支持治疗可提高辅助生殖技术的成功率)。

关于甲状腺疾病与体外受精成功率还有一些争议。有研究显示,甲减患者经治疗后,其体外受精胚胎移植成功率与正常女性相似。但也有研究

认为,甲减患者即使经过治疗,与那些没有甲状腺问题、也没有服用甲状腺激素进行替代治疗的女性相比,其胚胎着床、妊娠及活产率均显著下降。有关这些研究的信息参见附录 C。

现在,我们已经明确了甲状腺疾病如何影响生育能力以及健康的甲状腺功能对成功怀孕的重要性。下面,我们将探讨如何判断自己的健康状况、做好计划并尽可能提高成功受孕率、保持孕期健康并产下足月健康宝宝的概率。

（邓莅霏　译）

从孕前到产后——甲状腺的作用　　第二部分

第四章

怀孕前的计划

如果你被诊断有甲状腺疾病但又想要宝宝的话，你就需要在尝试怀孕之前对此有所规划。大家都知道，我们在准备怀孕时，不能吸烟，要开始服用叶酸类制剂。但女性如果同时患有甲状腺疾病的话，怀孕前的准备工作可是远不止这些，即使病情在药物的帮助下已经"得到控制"。

正如前面所讨论的，甲状腺疾病常常得不到适当的治疗，从而影响患者的受孕能力，造成孕期的健康问题，导致妊娠相关并发症并威胁胎儿的健康。甲状腺疾病患者更容易流产，并且，一个关键内分泌腺体功能失衡可以导致整个内分泌系统的失衡，从月经周期到血糖水平，几乎所有与受孕、健康妊娠有关的一切均会受到影响。

当你准备要一个宝宝时，你就进入了你生命中最重要的一段旅程。对于甲状腺疾病患者来说，这段经历更是一个挑战。我们鼓励你做好孕前计划，对所有有助于健康孕产和母婴健康的因素均加以考虑。

大多数医生建议至少应在尝试怀孕前 6 个月进行准备工作。卵子要花上几个月的时间才能成熟，你今天开始的准备工作影响到几个月后卵子的质量。孕前准备需要 6 到 12 个月，可以让你有足够时间确保你的甲状腺达到最稳定和最理想的功能状态，你还需要完成一些必需的检查来检测是否营养不良，以便补充营养，同时改变饮食和生活方式、减少感染以及采取其他一些重要措施。第一步是选择一个好医生，陪伴并指导你顺利度过孕期。

选择医生

孕前准备阶段该看哪个科的医生呢？通常我们推荐全科医生。全科医生既是医学博士，也是自然疗法博士或正骨医学（osteopathic medicine）医生，除了能开具检查单和处方外，对最佳内分泌平衡状态和营养都有全面了解。他们能同时运用传统医学方法和整体/替代医学方法来帮助你达到最佳的健康状态。如果你有孕期葛瑞夫兹氏病、甲状腺功能亢进症、甲状腺结节或甲状腺癌的病史，那你还需要一个内分泌医生加入你的医生团队。

一旦怀孕，你也需要去产科医生那儿就诊。请记住很少有产科医生具备全科医生的能力。产科医生的工作是监测你的怀孕过程以及在最终生产时为你接生。遗憾的是,大多数产科医生在诊疗患有甲状腺疾病的孕妇方面并没有丰富的知识。针对妇产科医生在甲状腺疾病的知识水平和实际治疗方面所进行的一项调查研究显示,只有约 50% 的医生认为自己在孕期甲状腺功能失调方面接受了"适当的"训练。

同样,内分泌学家尽管在治疗内分泌失调方面很专业,但在诊疗孕妇的甲状腺问题或生育和妊娠所需的甲状腺健康方面却并不很在行。你也许想看生殖内分泌方面的专家,他们专攻生育问题以及影响生育和妊娠的激素,因此在这方面拥有丰富知识。

你真的需要确保你就诊的各科医生具有丰富的学识。琼和她的丈夫花费数年时间和大量的金钱,努力想怀上他们的第一个宝宝:

> 我们最终放弃了,转而专注于我自己的健康。我们没再去找生育专家,而是回头去看我的主治医师,他很快诊断出我得了桥本氏甲状腺炎。六个月后我怀孕了——好消息接二连三!我们很快又有了第二个儿子,期间没出任何问题。但当我怀上第三个孩子时,我的新内分泌医生坚持让我把左甲状腺素减量。当我指出这可能会导致流产时,她问我是否有宗教信仰并让我回家去祷告。此外,她还告诉我说,在明知自己有甲状腺疾病的情况下还要怀孕是不负责任的行为。幸运的是,我的妇产科医生向我推荐了另一位医生来处理我孕期的甲状腺问题。

如果你还没有找到合适的医生,本书的附录 A 收录的名单有助于你在自己所在的地区找到合适的全科医生。

绘制你的周期图

绘制你的月经与排卵周期图可以让你确定排卵期,精确定位受孕日,并可发现周期中会导致怀孕变得更加困难的月经不调的情况。然而有些女性却不愿这样做,她们更情愿在不记录周期的情况下备孕,因为这样会让她们感觉不自然,或是将"生孩子"变成一个充满压力的"命令执行过程"。如果你已经确诊患有甲状腺疾病,那就意味着你存在更大的周期紊乱的风险,使你怀孕更加困难。坚持数月绘制月经、排卵周期图,有助于你在初次会见医生时提供有用的信息。

生育专家和作者托尼·韦施勒(Toni Weschler)建议,在绘制周期图表时要记录以下三个关键指征:

● 宫颈黏液从干到湿的变化,接近排卵时最易受孕,此时黏液变得清亮、顺滑、有弹性,这些都是利于受孕的征象,宫颈黏液的这些特征持续时间越久,你就越容易受孕。

● 睡醒时测得的基础体温,排卵前基础体温较低(36.1 至 36.3℃之间)。排卵后,基础体温升高(36.4℃或更高)。体温的变化是观察排卵的理想指征,排卵后的体温低意味着流产的风险较高。

● 在排卵前后的这段时间,你还会观察到子宫颈变得更软、更松弛和更湿润。

连续绘制几个月的周期图后,你就能确定你的黄体期(从排卵到下次月经的时间)是不是至少在 10 天以上。黄体期缩短可增加不孕和流产的风险。

如何绘制你的周期图表

网上有免费和付费的服务和应用程序可以帮助你绘制详细的周期图表(附录 A 列出了一些有用的网站和应用程序)。你也可以用绘图纸或现成的生育表自己动手绘制(你可以在我们的网站下载现成的生育表:http://www. ThyroidPregnancyBook. com.)。关于如何绘制周期图表,托尼·韦施勒提供了以下的建议:

1. 早上醒来首先测量体温,在此之前不要进行任何活动,例如喝水、接打电话或起床上卫生间等。

2. 每天清晨在同一时间测量体温,相差不要超过一小时。

3. 如果使用数字式体温计,通常要花一分钟等体温计发出"哔哔"的声音后再将体温计拿出。有些女性可能更喜欢在"哔哔"声响后再等上一分钟,以确保能测量到自己的真实体温。

4. 测量口腔温度(如果你觉得这种方法得出的温度曲线不清楚的话,你可能想要改为测量阴道温度。但是要注意,在整个的周期记录过程中,温度测定方法必须一致,这一点很重要,因为阴道温度往往高于口腔温度)。

5. 在生育图表上记录温度。

6. 如果你记录的体温并没有明显波动变化——这种现象称为"热漂移"——体温变化可能更加细微,变化幅度可能只是 0.05～0.1℃。如果不存在"热漂移"的情况,那么这种情况可能就是不排卵的表现。

7. 在排卵前,你的体温多在 36.1 至 36.3℃ 间波动。如果体温在 35.5℃上下或 36.7℃上下波动,则可能是甲状腺功能减退或甲状腺功能亢进的表现。

8. 通常情况下,排卵后,体温会较高,至少持续 10 天,直至来月经,否则有可能是你的黄体期缩短了,这意味着你有不孕和流产的风险。

你的首次孕前就诊

当你在第一次孕前就诊时,准备充分会有很大帮助。就诊时,你要带上以下资料：

- 近两年所有的血液、唾液检测报告和影像学、营养学检查报告,这将有助于医生评估你既往的甲状腺、内分泌和营养状态。
- 所有你正在服用的处方药和保健品的清单,包括服用剂量。有些药物以及很多保健品被认为在孕期服用是不安全的。备孕前,医生会据此清单和你进行商讨,就如何安全地逐渐减量和停用这些有潜在危害的药物给出建议。
- 饮食日记,可以看出你在一周里通常吃些什么。这有助于医生就孕前你需要在饮食方面所进行的调整提出建议。
- 你的生育能力图表。

第一次就诊时,以下话题的讨论是非常重要的,这在本章中将对此进行详细阐释：

- 为了受孕而改善甲状腺功能
- 检测并解决任何其他内分泌问题,如性激素和肾上腺功能失调
- 检测是否营养不良并均衡营养
- 膳食的改变
- 处理好自身免疫性疾病和感染性疾病
- 生活方式的改变

如果你吸烟,请与医生讨论戒烟的方法。吸烟可以导致生育问题,女性在怀孕期间吸烟(或暴露于二手烟)则更有可能生出低体重儿。

关于酒精和咖啡因的摄入,你也必须和医生进行讨论,如果摄入过量的话,这两者都会造成生育方面的问题。

有限的咖啡因是可接受的,但是专家建议,在孕前和整个孕期中,每天的咖啡因摄入量不应超过200mg。也有一些专家建议,在孕期的头三个月内应完全避免咖啡因的摄入,因为有证据表明,彻底杜绝咖啡因的摄入有助于降低流产的风险。

同样,每周喝一到两杯红酒或啤酒对你的生育能力可能不会有影响。但有研究显示,即使是非常有节制的饮酒(每周五次甚至更少)依然能影响生育能力。另外,在排卵期饮酒会降低你的受孕概率,如果你想怀孕,最好的方法是戒酒;但如果是孕期,在任何情况下都不能饮酒。很重要的一点是,如果你的男性伴侣经常饮酒,他的精子浓度和活动性都会降低,从而降低受孕的可能性。当你们夫妻两人都戒酒时候,受孕的机会是最大的。

基 本 知 识

当你开始考虑要怀孕时,有许多事情是你可以做也必须做的。你可以

开始服用维生素和营养补充剂,以帮助改善健康状况、增加受孕概率并确保孕期健康。以下建议无论是孕期还是哺乳期都是安全的。

产前维生素

帮助撰写本书的所有专家均建议,在备孕期间尽早服用可靠品牌的孕妇维生素。药剂师和健康教育专家苏西·科恩(Suzy Cohen)认为:"卵子需要约三个月时间才能成熟,之后才会被排出并可能受精。所以你必须至少在计划怀孕的前三个月就开始服用孕妇维生素,最好是六个月,在卵子开始成熟之前。"

一些产前维生素可能包含铁和钙,这样的话,你必须和甲状腺药物间隔至少 3~4 个小时服用,以避免它们之间发生相互作用,影响吸收。

全科营养学家劳里·波伦斯坦(Laurie Borenstein)建议选择有机的或天然孕妇维生素品牌,并含有 DHA(二十二碳六烯酸,又称脑黄金),一种 ω-3 不饱和脂肪酸,支持胎儿大脑发育。

你应该考虑服用含有甲基叶酸或传统叶酸的孕妇维生素。关于这一建议的理由将在下节中进行讨论。

甲基叶酸

所有计划怀孕的女性都必须服用名为甲基叶酸的营养补充剂,而不只是甲状腺疾病患者。

以前,医生告诉我们在备孕时要每天服用 400μg 的叶酸。对于你尚在生长发育中的胎儿宝宝来说,叶酸在细胞和组织的形成以及 DNA 合成的过程中扮演了重要的角色,有助于预防诸如脊柱裂、无脑儿等神经管畸形之类的出生缺陷。神经管畸形通常在胎儿 4 周大的时候出现,远远早于大多数女性能知道自己怀孕的时间,这就是为什么你需要在备孕时就开始服用叶酸制剂。

但医生们正日益认识到至少有一半的人口携带 MTHFR 基因的突变,该基因的突变可以通过影响叶酸的甲基化从而使叶酸失效,而甲基化后的叶酸才是能被人体利用的活性成分。对此,妇产科医生托马斯·莫拉切夫斯基(Thomas Moraczewski)解释道:

> 甲基化对叶酸盐活化产物的形成非常重要。孕前最重要的检测项目之一就是 *MTHFR* 基因检测,多数妇产科医生因为对其重要性缺乏认知而没有做这项检查。这项检测可以发现该基因的突变,这种突变通常都是遗传自父母,对甲状腺和怀孕有着显著影响。神经管在妊娠的最初几个星期开始形成,甚至在妊娠试验显示为阳性之前就开始了。如果有低活性形式的叶酸盐(B_9)存在,

大脑和脊髓的发育就会出现异常。甚至有证据表明,21-三体综合征(唐氏综合征)或许与叶酸盐有关。因而,对有 *MTHFR* 基因突变的人来说,正确补充叶酸盐具有至关重要的意义。如果服用妇产科医生开的或每一种孕妇维生素都含有的"额外叶酸",这实际上可能是有害的,因为叶酸并没有转化成具有活性的甲基叶酸盐。

你可以在备孕计划过程中检测 *MTHFR* 的突变。但是,如果你没有进行这项检查,就应该选择含有甲基叶酸而不是传统叶酸的孕妇维生素。含有甲基叶酸盐的维生素品牌包括 Thorne 孕妇维生素、Néevo DHA 以及 Seeking Health 公司推出的孕妇维生素和孕妇奶粉。如果你正在服用含有常规叶酸的孕妇维生素,那么应同时再补充甲基叶酸。

ω-3 脂肪酸

对于孕前、孕期和哺乳期来说,ω-3 脂肪酸都是必需的。一项发表在《应用生理学、营养学和代谢》(*Applied Physiology, Nutrition and Metabolism*)杂志上的研究表明,大多数女性都没有摄入足量的 ω-3 脂肪酸,这种健康脂肪存在于鱼、核桃、鳄梨以及营养补充剂中。饮食中的 ω-3 脂肪酸含量过低,所导致的最主要问题是 DHA(二十二碳六烯酸)缺乏,而宝宝大脑和神经系统的发育离不开 DHA。仅有 27% 的女性在孕期摄入了足够的 DHA,而产后这一比例仅为 25%。孕期 DHA 摄入过低与早产、先兆子痫、产后抑郁症、死胎、婴儿夭折以及孩子的认知发育迟缓、低智商、多动症等均有联系。而哺乳期 DHA 摄入过低则会增加孩子患哮喘和过敏的风险。ω-3 脂肪酸类,尤其是 DHA,有助于产生更多的红细胞,以便为宝宝提供充分的氧气和营养,并有助于胎盘的健康发育。

专家建议服用联合 EPA(二十碳五烯酸)和 DHA 含量达到 2 000mg ~ 3 000mg 的营养补充剂。EPA 和 DHA 是两种关键的 ω-3 脂肪酸,通常存在于多脂鱼类和海鲜类食物中。品牌选择要慎重,因为有些原料可能含有重金属,如汞等。如果你对麸质过敏的话,还要注意产品中是否含有麸质。自然疗法医生凯文·帕塞洛(Kevin Passero)推荐选择藻油类 DHA 营养补充剂,保证其中不会含有鱼油类 DHA 营养补充剂中可能含有的污染物。如果你服用的是鱼油类 ω-3 营养补充剂,帕塞洛医生建议选用 Nordic Naturals 等确保产品不含污染物的公司。他警告说:"对鱼肝油的建议用法要当心,鱼肝油中含有维生素 A,如果摄入过量,可能导致生长发育中的胎儿宝宝中毒。请谨慎选择合适的品牌,尽量保证 DHA 补充剂的纯净、安全。

硒

硒是一种矿物质,在甲状腺的健康中扮演了关键角色,全科医生理查德·谢姆斯(Richard Shames)建议"女性应确保摄入足够的硒,硒有助于T4/T3的转换,降低甲状腺抗体水平",其他全科专家均同意,准备怀孕的甲状腺疾病患者应从备孕到哺乳期坚持补充含硒的营养补充剂。

每天从食物和营养补充剂中摄入的硒目标剂量为200μg,注意是微克(μg)而不是毫克(mg)。查看你的孕妇维生素,弄清楚其中的硒含量,以便补充额外的硒,确保每天摄入200μg的硒。然而硒摄入并不是越多越好,每天摄入的硒超过400μg则会产生毒害作用,所以要仔细查看硒补充剂的标签,以保证每天的硒摄入量没有超过建议值。

从食物中获取足够的硒是很困难的,除非你特别喜欢吃巴西坚果,这种坚果的硒含量非常之高。如果你正在补充硒,建议避免食用巴西坚果。如果你想通过巴西坚果补充硒,我们建议你咨询营养学家,以确定每日的安全摄取量。

益生菌

益生菌是"好"细菌,有助于支持免疫系统并促进消化道健康。益生菌存在于发酵食物中,如酸奶、开菲尔酸奶、泡菜、味噌以及红茶菌等。专家建议从备孕期到哺乳期都要补充益生菌。研究发现,益生菌可通过多种方式提高受孕能力,以及提高辅助生殖技术的成功率。例如,补充益生菌可降低细菌性阴道炎的风险,这种常见感染可降低受孕能力,降低体外受精的成功率;孕期患上细菌性阴道炎则会增加早产的风险。益生菌还可减轻炎症反应,后者也能降低受孕能力。

专家建议选择用活细菌培养的益生菌补充剂,其中应包括鼠李糖乳杆菌GG株、双歧杆菌、乳酸乳球菌和短双歧杆菌。大多数优质益生菌补充剂需要冷藏保存,以保持菌群的活性。

铁蛋白

铁蛋白是一种可以储存铁的血细胞蛋白。铁蛋白可影响你的甲状腺功能以及其他激素的平衡。由于许多孕妇维生素中都含有铁蛋白,我们咨询过的很多全科医生[其中也包括大卫·波伦斯坦(David Borenstein)医生]都建议在你孕前首次就诊时,先检测铁蛋白水平。大卫·波伦斯坦医生认为:

　　　铁蛋白对于内分泌功能和受孕能力非常重要。患者在怀孕之前,我会检测其铁蛋白水平,如果低于参考值上限的一半,我会给予其铁剂补充。我曾有正在治疗不孕症的患者,当她们的铁蛋白水平和甲状腺功能得到改善后,她们很快受孕,并产下健康的宝宝。

一旦你的铁蛋白检测结果出来后,你就知道你还需要补充多少这种矿物质,然后就可以开始服用补铁剂了。铁蛋白水平在孕前还应复查一次,以确保处于理想水平。

全科医生艾德丽安·克拉普(Adrienne Clamp)认为,仅仅依赖铁蛋白不甚可靠,她指出:"在炎症状态下,可能出现铁蛋白的假性升高,所以遇到这种情况,我会测量总铁结合力(total iron-binding capacity,TIBC)和血清铁饱和度。如果饱和度小于20%,我认为有必要补充铁剂"。

如果你是意外怀孕的话,尽快检测铁蛋白非常重要,如果铁蛋白水平偏低,可让你的医生给予铁蛋白注射剂,这样可迅速提升铁的水平。

在妊娠中期、妊娠末期以及产后的最初几个月复查铁蛋白也是很重要的,要确保其维持在一个最佳水平。自然疗法医生凯文·帕塞洛推荐铁蛋白水平维持在45~85ng/ml之间(实验室的参考值在15~150ng/ml)。帕塞洛医生说:

> 我通常推荐甘氨酸螯合铁形式的铁制剂,它对胃的刺激较小且不容易引起便秘,便秘是孕期相当常见的问题。不过我对于补铁的总原则是小剂量、缓慢提升。所以补铁从小剂量开始,缓慢增加至理想剂量。

提醒:所有铁剂必须与甲状腺药物间隔3~4小时服用,以免造成吸收问题。

碘

碘,作为机体合成甲状腺激素所必需的微量元素,其补充较复杂,而且有时还存在争议。

在世界范围内,碘缺乏都是可预防性发育迟缓的头号因素。在美国,虽然大多数育龄女性不存在碘缺乏,但碘缺乏女性的人数却在上升。《国家健康与营养调查》(National Health and Nutrition Examination Survey,NHANES)的数据显示,近年来碘的摄入正在下降,有约15%的育龄女性出现碘缺乏。其他针对美国一些特定地区的研究发现,育龄女性的碘缺乏比例甚至更高。

《碘》(Iodine)一书的作者,全科医生大卫·布朗斯坦(David Brownstein)认为,碘在孕前和孕期都是必需的,而且碘缺乏的情况远比研究所揭示的要普遍得多。布朗斯坦医生表示:

> 我的研究表明,超过96%的人存在碘缺乏。加碘食盐也许能为绝大多数人预防甲状腺结节提供足够的碘,但并不足以满足人的整个机体对碘的需求。精制碘盐中仅有约10%的碘具有生物利用性。在这个污染严重的世界里,精制碘盐并不能为整个机体提供充足的碘……
>
> 所有育龄女性都必须确保摄入充足的碘。我的研究发现,日本人均碘摄入量约为15mg/天,该剂量能安全、有效地提供胎儿所需要的碘。这个污染严重的世界到处都是溴化物和氟化物,导致

了这些年来人口对碘需求的增加……

我们咨询过的大多数专家都同意,最近多名医师的建议是个良好的开端,即女性从孕前到哺乳期每天至少补充 150μg 的碘。为了达到这一摄入标准,最简单的办法就是从孕前期到整个哺乳期都服用含碘的孕妇维生素。令人费解的是,大多数处方孕妇维生素和相当比例的非处方孕妇维生素都不含碘。所以要仔细查看标签,确保你服用的孕妇维生素含碘。

另一方面,布朗斯坦医生推荐服用碘和碘化物的组合制剂:

> 身体中不同的组织所能利用的碘的形式也各不相同。复合维生素并不是补充碘的最佳途径。优质的碘来源包括复方碘溶液、Iodozyme HP 碘片、Lugol 碘片以及 Iodoral 碘片。所有这些碘补充剂不仅补充碘还补充碘化物。我建议先检测碘的水平,然后由精通碘相关知识的健康从业者为你提供补碘建议。

我们咨询过的不少全科医生[包括妇产科医生托马斯·莫拉切夫斯基(Thomas Moraczewski)]强烈建议孕前检查应包括碘测试。莫拉切夫斯基医生说:"不论怀孕与否,我都要检测每一个甲状腺患者的碘水平。我倾向于采用 ZRT Labs 冻干尿碘检测试剂,你只需在早晨和睡前尿在卡片上,然后插入检测仪,就可以得出结果。约一半的病人存在低碘的情况,必须适当补充碘剂。"

然而有些专家确实对桥本氏甲状腺炎患者摄入高剂量碘存在顾虑,因为这样会加重病情,故而他们要确保控制碘的水平。自然疗法医生菲欧娜·麦卡洛克(Fiona McCulloch)认为:

> 对于桥本氏甲状腺炎,我一般推荐含碘 250μg、含硒 200μg 的孕妇维生素,我发现这种组合非常符合桥本氏甲状腺炎患者的需要。跟其他孕妇一样,女性桥本氏甲状腺炎患者在孕期确实需要额外补碘。250μg 的碘是一个很小的剂量,也很安全,特别是跟硒组合使用。以这种水平补碘,到目前为止,就我所见,尚未发生桥本氏甲状腺炎患者病情加重的情况。

维生素 D

我们知道维生素 D 不仅仅是维生素,它具有激素的功能,对我们的免疫系统具有重要的作用。我们所咨询的专家认为,不应该在备孕期间随意补充维生素 D,而应该首先检测体内的维生素 D 水平。

全科医生大卫·波伦斯坦倾向于患者的维生素 D 水平至少维持在 50~60ng/ml 或以上,临床参考值为 32~100ng/ml。

要记住,维生素 D 的最佳吸收时段是饮食中脂肪含量最多的时候——通常是晚餐。

维生素 B$_{12}$

有专家建议在孕前检测一次维生素 B$_{12}$ 的水平,如果有必要,从孕前到哺乳期都要进行补充。全科医生艾德丽安·克拉普建议 B$_{12}$ 的水平应接近正常值上限,即达到 800~900pg/ml,如果需要补充,建议用舌下含服剂。

卵磷脂

妇产科医生托马斯·莫拉切夫斯基建议女性在孕前和孕期补充卵磷脂。莫拉切夫斯基医生认为:"卵磷脂有助于胎儿脑功能的发育,但只有少数孕妇摄入足够水平的胆碱,如果自行购买,对孕妇来说合适的剂量在 750mg 到 1 000mg 之间,我推荐的品牌是 Optimal PC。"

镁

全科医生艾德丽安·克拉普认为,在体内超过 350 种不同的酶反应中,镁都扮演了重要的角色。克拉普医生说:

> 除此之外,镁还有助于维持血压正常,改善神经功能,缓解肌肉疼痛,促进睡眠并减少便秘。总的来说,镁可以松弛肌肉,而甲状腺功能减退患者常见肌肉痉挛,特别是对处于孕早期的患者来说。此外,请记住子宫就是一个较大的肌性器官,我认为,维持足够高的镁浓度可以预防早产,并可以非常有效地阻止产前子痫的发生。虽然对此我并没有相关的研究证据,但考虑到镁在肌肉和神经功能方面的重要作用,我认为这是有道理的。镁是主要存在于细胞内的矿物元素,因此必须采用细胞内方法测定镁(这意味着血清镁的检测不管用)。这也就是为什么我要检测红细胞镁的原因。关于镁的补充,我通常首选甘氨酸镁,如果不能达到一个较理想水平的话,则改用牛磺酸镁。我会尽量让患者的镁水平控制在 (5.5~6.5) mmol/L 之间。对于少数对口服镁剂无反应的患者,我会采用肌肉注射镁剂的方法。

水化

从孕前期到哺乳期,保持良好的水化状态对你的健康至关重要。全科营养学家劳里·波伦斯坦(Laurie Borenstein)认为,水化有助于排除毒素、促进消化和营养物质的吸收。每日理想饮水量为体重数字的一半,以盎司计(1 盎司=29.57ml)。在此期间,应避开苏打水、运动饮料、能量饮料、果汁以及其他瓶装饮料。这些饮品中常常添加了甜味剂、人工香精和色素。

减肥

如果你体重超重了,在孕前期应该尽量减少体重,因为超重或肥胖会极大地影响你的受孕能力。2013 年发表的一项研究探讨了一项为期 6 个月的节食和运动计划对于受孕的影响,研究对象是近 100 名经过 2 至 5 年不孕治疗仍未怀孕的肥胖女性。那些体重指数从肥胖降至轻度超重的研究对象中,未经治疗而自然怀孕者增加了 42%,而经过治疗后怀孕者也增加了 22%。

本书中的饮食和营养补充建议能够帮助你减肥。但减肥对甲状腺疾病患者来说是个挑战。有关甲状腺疾病患者减肥的详细方法,我们推荐玛丽·邵蒙的《甲状腺饮食革命》(*Thyroid Diet Revolution*),该书提供了全面的减肥计划和建议,帮助你减轻体重。

记住,减肥类营养补充剂和药物在备孕期间可以使用,一旦怀孕就应停用了。

运动

孕前和孕期增加运动量不仅能提高受孕能力,对怀孕后的生产也是有好处的。即使是每天快走 15 到 20 分钟也是有用的,当然,每天花 30 至 60 分钟做点其他运动就更好了。有研究显示,运动可降低新生儿患呼吸窘迫症的风险,减少产后住院时间,减少剖宫产的风险。锻炼也能促进更顺利地生产以及产后肌肉拉伸和身材的更快恢复。

甲状腺治疗

确保你的甲状腺问题得到合理诊断和最佳治疗,这是备孕计划中最重要环节之一。

如果你怀疑自己有甲状腺疾病但尚未诊断,或有甲状腺疾病病史,那么你需要去看一位学识丰富的医生,检测促甲状腺激素(TSH)、游离 T4、游离 T3、反 T3、抗过氧化物酶抗体(TPOAb)、甲状腺球蛋白抗体(TgAb)及甲状腺刺激免疫球蛋白(TSI),接受甲状腺超声检查看是否有甲状腺增大、肿块或结节等(详见本书第一部分,甲状腺及其功能),这一点非常重要。还有,要知道很多医生仅仅是检测 TSH,他们习惯性认为,即使你有自身免疫性甲状腺疾病或者结节或肿块,只要你的检查结果在参考值范围之内,你的甲状腺就没有问题。因此,你需要了解连你的医生可能都不知道的孕前和孕期理想参考值范围。要知道,很多医生认为孕期最佳甲状腺功能应该是:TSH 在 1.0mIU/L 上下,游离 T4 和游离 T3 须接近参考值上限,反 T3 在参考值低限,而球蛋白抗体无明显升高。

如果你已经确诊患有甲状腺疾病,正如我们前面讨论到的,大多数女性的甲状腺疾病——无论是何种疾病——最后都将导致甲状腺功能减退。如果你有甲减,你可能担心怀孕会特别困难。你会正确认识到,健康怀孕需要一些额外的计划和努力。但一般而言,女性如果能够充分了解情况并做好准备、有一个知识渊博的医生、且其甲状腺疾病得到正确的处理和治疗的话,那么,这些女性也可以顺利度过孕期而不会遇到很大困难。

孕前期你能做的最重要的事情之一就是确保甲状腺水平处于最佳状态。理想的甲状腺功能有助于提高你的受孕能力,减少流产风险,尽可能减少孕期并发症并有助于保证宝宝的健康。

多数医生将 TSH 水平作为评价标准,对于受孕和保证孕期母婴健康来说,什么才是理想的 TSH 水平? 这个问题很难回答,不同的专家有不同的回答。一些女性可能被医生告知其 TSH 水平"正常",怀孕应该不会有问题,但是,她们多年来都不孕或反复流产却找不到原因。而另一些女性被医生告知,在她们的 TSH 水平稳定在(1.0~2.0)mIU/L 范围内之前,不要尝试怀孕。

我们将在第五章详细讨论备孕期和孕期的甲减治疗。美国甲状腺协会2011 版《孕期和产后甲状腺疾病诊断与治疗指南》(*Guidelines of the American Thyroid Association for the Diagnosis and Management of Thyroid Disease During Pregnancy and Postpartum*)建议,有怀孕计划的甲减患者应让其医生调整药物的剂量,将血清 TSH 水平调整至 2.5mIU/L 以下,达到最佳水平。

如果你曾患有甲状腺癌、正在服用甲状腺素为抑制剂量且 TSH 处于很低的水平,你应该和你的医生商讨药物的剂量问题。癌症专家珍妮弗·西博思(Jennifer Sipos)医生认为:

> 有时候我们的癌症患者如果有计划要怀孕的话,我们实际上是会减少药物的剂量的,因为我们不想让她们在孕期出现甲亢,这会增加流产的可能。我们会让患者在计划怀孕时就将 TSH 调整至理想状态,而不必等她们怀孕后弄得手忙脚乱。

玛丽·邵蒙的故事

　　当我开始备孕时,我的 TSH 水平是 4.1mIU/L,我感觉相当良好,那差不多是近 20 年前的事情了,当时几乎没有关于受孕和妊娠的安全 TSH 水平的信息。我的内分泌医生是个女医生,她在治疗女性甲状腺疾病和甲状腺相关不孕症方面有 20 多年的经验。那时,她坚信,女性的 TSH 水平需要保持在(1~2)mIU/L 之间,这在一些医生看来是很低的水平,并且,有证据表明患有甲状腺疾病的女性要想受孕并顺利度过孕期,也需要将 TSH 水平保持在这一范围内。于是,她将我的甲状腺药物剂量加大,使 TSH 水平降至 1.1mIU/L,之后,在我尝试怀孕的第二个月,我就成功了,并拥有了一个健康的宝宝。

我们咨询的全科医生建议,甲减女性经治疗后,TSH 水平应在 1.0mIU/L 上下,游离 T4 和游离 T3 都应高于参考范围的中间值。

理查德·谢姆斯(Richard Shames)医生建议:"在怀孕之前,我建议女性的 TSH 水平在正常值下限以下,最好是低于 1.0mIU/L。这有助于降低自身免疫的活跃程度和自身免疫抗体,以便身体为怀孕做好更充分的准备。"

需要注意的是,如果你曾接受过甲状腺癌治疗,医生也建议进行抑制治疗的话,欧洲内分泌协会 2012 版孕期甲状腺功能失调管理指南建议,只要你的 TSH 还能检测到,即使水平很低,只要不是 0,就维持原有的抑制剂量。

珍妮弗的经历说明了"优化 TSH 水平"的重要性。珍妮弗被诊断患有桥本氏甲状腺炎,同时合并有甲状腺肿块和结节,于是她开始接受甲状腺素治疗:

> 我的甲状腺萎缩得相当快。差不多 3 年了,我丈夫和我都尝试怀孕,每次血液检测的结果都正常,但就是怀不上。我们正准备去看不孕专家,这时一个朋友建议我们先去看内分泌医生。我说我的甲状腺问题已经得到控制了,我的医生也认为一切都正常,我的甲状腺不是问题。后来我考虑了一下,觉得多听取些建议也没什么坏处。我去看的内分泌医生给我做了我以前的医生没做的血检,结果显示不正常,他将我的药物剂量增加了 50%。不开玩笑,两个月后我就怀孕了。我很走运,加大药量就解决了我的不孕问题,我不需要先做不孕检查再去检查甲状腺。孕期一切都很顺利,我产下了一个健康的女婴,她现在都十一岁了。

《怀孕指南》建议,甲状腺功能减退的女性应在孕前调整药量,将 TSH 水平降至 2.5mIU/L 以下。这将降低孕期头三个月 TSH 升高的风险。至于你是该服用左甲状腺素、左甲状腺素加 T3 或者甲状腺干粉制剂,我们将在第五章中详细讨论这一问题以及具体的药物剂型。无论是何种情况,如果你的 TSH 水平不理想,都应在孕前和你的医生沟通调整药物或药物的剂量以确保 TSH 处于理想水平。一旦达到理想水平,还需要几个月时间使其稳定下来再准备怀孕。

你还要定下计划,尽早确认你是否怀孕,因为一旦怀孕,就要立刻增加药物的剂量,不要等到月经没来才确认。我们建议你尽早进行早孕检测,最早在可能受孕后 7 天就可以进行检测,然后每天测试,直至出现阳性结果或月经开始。不同的医生对药量增加有不同的建议。一旦确认怀孕,有些医生会建议每周增加两片左甲状腺素;但如果你服用的是 T4/T3 或甲状腺干粉制剂,你的医生可能会有别的建议。任何情况下,都要在怀孕前与你的医生讨论并听取其建议,以便在确认怀孕的当天按照已经商定的剂量服用药物。

2012年,美国临床内分泌医师协会(American Association of Clinical Endocrinologists,AACE)和美国甲状腺协会(American Thyroid Association,ATA)共同出版了他们的《成人甲状腺功能减退症临床实践指南》(*Clinical Practice Guidelines for Hypothyroidism in Adults*),这些指南针对准备怀孕和正准备接受不孕治疗的妇女提出了以下建议:

● 采用辅助生殖技术并计划马上怀孕的育龄女性,如果 TSH 水平在2.5mIU/L 至正常值上限之间,应考虑接受治疗。

● 准备怀孕或接受辅助生殖技术的女性,如果 TSH 正常但甲状腺过氧化物酶(TPOAb)阳性或既往有阳性史,应考虑接受治疗。对既往有流产史或甲状腺功能减退病史的女性来说,这点尤为重要。

● 已经怀孕、计划怀孕的女性,包括即将接受辅助生殖技术的女性,如果目前或者既往 TPOAb 为阳性且 TSH 水平高于 2.5mIU/L,应该接受治疗。

凡妮莎的经验很好地说明了拥有一个好医生以及尽早确认怀孕后马上看医生的重要性。30 岁的时候,凡妮莎患上了甲状腺功能减退症和桥本氏甲状腺炎,抗体值很高。

> 当时我的内分泌医生直截了当地告诉我,我以后怀孕和生小孩都会有麻烦。听到这个消息,再加上医生极度冷漠和漫不经心的态度,我伤心欲绝。我立刻联系了另一位内分泌医生,他很棒,他让我改用大牌药企生产的左甲状腺素并开始仔细监测我的各项指标水平。当时我的甲状腺功能还不到正常甲状腺功能的 10%,我的内分泌医生告诉我,我身体健康,只要仔细监测甲功,他确信我会成功怀孕。32 岁时,在我尝试怀孕的第二个月,我怀上了。我立即告诉了我的全科医生和内分泌医生。我的全科医生冷淡地让我回头再打给他,而我的内分泌医生却想立刻与我会面。我怀孕还不到两周,但已经需要增加左甲状腺素的剂量了。整个孕期我都仔细监测着甲状腺功能,最终安全生下一个健康的女婴。

如果你患有葛瑞夫兹氏病/甲状腺功能亢进症,提前作好计划

如果你患有活动性葛瑞夫兹氏病和甲状腺功能亢进症,《怀孕指南》及全科医生都建议,应该等到甲状腺功能稳定以后再怀孕。

《怀孕指南》中写道:"患有葛瑞夫兹氏病的女性应在其甲状腺功能正常后才能怀孕,在此之前,强烈建议患者避孕,并建议内科医生就甲状腺疾病的治疗对怀孕的影响向患者提供咨询"。

内科及自然疗法医生乔纳森·怀特（Jonathan Wright）也建议，患有葛瑞夫兹氏病和甲状腺功能亢进症的女性在怀孕前，不需要服用常用的硫代酰胺抗甲状腺药物就可以控制病情：

> 位于华盛顿哥伦比亚特区的 Walter Reed 军队医疗中心于1980年发表了治疗葛瑞夫兹氏病的方法，我建议按照此方法降低T4 和游离 T4、T3 和游离 T3 的过度分泌，直至恢复正常水平。在Walter Reed 军队医疗中心，甲亢受试者被分成了四组，第一组接受锂剂治疗，第二组接受卢戈氏碘液治疗，第三组先接受锂剂治疗，3到 4 天后换为碘液治疗，第四组先予卢戈氏碘液治疗，3 至 4 天后接受锂剂治疗。他们发现第四组的效果明显优于其他三组。这种方法通常可在两周或更短的时间内迅速而有效地控制甲亢。这种疗法对 Walter Reed 治疗组中几乎所有人都有效，仅一人除外，而该患者在增加了小剂量的另一种必要药物后，其甲状腺功能也完全恢复了正常。

请注意，该疗法仅限于孕前使用，对孕期的胎儿及哺乳期的婴儿并不安全。

功能医学专家艾米·迈尔斯（Amy Myers）医生建议甲亢女性开始可以先找功能医学方面的医生，看看能否通过自然疗法降低自身免疫性并治疗甲亢，这种疗法包括服用营养补充剂、饮食调整甚至是小剂量服用一些药物，如盐酸纳曲酮等，这样，不需要采用放射性碘或抗甲状腺药物就可以缓解病情。必须注意的是，采用自然疗法来控制葛瑞夫兹氏病和甲亢，可能要花上长达 18 个月的时间。

如果自然疗法未能有效控制或缓解你的活动性葛瑞夫兹氏病或甲亢，你还可以选择以下三种疗法：

● **抗甲状腺药物：**甲巯咪唑（他巴唑）是孕前常用的抗甲状腺药物。治疗目标是缓解症状，使血液检测指标恢复正常，降低抗体水平。要记得，大约30%患者的症状可得到缓解，但这一过程可长达数月；不建议在服用抗甲状腺药物的同时尝试怀孕，一旦病情缓解，在怀孕前你需要更改治疗方案。当你在服用抗甲状腺药物的同时怀孕的话，根据《怀孕指南》，你应该尽早确诊怀孕，一旦确定怀孕，就应在最初的三个月内立刻更换另一种抗甲状腺药物，丙硫氧嘧啶，以降低婴儿出生缺陷的风险。然后在妊娠中期和末期又改服甲巯咪唑。这点非常重要，因为如果在服用甲巯咪唑的同时没有及时确认怀孕的话，就有可能在孕早期错过几个星期的时间将甲巯咪唑换成丙硫氧嘧啶。

● **放射性碘治疗(RAI)**：RAI可在孕前期进行，但你必须在RAI之前48小时进行早孕测试，以确保你没有怀孕。RAI之后，按照《怀孕指南》的建议，你需要等待6个月才能怀孕，以便替代治疗后的甲状腺激素水平稳定下来。有些专家则为了避免残余放射碘对胎儿造成影响，会建议你等上一年再怀孕。放射性碘也可能会影响你的卵巢，RAI治疗后月经周期不规则的情况可能会持续长达一年时间，让你的受孕能力更加捉摸不定。

● **外科手术**：对那些甲状腺刺激免疫球蛋白(TSI)抗体水平高但又打算在两年内怀孕的女性，《怀孕指南》推荐进行外科手术，理由是RAI治疗后TSI抗体水平会升高并有可能一直保持在高位。如果你对抗甲状腺药物过敏或服药后的不良反应明显，而你又不愿意接受RAI治疗的话，可以考虑外科手术。接受外科手术治疗葛瑞夫兹氏病/甲亢后，专家会建议等你的状态基本恢复并且血液检测显示替代治疗后的甲状腺功能达到理想状态后再怀孕，这通常需要至少6个月的时间。

就算你已经接受了葛瑞夫兹氏病的治疗，不论是RAI还是手术，如果你想怀孕的话，你都要知道，你的血液中TSI抗体的水平依然很高，在怀孕前还是应该检测TSI抗体水平。有些医生会建议你在怀孕前服用一些抗甲状腺药物，以将TSI抗体降至正常或可控的水平。

甲状腺癌

没有医生会推荐在积极治疗甲状腺癌的同时计划怀孕。如果你怀孕了，又被诊断出甲状腺癌，你可以阅读本书第七章，了解有关治疗的信息。

如果你确诊患有甲状腺癌并经过治疗，《怀孕指南》的作者之一、内分泌专家罗伯托·尼格罗(Roberto Negro)博士证实了指南的建议："甲状腺癌手术或放射性碘治疗后，至少应等待六个月到一年的时间，以便替代治疗后的甲状腺激素水平稳定下来，并确保肿瘤得到了控制。"一旦确定症状缓解了，怀孕健康和整体上的身体健康都有了保障，"如果患者已经治愈，怀孕与肿瘤复发风险的增加之间并没有关联。"

如前所述，如果你正在接受抑制剂量的甲状腺激素替代治疗，那么，只要TSH水平还能被检测到，即使是很低，抑制剂量在孕期也是安全的。

其他激素失衡问题

孕前，尤其是如果你月经不规则、无排卵或黄体期过短的话，医生会检测你的雌、孕激素水平，必要时还会开具一些处方药或激素，比如，如果需要补充黄体酮，就使用非处方黄体酮软膏。

托马斯·莫拉切夫斯基医生建议在月经的第21天前后，即黄体期，进行四点唾液激素检测法,以检测雌二醇、黄体酮、脱氢表雄酮、睾酮及皮质醇的水平。莫拉切夫斯基医生说:"甲状腺功能低下的时候,孕激素水平会降低,孕激素可激活女性的甲状腺激素受体,孕激素水平低会导致胚胎在宫内着床位置错误,使用阴道黄体酮乳膏或凝胶可以有效改善这种情况。"他还会检测孕烯醇酮,并称其为"类固醇之母"。为保证在孕期能够合成足够的激素,他推荐口服孕烯醇酮。

如果你曾有月经不调、体重增加、面部多毛及不孕等情况,医生可能会考虑你患有多囊性卵巢综合征(PCOS)。PCOS的传统治疗与2型糖尿病的治疗方法相同,主要是使用胰岛素增敏剂如二甲双胍(格华止)等。医生还会建议调整饮食,也有一些女性仅通过改变饮食就成功逆转PCOS。

综合营养学家劳里·波伦斯坦曾被诊断患有PCOS,医生告诉她很难怀上孩子。在改变饮食后,她生了两个健康的孩子,波伦斯坦说:

> 如果你有多囊性卵巢综合征,怎样吃非常重要。我建议你减少任何形式的糖摄入。饮食中应剔除精制糖和大多数谷类(藜麦和小米可慎用),并尽量少吃水果。尽量选择低糖水果,如蓝莓、黑莓、树莓和青苹果。

许多医生觉得,对患有甲状腺疾病的女性,在孕前还应对肾上腺健康状况进行评估并进行相关处理,使其功能达到平衡,最好的方法是进行24小时的唾液皮质醇检测。

自然疗法医生凯文·帕塞洛会在孕前评估患者的肾上腺功能并采取相应处理措施,以改善激素平衡及受孕能力。帕塞洛医生会将南非醉茄等适应原类药草、维生素C等维生素类补充剂以及肾上腺类营养补充剂组合在一起使用,并建议调整营养、睡眠及生活方式,来使肾上腺恢复健康的平衡状态。然而,帕塞洛医生提醒,如果女性正在备孕并且可能怀孕,在易受孕期内需停服大多数营养补充剂,这点很重要:

> 我认为在孕期应该尽可能少服用营养补充剂,必须要补充某些营养成分时,大部分情况下,我会避免使用草药。如果我接诊的女性在接受肾上腺功能方面的支持调整(或服用任何草药和营养补充剂养生)的同时又在积极备孕的话,我会建议她在排卵期停服这些营养补充剂,来月经时再开始服用。这有助于胎儿避免在受孕到确诊怀孕的几周内意外暴露在药物作用下。

关于女性甲状腺疾病患者的肾上腺健康和怀孕状况,帕塞洛医生也提出了一些一般性建议:

> 如果你是甲状腺病人,首先要给自己一些时间,如果可能,两

次孕产的间隔时间不要太近。怀孕、生产、哺乳以及孩子出生后的睡眠干扰都给肾上腺造成了负担，你的身体需要时间恢复。如果女性两次孕产的间隔时间过短，没有时间恢复的话，会给自己的身体造成伤害。如果我的病人在执行肾上腺的治疗方案期间意外怀孕，除了维生素 C，我会让她停掉所有药物。但是我确实告诉过她们生产后一定要尽快通知我，我们会立即恢复治疗，让肾上腺功能恢复平衡。

一些患者肾上腺功能非常低下但又未能诊断为艾迪生病的话，可以给予生理剂量的氢化可的松，帮助支持肾上腺功能。重要的是要知道，美国食品药品监督管理局（Food and Drug Administration，FDA）将泼尼松等合成类固醇归为"妊娠 C 类"，意思是动物研究显示对胎儿有副作用，虽然未进行人体试验，但是，"尽管存在潜在的风险，但为了潜在益处，还是可以给孕妇使用此类药物"。然而，FDA 并未规定氢化可的松的妊娠用药分类。一些动物实验显示，氢化可的松增加了子代出现腭裂的风险，但据传，科学家并没有发现孕期使用氢化可的松增加出生缺陷风险的证据。尽管如此，专家们还是警告称，只有在益处远大于风险的情况下，才能考虑在孕期使用氢化可的松。如果你正在使用氢化可的松，应该缓慢停药，备孕之前应确保肾上腺功能的稳定平衡。

全科医生和助产士阿维娃·罗曼（Aviva Romm）也认为，必须在怀孕之前处理好肾上腺应激问题：

确保你摄入足够的复合 B 族维生素和镁，它们具有镇静作用。补充 5-羟色胺和 γ-氨基丁酸对有些人有益，它们可帮助镇静神经系统。适应原类药物我用得相当多，数千年来，印度草药学（阿育吠陀医学）和中医一直都将这些草药作为顶级草药而使用的。适应原类药物背后的用药原理在于，它们可以通过调节肾上腺的功能来使应激反应恢复正常。例如，人参是中医中的经典药物。人参对免疫问题和深度疲劳尤其有效，但人参也具有一定刺激性。南非醉茄（印度人参）是阿育吠陀医学中主要的适应原性药物之一，它被认为是支持和修复神经系统的首选草药之一，也是主要的适应原药物之一，特别有助于改善睡眠、松弛肌肉骨骼紧张。红景天可以缓解一般的焦虑，圣罗勒一般来说可让人愉悦舒适，而五加属植物对认知功能问题特别有效。**但是，我不会给孕妇使用这些药物**。它们很适合于女性备孕期间使用，而一旦确定怀孕后就不要继续使用了。

最后,很多专家建议,孕前首次就诊时应检测糖化血红蛋白和空腹血糖,糖化血红蛋白升高可能意味着胰岛素抵抗,这会减弱你的受孕能力。根据凯文·帕塞洛医生的说法:"胰岛素敏感饮食与受孕能力的改善相关,因此,低碳水化合物高蛋白饮食(包含蔬菜但限制糖及谷类),能降低血糖、减轻炎症反应、提升你的胰岛素敏感性,并有助于降低妊娠糖尿病的风险。"

毒　素

孕前、孕中及产后你能做的最重要的事情之一是最大程度地减少对毒素的暴露,并在怀孕之前清除身体内的某些毒素。全科和功能医学专家吉尔·卡纳翰(Jill Carnahan)医生建议:

> 我们生活的世界毒素无处不在! 转基因食物已彻底掺杂到我们的食物供给中,食品添加剂和化学物质用得越来越多,杀虫剂在非有机食物中的使用也日益增多……我们身体的处理毒素的能力是非常有限的,一旦排毒能力达到极限,我们就滑向了疾病状态。你的甲状腺是身体中对环境毒素和化学物质最敏感的器官之一。如果患者依然处于一个毒素累积过多的状态,单靠甲状腺药物也不会让患者的感觉变好。我们必须解决环境中的毒素问题,包括我们脸上和身体上使用的化学产品、我们用来清洁衣物及房屋的产品以及我们摄入的食物。

艾米·迈尔斯(Amy Myers)医生建议,减少毒素暴露的一个好办法是在家里使用室内高效空气过滤器:

> 先想想毒素是如何进入我们体内的,它们通过我们呼吸的空气,通过肺吸入体内,它们通过皮肤吸收进入我们体内,它们还可通过我们进食进入我们体内……

> 由于房子是个密闭的空间,里面摆放着我们购买的诸如电视机、电脑、床垫以及颗粒板材等形形色色含有毒素的产品,因此,某些室内区域的空气中所含的毒素被认为是室外的 10 至 100 倍。

以下是其他一些需要识别和避免的毒素:

重金属

当你在孕前就诊时,医生给你开的检查可能包括重金属检测,尤其是如果你自身存在一些危险因素的话。比如铅,这种潜在神经毒素主要存在于骨骼中,并可通过胎盘传递给正在生长发育中的胎儿。汞会损害你的受孕能力,砷、镉及铬也都对女性及胎儿有害。

告诉医生你的职业、爱好、对有害物质可能存在的暴露和/或症状,然后与其讨论是否有必要进行重金属检测。如果发现有任何一项物质的检测水平偏高的话,你的医生会推荐各种形式的螯合疗法来清除体内毒素,降低你体内的重金属水平。

食物毒素

在孕前期、孕期还有哺乳期,有很多食物要避免,包括含有毒素、重金属或者被某些细菌污染从而给你的妊娠和胎儿带来风险的食物。一些医生建议:

● 尽可能选择有机、不含激素、不含杀虫剂的食物。

● 选择喂草的有机肉类和禽类,非有机的肉类和禽类含有的人工合成激素、抗生素及其他化学物质,会沉积在动物脂肪中,当我们食用这些肉时,这些物质就随之进入我们体内。

● 避免食用生的肉类和禽类,有可能存在细菌污染。

● 避免加工肉制品,可能会有李斯特菌污染,从而导致流产。

● 避免生食海鲜,包括贝类及寿司,因为可能会被各种细菌和寄生虫污染。

● 避免食用含汞量高的鱼类(如鲨鱼、剑鱼、国王鲭及方头鱼)。

● 避免食用熏制的海鲜,其中可能有李斯特菌。

● 避免食用当地捕捞的、可能含有较高水平多氯联苯的淡水鱼类(如竹荚鱼、鳟鱼、淡水三文鱼、狗鱼、鲑鱼和北美鲥)。

● 避免生食鸡蛋,可能存在沙门氏菌污染的风险。

● 避免食用未经巴氏消毒的牛奶和软奶酪等乳制品,如布里奶酪、卡蒙贝尔奶酪、洛克福乳酪、菲达奶酪、古贡佐拉、墨西哥白干酪等,因为未经巴氏消毒的乳制品中可能含有李斯特菌。

● 避免食用肉酱(肝酱),其中可能含有李斯特菌。

氟化物

你可能会想检测饮用水中的重金属、细菌和氟化物水平。有医生建议自孕前开始只饮用过滤水,并避免摄入含氟的水和氟化物。理查德·谢姆斯(Richard Shames)医生说:

> 我特别关注过度接触氟化物的问题,及其与甲状腺疾病的相关性。我建议准备怀孕和已经怀孕的女性应减少接触氟化物,不管是反渗过滤无氟水还是瓶装无氟水,都是不错的选择。在此期间,我还会避免使用其他含氟产品,如含氟牙膏和含氟漱口水等。

致甲状腺肿素

致甲状腺肿素是天然物质,广泛存在于多种食物中,可引起甲状腺肿大。富含致甲状腺肿素的主要食物是十字花科蔬菜,许多其他的食物也含有大量的致甲状腺肿素。除了促进甲状腺肿形成,致甲状腺肿素还有类似抗甲状腺药物的作用,可抑制甲状腺功能,并最终导致甲状腺功能减退。致甲状腺肿素通过抑制身体对碘的吸收能力而影响甲状腺功能,阻断碘合成T4、T3,抑制甲状腺激素的分泌并扰乱外周血中 T4 向 T3 转化。

在孕期,致甲状腺肿素有两个功效,如果你大量进食含致甲状腺肿的食物(尤其是生食),可使过度活跃的甲状腺功能下降。然而,如果进食过多而你又有甲状腺功能减退的话,甲状腺功能减退的情况会进一步加重(注意:采用蒸、煮的方法烹饪可降低致甲状腺肿素的作用)

一些更常见的含致甲状腺肿素的食物包括:

- 非洲木薯
- 巴西棕榈(生长于巴西和非洲的棕榈树椰子果)
- 白菜
- 西蓝花
- 花椰菜(西兰花和芥兰的混种)
- 球芽甘蓝
- 卷心菜
- 花菜
- 芥蓝
- 羽衣甘蓝
- 白萝卜
- 无头甘蓝
- 球茎甘蓝
- 小米
- 芥末
- 桃子
- 花生
- 松子仁
- 小萝卜
- 芜菁甘蓝
- 菠菜
- 草莓
- 萝卜
- 豆瓣菜

注意,生蔬菜汁中常常含有致甲状腺肿素的蔬菜,如卷心菜和菠菜,这些蔬菜汁最终可能含有高度浓缩的促甲状腺肿成分。除非你能明确里面有什么、没有什么,否则不要喝这些蔬菜汁。

化学物质

一个关键建议是避免接触会扰乱内分泌的化学品。包括多氯联苯、邻苯二甲酸盐等在内的各种化学物质会影响你孕期甲状腺激素水平,并可能影响胎儿的大脑发育。自孕前期开始,尽量避免过度暴露于以下物质:

- 阻燃布
- 喷涂阻燃剂
- 含有上述物质的涂料和胶粘剂
- 特氟龙锅和不粘锅
- 织物保护喷涂剂
- 抗污地毯
- 新的塑料淋浴帘

注意:我们都知道有时候很难完全避开这些东西,所以要尽量保持警惕。假如你有一块抗污地毯而又不能马上更换的话,当下次换新地毯的时候,要记得使用环保替代品。

理查德·谢姆斯医生还建议从孕前期开始,你在家中和办公室中只使用无毒、无化学添加剂的天然清洁产品。

全科医学和功能医学专家吉尔·卡纳翰医生建议你停用某些塑料产品,因为它们会破坏你的内分泌系统:

> 一些食物和饮料容器是用含有干扰内分泌系统的化学物质制成,这些物质被怀疑可能损害发育中的胎儿。检查水瓶、食品包装和其他塑料包装,看看包装底部的特定树脂代码,代码通常在一个箭头围成的三角形内。避免使用那些代码为 1、3、6 或 7(PC)的产品。不能把塑料放在微波炉中加热也不要用塑料容器装热的食物,因为加热会使塑料容器中的化学物质析出并进入食物中。当塑料用品出现磨损迹象时,应及时丢弃。

她还建议少用个人护理品,例如,牙膏、除臭剂、洗发水、香皂、沐浴露、护发素等,必须要使用的,则要仔细检查。卡纳翰医生认为:

> 许多个人护理用品中含有的化学物质会扰乱胎儿正常生长发育所依赖的内分泌系统,还有一些含有致癌物和神经毒素。找找成分更简单的产品,最好是有美国农业部有机认证标签的产品。避免使用含有对羟基苯甲酸酯、邻苯二甲酸酯(DEHP、BBP、DBP、

DMP、DEP)、二羟甲基二甲基乙内酰脲、芳香类、三氯苯氧氯酚、月桂/月桂硫酸钠、DEA(二乙醇胺)和三乙醇胺、甲醛、聚乙二醇以及任何含有"乙二醇"或"甲基"的产品。

排毒

如果你曾经有毒素暴露史,你的医生可能会给你推荐排毒计划。营养学家金·舒特(Kim Schuette)推荐对肝脏、肾脏和淋巴功能具有支持作用的"温和疗法",这些器官的功能在孕前期都有着重要作用。这些疗法包括蓖麻油包裹法、干刷法、干桑拿疗法、咖啡灌肠法(适度)、弹跳运动及日常的规律运动。需要注意的是,不推荐在孕期进行定期桑拿、咖啡灌肠疗法及蓖麻油包裹疗法。如果你想体验排毒过程,就在孕前进行。

有益生育的营养品

在孕前,你可以通过很多途径改善饮食,促进你的健康、增加受孕概率、获得孕期健康和宝宝健康。你可以和你的医生共同讨论在饮食方面要作何改变。你至少应该做到以下这些重要事情:

避免食用已知的过敏性食物和可能诱发过敏的食物

如果你有乳糖不耐症或对某种食物过敏,那么从孕前期直至哺乳期都应避免接触此类食物,这点非常重要。摄入过敏性物质可引起炎症反应,不利于受孕和孕期健康。

从饮食中剔除大豆

大多数全科医学专家都同意:饮食中应该剔除大豆。大豆中含植物雌激素,这种天然营养物具有雌激素的作用。可阻断身体对甲状腺素的吸收,而且市面上大多数大豆都是转基因大豆。理查德·谢姆斯医生认为:

> "在备孕时或孕期中,一些女性为了增加蛋白质的摄入,会在饮食中增加大豆。我不推荐这样做,有些人在孕前或孕中摄入过多大豆的话,他们的甲状腺功能会受到干扰。"

彩虹饮食

两个孩子的妈妈、综合营养学家劳里·波伦斯坦(Laurie Borenstein)提出一个绝妙的建议,可以帮助你吃得更健康:吃像彩虹一样多彩的食物,即每天都要吃进绿色、黄色、橙色、红色和紫色的蔬菜水果。如此就能保证摄入受孕并滋养胎儿生长的理想身体环境所必需的各种营养物质。

从食物中获取足够的铁

营养学家劳里·波伦斯坦建议你应确保饮食中含有大量富含铁质的食物,如菠菜、唐莴苣、羽衣甘蓝等其他深色绿叶蔬菜。但波伦斯坦也提醒:

很多此类绿色蔬菜是含致甲状腺肿素的,意味着如果你大量生食的话,会造成甲状腺功能的下降。所以,你应该煮熟或蒸熟后再食用,而且不要过量食用。在整个食物谱中,还有很多其他食物也是补充铁的良好来源。我最喜欢的包括扁豆、南瓜籽、芝麻、鹰嘴豆、鸡蛋和禽类。

无麸质饮食

对于计划怀孕的甲状腺疾病患者,一些专家推荐无麸质饮食。因为麸质是引起很多甲状腺疾病患者出现炎症过敏性反应的常见因素。功能医学专家艾米·迈尔斯医生说:"就算不吃麸质饮食,你也能获取全面营养。所以我明确地建议,甲状腺疾病患者如果计划怀孕或已经怀孕的话,饮食中应完全剔除麸质。"

自身免疫性疾病和肠道健康

如果你有自身免疫性疾病,例如桥本氏甲状腺炎或葛瑞夫兹氏病,备孕期间很重要的一部分就是调整好你的免疫系统,以消除炎症反应、降低抗体水平并从整体上降低你的自身免疫状态。以下事项特别有助于改善免疫系统功能、减轻炎症过敏反应、降低抗体水平。

低剂量纳曲酮(LDN)

在怀孕前的准备期,你可能会想和医生讨论服用低剂量纳曲酮的益处。大剂量纳曲酮用于戒毒治疗,而研究显示,许多自身免疫性疾病患者服用极低剂量纳曲酮(low-dose naltrexone)(通常小于 5mg/天)后,自身免疫性抗体减少。对于某些患者来说,纳曲酮可以平衡甲状腺功能,甚至使自身免疫性甲状腺疾病得到缓解。有趣的是,一些医生使用纳曲酮提高患者的受孕能力,还有许多生育专家把它用作不孕治疗的一部分。

根据主张纳曲酮治疗的慈善组织,纳曲酮研究信托基金会的研究,使用低剂量纳曲酮在孕期是安全的,不会影响胎儿发育。《诚实医学》(Honest Medicine)一书的作者,纳曲酮教育者茉莉娅·肖皮克(Julia Schopick)这样认为:

　　2003 年以来,爱尔兰生育专家菲尔·博伊尔(Phil Boyle)医生成功地给很多病人使用纳曲酮。在他接诊的患者中,有超过 1 000 名妇女使用纳曲酮治疗经前综合征、子宫内膜异位症和多囊卵巢综合征。其中有超过 400 人在孕期及哺乳期仍继续安全地使用纳曲酮,最后母婴的健康状况均良好。博伊尔医生估计他接诊的不孕患者中,至少有 7%~10% 的患者同时伴有甲状腺功能低下。在他的治疗下,孕前、怀孕中直至哺乳期,她们都在服用甲状腺药物的同时服用纳曲酮。

茉莉娅说,对于使用纳曲酮的孕妇,博伊尔医生有个重要的忠告:你需要在妊娠第38周时停用纳曲酮,因为分娩时及分娩后如果需要止痛的话,常常要用到阿片类药物。而且,如果你在使用纳曲酮的时候提前分娩,一定要让你的助产团队知道你正在服用纳曲酮,因为这会影响他们对止痛药的选择。

补硒

我们已经在前文讨论过硒对正计划怀孕的甲状腺疾病患者的重要性,但对桥本氏甲状腺炎患者来说,硒对于降低血液中的抗体水平尤其重要。自然疗法医生菲欧娜·麦卡洛克(Fiona McCulloch)推荐每天服用硒代蛋氨酸200μg(再次提醒,每天从食物、营养补充剂和孕妇维生素等所有来源中摄入的硒不应超过400μg)。

感染

确定并治疗感染是免疫系统支持治疗的重要组成部分。如果你有慢性自身免疫性疾病且抗体水平升高的话,医生可能会开具如下一些检查:

● 病毒滴度测定,确定是否有EB病毒或人疱疹病毒-6(human herpesvirus 6,HHV-6)感染

● 粪便分析,以确定是否有肠道细菌感染和酵母菌过度生长

● 血检,其他的一些慢性感染,如莱姆病

如果病毒滴度升高,可以确定有慢性感染,你的医生可能会建议应用抗病毒处方药物,例如阿昔洛韦,或者抗病毒自然疗法。如果你的肠道系统有不健康的菌群,你的医生可能会建议用一个疗程的抗生素,同时服用营养补充剂,来帮助解决感染。对于念珠菌病,医生会开具处方药物、建议服用营养补充剂及饮食调整,从而恢复菌群平衡、消除酵母菌的过度生长;而莱姆病通常需要抗生素治疗,同时给予营养支持。

肠道健康/肠漏症

关于肠道炎症、肠道健康在免疫功能中的作用以及肠道健康在自身免疫性疾病(有时被称作肠漏症)中的诱因作用,传统医学领域对这一问题仍有争论,虽然对该疾病有所认识,但没有特异性的诊断和治疗措施,也没有针对多种自身免疫性疾病的特异性诊断和治疗措施。也就是说,我们确实认识到肠道是免疫系统中最大的器官。从整体的角度来看,保证肠道健康是维持自身免疫健康和缓解自身免疫疾病的关键所在。功能医学专家艾米·迈尔斯博士表示,确保肠道健康对于良好的自身免疫状态必不可少,迈

尔斯医生认为：

> 80%的免疫系统位于我们的肠道内,所以无论你患什么类型的自身免疫性疾病,即使你没有任何消化方面的问题,可能都与肠道有关,这种情况被称为"肠漏症"。我喜欢把肠道比作可开合的吊桥,一些极其微小的小船不需要开启吊桥就可以通过。当我们的肠道消化食物时,我们可以吸收这些能自然通过具有半透膜性质的屏障的细小颗粒。当某些大分子颗粒,例如麸质、感染原、毒素、应激原及药物侵扰我们的肠道时,正常情况下开放度非常小的肠道会大幅打开,如果开放度大增,就类似于吊桥大开可让大船通过,一些大分子物质如麸质、酪蛋白甚至感染原也得以透过肠道,溜入它们本不该进入的血液系统。面对这些本不该出现的分子及感染原,我们的免疫系统保持着高度戒备,并对其展开攻击。

迈尔斯医生让她的患者剔除食物中的麸质、所有谷物及豆类,来帮助解决肠漏症问题：

> 我让患者把多种此类食物从食谱中去除,30天或更长时间后再观察他们的反应,然后再逐渐将这些食物重新加入食谱中。当然,麸质是绝对禁止的,不管他们对麸质耐受与否,我都不想让病人再把它放回食谱。根据对自身免疫性甲状腺疾病与麸质关系的研究,我建议所有诊断有自身免疫性甲状腺疾病的患者在任何时候都应该避免麸质的摄入。

《血糖解决方案:10天排毒饮食》(*Blood Sugar Solution 10-Day Detox Diet*)一书的作者,全科医生马克·海曼(Mark Hyman)认为,患者可以在使用饮食排除法后,对其饮食进行微调,就是把可能导致炎症反应的食物,通常是麸质、乳制品、大豆、坚果等,从食谱中剔除,然后再逐步逐样加回到食谱中,从而找出让不同个体出现炎症反应的不同食物：

> 我们的炎性反应大多数源自食物,主要是糖类和精制的碳水化合物;还来源于精炼食用油如ω-6鱼油和所有的植物种子油,包括菜籽油、葵花籽油、红花籽油、玉米油及大豆油;也可以是因为我们所吃的蔬菜水果中缺少含抗炎作用的植物营养素以及缺乏ω-3脂肪;对某些人,可能是某些因素诱发了他们的炎性过敏反应。最常见的是麸质和乳制品。肠漏症是炎性过敏反应的最主要原因,而导致肠漏症的原因包括肠道菌群和食物过敏原,如麸质。

海曼医生这样解释肠漏症：

> 如果将肠道内壁(或衬里)完全摊平,其面积真的就跟一个网

球场一般大小。其厚度只有一个细胞厚,就像皮肤。当压力、环境毒素、过度使用抗生素导致的肠道菌群改变、抑酸药使用增加等等这些因素对这层皮肤或内壁造成损坏时,将最终导致我们所称之的肠道屏障损坏或肠漏症。然后肠壁细胞分离,食物、蛋白质以及细菌毒素等则得以渗入血液,并与免疫系统发生反应。由于触发了炎性反应,最终导致全身免疫系统出现问题。

自然疗法医生菲欧娜·麦卡洛克(Fiona McCulloch)也推荐饮食排除法:

> 典型的过敏食物包括麸质/谷类、乳制品、大豆、蛋、糖、茄科植物和坚果。将这些致敏食物从食谱中剔除一段时间后,再逐步逐样将他们加回食谱中,然后评价身体的反应。任何可引起炎症反应的食物都必须从食谱中剔除一定时段,使免疫系统有足够的时间恢复。很多饮食方案都对自身免疫性疾病患者有帮助,包括 AIP 古法饮食(autoimmune paleo,这是一种专门为自身免疫疾病设计的古法饮食食谱,提倡无糖、无谷物、无豆类、无工业种子/植物油、无乳制品、无过度加工食物的饮食方法)、肠道和心理综合征饮食(gut and psychology syndrome,GAPS)和特殊碳水化合物饮食(specific carbohydrate diet,SCD)等。更多相关饮食方案,详见附录 A。

一旦明确了诱发免疫反应的食物,就将其从食谱中剔除,这将有助于降低抗体水平,并舒缓自身免疫反应。

生 活 方 式

一旦决定怀孕,你的很多生活方式都要随之改变。

最显著的改变当属戒烟。如果需要,医生可以通过药物或其他治疗方法帮助你戒烟。如果你有吸毒史,并且滥用处方药及酗酒,在考虑怀孕之前,你需要和医生讨论此事并制定计划帮助你戒除。

你还必须保证睡眠充足。睡眠不足(每晚睡眠时间少于 7 小时)与生育能力降低、流产及早产风险相关。如果有难以入睡、睡不安稳或早醒等问题,应告诉医生,某些营养补充剂可能有帮助,必要时可在孕前使用处方药。

小剂量缓释褪黑素可能有助于睡眠,而且有研究显示该营养补充剂对受孕也有一定裨益。每晚 11 点或睡前一小时服用 3mg 或以下剂量的褪黑素,有助于睡眠,促进 T4 转化成 T3。我们都知道,褪黑素还有助于刺激卵巢产生卵泡。

你还必须保证有足够的日晒。研究显示,在阳光明媚的天气外出可增加你的怀孕概率。一项研究发现,那些正在接受生育治疗的妇女,每天进行日光浴可使其受孕成功率提高 1/3。阳光似乎对卵泡期,即卵子发育阶段,起到一定作用,怀孕前数月内,天空越是阳光充足,女性接受阳光照射越多,其怀孕的机会就越大。据信,小剂量阳光照射还可增强机体褪黑素的分泌。阳光也有助于机体分泌和代谢维生素 D,而后者有利于促进卵子的质量。某些生育专家甚至建议,如果你想改善自己的受孕能力,那么在准备怀孕之前应当先找个阳光明媚的地方去度一个月的假!

在孕前期进行积极的压力管理必不可少,具体采用什么样的减压活动并不重要,你只需每天安排 15～30 分钟的生理性减压活动即可。慢性压力得不到缓解的话,容易导致生殖功能障碍、肾上腺失衡、不孕和孕期健康问题。可以考虑的减压活动包括:

- 冥想
- 意象导引、放松音频 CD
- 呼吸法——有节奏的呼吸或调息呼吸
- 祷告
- 太极拳
- 气功
- 沉思状态的慢走
- 温和的瑜伽
- 针线活
- 女红涂色

制定仔细的孕前计划、完善保健方案以及增强受孕能力、加强怀孕准备工作,做到了这些你的受孕概率将达到最大。接下来,祝你好运!

现在,我们来谈论怀孕后你该如何继续照顾好自己,尽最大可能让你和你的宝宝都茁壮成长。所患的甲状腺疾病不同,由此产生的问题也各不相同。因此,在随后的章节里,我们将集中讨论不同疾病的最佳处理方法。

（邓莅霏　译）

第五章

孕期甲状腺功能减退/桥本氏甲状腺炎

甲状腺功能减退是指人体甲状腺激素分泌不足或不能分泌的状况。导致甲状腺功能减退的原因包括碘缺乏、先天性甲状腺缺陷(先天性甲状腺功能减退)、甲状腺萎缩、自身免疫性桥本氏甲状腺炎、放射性碘治疗(RAI)、手术切除、服用某些药物或其他原因。因此,甲状腺功能减退的共同特征是患者需要补充外源性甲状腺激素。

如果不存在碘缺乏,引起女性甲状腺功能减退最常见原因是自身免疫性桥本氏甲状腺炎。根据2011年《美国甲状腺协会孕期和产后甲状腺疾病诊疗指南》(简称《怀孕指南》),出现亚临床甲减的孕妇中,约一半检测出桥本氏甲状腺炎特有的甲状腺过氧化物酶抗体(TPOAb)为阳性,亚临床甲状腺功能减退的诊断指标为促甲状腺激素(TSH)水平介于2.5mIU/L与参考值上限之间(通常为5.0mIU/L左右)。同时,患有临床甲状腺功能减退的女性中,有超过80%的人检测到TPOAb为阳性,临床甲减的诊断指标为TSH水平高于10mIU/L。怀孕期间出现甲状腺功能减退会导致你和宝宝出现各种并发症,因此,甲减的快速诊断和合理治疗对于妊娠过程至关重要。例如:

● 首先,患有甲减的妊娠女性,特别是在怀孕的头三个月,如果不控制或治疗甲减,会增加早期流产、末期流产(妊娠中期或末期)、妊娠高血压症、产后出血、胎盘早剥、死胎、早产以及臀先露的风险。

● 其次,妊娠女性患上甲状腺功能减退可导致孩子出现明显的神经和认知问题,包括智力低下、学习障碍、注意缺陷障碍或多动症(attention-deficit/hyperactivity disorder,ADHD)、先天性畸形和出生体重过低。妊娠女性如患有重度甲减和碘缺乏症,可导致孩子出现严重的精神和身体发育障碍,精神发育迟缓在儿童中又被称为克汀病、矮呆病或呆小病(先天性碘缺乏综合征)。同时,碘缺乏和甲状腺功能减退也与患自闭症的风险或严重程度相关。

即使患有轻度或亚临床甲状腺功能减退也会增加妊娠并发症。根据《怀孕指南》,患有桥本氏甲状腺炎及亚临床甲减且TSH水平在2.5mIU/L

至5.0mIU/L之间的妊娠女性与患有桥本氏甲状腺炎但TSH水平低于2.5mIU/L的妊娠女性相比,流产率几乎是后者的两倍。

甲状腺功能减退与子代自闭症之间也有关系。被诊断患有自闭症或自闭症相关疾病的美国儿童人数正在不断攀升,达到令人担忧的水平。早在20世纪70年代和80年代,估计每2 000名儿童中,就有1名儿童患有自闭症。现在,根据美国疾病控制中心估计,在美国,八岁以下儿童中,每150人中就有1人患有自闭症或自闭症谱系障碍。虽然一些专家认为,更加先进的筛查手段提高了诊断水平,但最近在《神经病学年鉴》(*Annals of Neurology*)上发表的一项研究的作者认为,儿童自闭症患者人数的上升,至少有一部分原因是碘缺乏导致的妊娠期甲减以及由自身免疫性甲状腺疾病诱发的妊娠期甲减而造成的。研究人员表示,患有甲减的孕妇产下的孩子患自闭症的概率要比没有甲状腺问题的女性高出近四倍。

虽然妊娠期甲减和孩子患自闭症之间的直接因果关系尚未得到证实,但研究人员坚持认为妊娠女性甲状腺功能减退必须得到治疗,最为理想的是在怀孕前或怀孕早期得到诊治。该研究的作者得出结论:"未来的研究可证实,本研究提供了有利的论据证明,妊娠头三个月对孕妇进行甲状腺功能普查,可能是对自闭症进行预防性干预的措施之一。"

征象和症状

妊娠女性怀孕期间甲状腺功能减退的症状和体征与非妊娠女性相同。疲劳、情绪变化、大脑反应迟钝(脑雾)、畏寒、皮肤干燥、脆发、脱发,脸部和眼睛周围浮肿、记忆障碍、甲状腺肿或颈部肿大、颈部敏感、抑郁、便秘、手脚肿胀和体重增加都是常见的症状。

问题是,这些甲状腺功能减退的常见症状与正常妊娠妇女怀孕期间的反应很相似,因此,这对医生提出了挑战,看其是否能分辨出症状可能是尚未确诊的甲状腺疾病的征象,而不仅仅只是怀孕的正常反应。

最终,对于妊娠女性和胎儿来说,最好的办法是在怀孕早期进行普遍的甲状腺筛查。这将有助于对那些尚未诊断是否有甲状腺功能减退的女性进行确诊,并能有效预防流产、死胎、早产以及儿童认知问题,甚至包括儿童多动症(ADHD)和自闭症。在尚未开展普遍筛查之前,我们认为宁可过于谨慎,也不可掉以轻心。如果你有任何甲状腺疾病的症状,请务必咨询医生,要求对甲状腺功能做全面检查和评估。

妊娠期甲减的诊断

妊娠女性的促甲状腺激素(TSH)检测的参考范围,也称为"正常"范围,与非妊娠女性的不同。根据《怀孕指南》,非妊娠女性的 TSH 参考值上限通常在 4.0mIU/L 左右。然而,指南建议,妊娠女性的 TSH 参考范围上限应为 (2.5~3.0)mIU/L。

具体来说,指南建议,如果实验室没有规定妊娠头三个月内的 TSH 参考范围,则应采用以下参考范围:
- 妊娠早期:(0.1~2.5)mIU/L
- 妊娠中期:(0.2~3.0)mIU/L
- 妊娠末期:(0.3~3.0)mIU/L

在怀孕期间,临床甲状腺功能减退是指 TSH 水平高于 2.5mIU/L,同时伴有游离甲状腺素(游离 T4)水平降低。即使游离 T4 处于正常水平,但如果孕期 TSH 高于 10.0mIU/L,也被认为属于临床甲状腺功能减退。亚临床甲状腺功能减退是指 TSH 介于 2.5mIU/L 和 10.0mIU/L 之间,游离 T4 水平正常。

指南指出,患有临床甲状腺功能减退和亚临床甲状腺功能减退的妊娠女性,在怀孕期间都应接受甲状腺激素替代药物治疗。

虽然常规的甲状腺功能减退诊断依赖于 TSH 检查,但全科医师认为,要准确诊断怀孕期间是否有甲状腺功能减退,需要检测游离 T4、游离 T3、反 T3 和甲状腺过氧化物酶抗体(TPOAb),我们已在第二章中详细介绍了这些指标。

在怀孕期间,全科医生希望 TSH 维持在 1.0mIU/L 左右,游离 T4 和游离 T3 高于参考范围的中间值,某些情况下,甚至要在参考范围的前 25% 以内。反 T3 不应明显升高。怀孕期间需要定期监测 TPOAb 抗体的水平,因为 TPOAb 水平变化能够反映自身免疫增强或减弱的情况。

对于已经在怀孕前进行治疗并且甲状腺功能达到最佳状态的女性,治疗目标是继续维持甲状腺激素的最佳水平,确保 TSH 水平不超过《怀孕指南》中建议的不同妊娠期的参考水平。

诊断面临的挑战

许多医生谈到甲减时最常说的一句话是:"甲减易于诊断,也易于治疗"。事实上,甲减的诊断和治疗都很复杂,特别是怀孕时,因为甲减的症状与妊娠反应很相似。

克里斯蒂刚三十岁出头,在她的妊娠早期,她感觉到怀孕比她预想的要累得多的时候,她是这么说的:

　　我太疲倦了,远比我那些怀孕的朋友要感觉疲倦得多。而且我的体重增加得也很快,这在妊娠头三个月是不正常的。同时,就算我吃得很健康,我的妇产科医生也告诉要为宝宝多吃点、多休息,但是我仍然感到事情并非这么简单。我去看了一位全科医生,经过了一系列测试之后,医生告知我的桥本氏甲状腺炎的特征抗体水平很高,处于甲状腺功能减退边缘。医生让我服用了低剂量甲状腺药物,一周之后,我感觉自己像重生了一样。我余下的孕期都很正常,但我还是复查了几次甲状腺功能,调整药物剂量,将甲状腺激素维持在正常范围。我非常高兴地告诉大家,我生下了一个健康的足月女婴。

如果你向医生主诉在怀孕期间感到疲劳或体重增加,要求检查甲状腺功能,医生可能会告诉你,这些症状是孕期反应,不需要进行甲状腺功能检查。无论医生拒绝给你检查甲状腺功能是出于自负,还是因为费用原因让你觉得这项是额外花费,这都是不可接受的。当你遇到一个排斥做检测的医生时,特别是不愿为你做 TSH 以外检测的时候,你最好的选择就是尽快换另外一位医生,虽然这可能会产生额外的开支。如果你不能换医生,这里有几条小建议:

以非情绪性的方式量化你的症状。不要只单纯诉说你感到疲倦或体重增加,具体说明你需要的睡眠时间增加了多少,每周体重增加了多少,以及每天摄入多少热量。医生倾向于根据数据而不是病人的主诉做出决定,同时带上甲状腺功能减退的风险和症状清单来证明你所提的要求。

如果你的医生看了你的清单后仍拒绝为你做甲状腺检查,要求你的医生在清单上签名并注明日期,说明他或她拒绝为你检测甲状腺功能,将这份材料放在你的病历中。自己保留一份签名副本。将带有医生签名的副本寄给健康维护组织(Health Maintenance Organization,HMO)或保险公司的消费者联络人,并附上甲状腺功能检测批准申请。

如果你没能让医生为你开具适当检查,那么,可以考虑通过患者定向的、直接面对消费者的实验室检测服务进行测试。在美国大多数州,这种实验室检测服务允许你选择想要做的血液检查,费用自付,有的甚至可由保险支付。检测费用通常接近于批发价,而不是高额的零售价。抽血在经国家认证的实验室进行,检测结果会直接发送给你。相关服务的介绍见附录 A。

如果你的医生认为即使在怀孕期间,TSH 达到 4mIU/L 也很正常,或者拒绝为你检测甲状腺抗体,那他或她显然没有看过《怀孕指南》。你可以把《怀孕指南》带给他,请他看看书中规定的孕期 TSH 的参考范围(指南全文链接见附录 A)。

妊娠期间的治疗

当你怀孕时,你的总 T4 浓度需要增加 20% 到 50%,以满足怀孕期间的需求。如果是甲状腺功能良好的妊娠女性,甲状腺自然就能产生身体所需的额外激素。然而,如果你被诊断患有甲状腺功能减退,或者怀孕后已经开始治疗,你的甲状腺可能无法像正常人一样分泌足够的激素来增加总 T4 的水平。这意味着你需要尽快确认是否怀孕,并立即增加甲状腺激素替代药物的剂量,否则,你将面临甲减加重的风险,给妊娠带来危险,你的宝宝也将处于危险之中。有 50% 至 80% 的甲状腺功能减退患者需要在怀孕期间增加甲状腺药物剂量。

根据《怀孕指南》,早在怀孕的第 4 至第 6 周时,你就需要开始增加甲状腺药物的剂量,通常到第 16 至 20 周后剂量达到稳定,直到分娩。然而,全科医师和甲状腺患者发现,TSH 水平早在受孕后的 2 至 3 周就明显升高,因此越早开始加大甲状腺药物的剂量越好。

我们建议:

● 如果你已怀孕并刚诊断出甲状腺功能减退症,你需要立即开始治疗。

● 如果你已经开始治疗甲状腺功能减退,并正计划怀孕,请尽早在受孕后 7 天就进行孕检。

● 如果你已经接受甲状腺功能减退治疗,并计划怀孕,请与你的医生确定怀孕后应该增加多少剂量[注意:如果你只服用左甲状腺素(与服用左甲状腺素加 T3 或甲状腺片的情况相比),指南中有一条具体建议适合你:当你确认怀孕后,每周可加两片,相当于增加 29% 的剂量]。请提前与医生讨论这个治疗方案,如果你的医生同意,一旦你确认怀孕,每周开始多服用两片药片,并立即联系你的医生进行后续检测。

● 确诊怀孕后,需相应地增加剂量,并告知你的医生怀孕的消息,然后开始增加剂量。你的医生会建议你在随后的几周内进行下一次检测。

甲状腺激素替代药物

有多种甲状腺激素替代药物可用于治疗甲状腺功能减退。

左甲状腺素(合成甲状腺素/T4)

左甲状腺素是传统医生和内分泌学专家最常用于治疗甲状腺功能减退症的药物。它是甲状腺素激素(T4)的合成形式。据 2015 年的《今日美国》(*USA Today*)报道,左甲状腺素是美国人最常使用的处方药,医生在上一年开具了近 1.2 亿份左甲状腺素处方,占美国处方药市场的 3%!

左甲状腺素的治疗原理是通过提供与 T4 基本相同的合成甲状腺素,身体可将 T4 转化为活性三碘甲状腺原氨酸激素(T3),以供细胞使用。

在美国,知名左甲状腺素片品牌包括 Synthroid、Levoxyl 和 Levothroid。在加拿大,Synthroid、Eltroxin 和 PMS-左甲状腺素都是比较受欢迎的品牌。服用 Synthroid 牌左甲状腺素要特别注意:Synthroid 包含两种额外成分,分别是刺槐(来源于树皮)和乳糖,一部分病人会对乳糖过敏。有肠道问题、吸收问题的人或者过敏人士可服用专为其设计的 Trisosint 牌低敏液体胶囊。

传统医学界以及健康维护组织(HMO)、医疗协会和保险公司通常遵循内分泌和甲状腺专业团体发布的官方诊疗指南。2012 年,美国临床内分泌学家协会(AACE)和美国甲状腺协会(ATA)发布了《成人甲状腺功能减退症临床诊疗指南》(*Clinical Practice Guidelines for Hypothyroidism in Adults*)。这些指南唯一推荐服用左甲状腺素治疗甲状腺功能减退。

一些医生不建议使用普通左甲状腺素,这些药物的价格远低于品牌药物的价格。基于成本考虑,一些保险公司也仅报销普通左甲状腺素,而不能报销品牌左甲状腺素。

服用左甲状腺素的关键问题是,虽然左甲状腺素都得到了 FDA 批准,安全且有效,但是,每次药房按处方配药的时候,左甲状腺素可能是由不同制药公司制造的。FDA 要求药企生产的左甲状腺素的药效可有±5%的波动幅度。同一个公司的配方往往是一致的,所以,如果一家药企生产的左甲状腺素的药效通常为96%,那么每次所配药物的药效都是一致的。但是,另一家药企所生产左甲状腺素的药效通常为105%的话,以每日服用100μg 左甲状腺素片为例,你在不知情的情况下从一家药企生产的左甲状腺素换到另一家药企生产的左甲状腺素时,每周将产生约65μg 的药量差异,几乎类似于每周增加或减少一片左甲状腺素。这会影响甲状腺替代疗法的稳定性和有效性,从而影响测试结果、症状和 TSH 水平。

甲状腺癌幸存者需要特别注意这一点,因为许多患者需要稳定地给药,以抑制 TSH,防止肿瘤复发。在怀孕之前或怀孕期间服用甲状腺药物并需要保持甲状腺激素水平稳定的女性也要注意这个问题。

如果因为费用或保险的问题,你必须使用普通左甲状腺素,请注意以下几点。

● 如果你服用某种普通左甲状腺素已经剂量稳定,看清该药的制造企业。虽然你的医生不能开具特定药企生产的左甲状腺素,但如果你与你的药剂师有联系的话,他/她可以为你配同一药企生产的左甲状腺素。但是,这对于大型连锁药店和邮购药店来说难以实现或说是不可能。

● 一次性配得大量药物,比如六个月的药量(但要确保药物在使用期间不会过期)。

● 如果你不能确保每次配药的左甲状腺素是同一药企生产的,你需要密切注意你的症状,如果你发现服用新配药物后病情加重,请咨询医生并检查激素水平。

如果你患有甲状腺癌,普通药物不起效,不能控制你的甲状腺功能减退,或者你怀孕了,你的医生可能会联系你的保险公司,就开处品牌左甲状腺素获得预先批准。这种预先批准会标明处方药的品牌名称,并注明"按医嘱配药(dispense as written,DAW)"或"通用药物不可替代"。如果保险公司不予批准,你也可以选择付高额费用来获得品牌药物,而不是通用药品。

碘塞罗宁(甲碘安)(合成三碘甲状腺原氨酸/T3)

如第一章所述,甲状腺能产生甲状腺素(T4)和三碘甲状腺原氨酸(T3)。

三碘甲状腺素原氨酸钠是T3的人工合成形式,三碘甲状腺原氨酸钠药物包括 Cytomel 牌和通用药品。药企也可以将 T3 处方药制成复合缓释药剂。ThyroMax 就是一种新品牌的缓释合成 T3 药,目前该药物已经通过临床试验,预计将在短期内获得 FDA 批准并投放市场。

使用 T3 治疗,无论是作为左甲状腺素的补充还是 T3 单独疗法,都存有争议。然而,如果 T4/T3 或天然甲状腺药物对有些患者都不起效,有一些全科医生会采用 T3 疗法进行治疗。

AACE 和 ATA 的 2012 版《成人甲状腺功能减退症临床诊疗指南》指出:"甲减患者应仅用左甲状腺素治疗。"本指南后文也提出:"现有证据不支持使用左甲状腺素+T3 联合疗法治疗甲状腺功能减退症。"

然而该指南编写组提出这一建议时,选择性地忽视了其他一些研究,包括 2009 年丹麦研究者在著名的《欧洲内分泌学杂志》(*European Journal of Endocrinology*)上发表的研究报告,研究者发现当 TSH 水平保持稳定时,T4/T3 联合治疗在生活质量、抑郁和焦虑以及患者偏好等多项评估中都优于左甲状腺素单独治疗。1999 年在《新英格兰医学杂志》(*New England Journal of Medicine*)上发表的一项著名研究发现,T4/T3 联合治疗对患者有益,且患者更愿意选择这种治疗方法。

其他一些研究未能证明 T3 治疗有好处,但有专家指出,因为这些研究中使用低剂量和无效剂量的 T3,致使其结果不太可信。同时,传统内分泌学方面,因为参考官方指南,即使患者的游离 T3 水平低于参考范围,或反 T3 升高,大多数医师不会为甲状腺功能减退症患者开具 T3 处方作为补充,健康维护组织(HMO)和保险公司也不会报销该笔医药费用。

合成 T4/T3 复方甲状腺素

以前曾有一种合成 T4/T3 复方甲状腺素,称为利多洛酮(Liotrix),品牌名称为 Thyrolar。这种药物已经退出市场很多年,现在基本买不到。

甲状腺片

甲状腺片(natural desiccated thyroid,NDT),又称"干甲状腺","天然甲状腺素","甲状腺提取物"或"猪甲状腺"(贬称),是一种用猪的甲状腺经干燥制备的处方药。就像有些人把纸巾称为"舒洁(Kleenex)"(一种纸巾的品牌名称)一样,有时也会用甲状腺素药物的特定品牌名称"Armour Thyroid"来指代甲状腺片药物。该药物已上市 100 多年(请注意,由猪、羊或牛甲状腺制成的非处方甲状腺营养补充剂不是处方甲状腺药物)。

甲状腺片是治疗甲状腺功能减退症的第一种药物,也是在 20 世纪 50 年代合成左甲状腺素之前,可供使用的唯一药物。合成左甲状腺素出现之后,甲状腺片不再受青睐。合成左甲状腺素被吹捧为更现代、更稳定的药物,身体能将 T4 转化为所需要的 T3 的理念也被广泛接受。从那时起,一代代医生通过医学院、研讨会和药物公司代表学到了左甲状腺素是治疗甲状腺功能减退的唯一选择。有些医生甚至错误地认为甲状腺片已经退出市场,或者只是一种非处方补充剂。

生产甲状腺片需要将整个腺体干燥、加工,然后检查批次,以确保它们能够提供一致水平的两种天然关键激素,T4 和 T3,同时还能提供在甲状腺中发现的其他成分,包括降钙素、T1 和 T2。目前,可以通过处方得到的甲状腺片品牌包括 Nature-Throid 和 WP Thyroid(来自 RLC 实验室),Armour Thyroid 甲状腺素片和由加拿大药企 Erfa 生产的甲状腺片。通用甲状腺片在市场上也有售。

由于甲状腺片在食品和药物管理局(FDA)成立之前就在市场上销售,所以该药无需办理昂贵且耗时的新药申请(new drug application,NDA)手续(虽然左甲状腺素与甲状腺片都属于"老药",但它最终在十年前办理了必要的新药申请手续)。鉴于甲状腺片在 FDA 的登记状态,它被认为是受 FDA 监管,但未经 FDA 批准。这也是为什么一些保险公司、医疗补助和健康维护组织(HMO)拒绝报销甲状腺片药费的原因。医药界关于使用甲状腺片仍然存在很多争议,他们声称这些药物已经过时了,而且药性不一致。

AACE/ATA 的 2012 版《成人甲状腺功能减退症临床诊疗指南》使这种情况更加激化。指南中指出:"没有证据支持甲状腺片,比如 Armour 或 Nature-Throid,治疗甲状腺功能减退的功效优于左甲状腺素。"指南因此得出结论:"甲状腺片不应用于治疗甲状腺功能减退。"

最近在 Walter Reed 医疗中心进行的由联邦资助的一项研究发现,天然甲状腺药物是左甲状腺素的安全有效替代品,与左甲状腺素相比,它可使体重减轻更多,并且受到大多数患者的青睐。当然,目前尚没有经过同行评议并在期刊上发表的大型双盲研究将左甲状腺素疗法与甲状腺片疗法进行对比,证明一者在临床上优于另一者。

同时,有一些基于患者的重要证据表明,与单独服用左甲状腺素的患者相比,服用甲状腺片或者在左甲状腺素中添加一些天然甲状腺药物的患者可以更好地控制其甲状腺激素水平和症状。越来越多的全科医师已经发现,甲状腺片对一小部分患者很有效。因此,自 20 世纪 90 年代以来,甲状腺片再次大量使用,每年开具的甲状腺片处方达到数百万份。服用这些药物的患者人数和开具处方的医生人数正在上升。

虽然有一些主流医生会开出甲状腺片处方,但绝大多数医生还是不会开。如果你想要服用甲状腺片药物,你可能需要请全科医师、整体医师或者非传统医师为你开具处方。

如果你已经服用甲状腺片药物,请做好准备,你的妇产科医生可能会要求你改为服用左甲状腺素。杰西卡就遭遇了这种情况,当她服用 Synthroid(合成左甲状腺素)四年仍未取得满意的疗效后,她将药换成了 Armour Thyroid(甲状腺片):

> 它让我的生活变得更好。我感觉又变回到原来的我。几年之后,我结婚了,过得很幸福,并怀上了宝宝。当我第一次去看我的妇产科医生时,她浏览了我的病例,看到我患有甲状腺功能减退症时,她说:"我看到你在服用 Armour(甲状腺片),我们必须改成服用左甲状腺素。"听到这话,我的眼泪马上就出来了,我向她解释了过去服用 Synthroid 的经历,但她还是坚持。在未做任何血液检查的情况下,她立刻打电话给药房,替我改了处方。我心情乱糟糟地离开了医生办公室,然后给每个我认识的医生打电话。我每天晚上都在研究 Armour(甲状腺片)和这种药物对怀孕的影响。我第二次看医生时,她问我是否已经换了药物,因为我非常惧怕这位医生,所以我的丈夫替我回答说,经过大量的研究,我们决定还是继续服用 Armour(甲状腺片),对宝宝来说,这比从 Armour 换为 Synthroid 后让我的身体重新适应新药要好得多。她直视我的眼睛,并说:"如果这是一个死胎,你别惊讶。"听了她的话,我完全震惊了。我第二天立即预约了另一位妇产科医生,这个医生转介我去看了一位内分泌专家。这两位医生都觉得我可以继续服用 Armour(甲状

腺片)。我每 3 周做一次血液检查,根据需要增加剂量。妈妈和宝贝(女孩!)都平安健康。当我进产房时,猜猜看是谁在值班? 就是那个告诉我会是死胎的医生。现在,我的宝贝女儿已经 7 个月了,而且我一直都在服用 Armour(甲状腺片)。我做过的最正确的事情就是为了自己和孩子的健康,坚持了自己的主张。我做过的最正确的事情就是听从直觉,没有相信这位医生。

T3 治疗的争议

各种传统医学指南都推荐使用左甲状腺素治疗所有甲状腺功能减退症,包括患甲减的妊娠妇女,无论是亚临床还是临床甲减。AACE/ATA 的《成人甲状腺功能减退症临床诊疗指南》和 ATA 的《怀孕指南》都"强烈建议不要使用其他甲状腺制剂,如 T3 或甲状腺片。"

十多年来,关于使用 T3 在治疗甲状腺功能减退症方面的价值,研究人员和内分泌学家一直徘徊不前。根据自身对患者的实际诊疗经验和越来越多的研究证据,全科医生和综合激素专家越来越多地开具 T3 处方,来优化部分患者的甲状腺治疗方案。他们添加 T3 的方式包括:

● 通过加入合成 T3 处方药物,比如碘酸钠片(Cytomel),或通用三碘甲状腺素原氨酸(Liothyronine,碘塞罗宁),将 T3 添加到左甲状腺素治疗中。

● 在左甲状腺素治疗中,添加缓释复方合成 T3 处方药。

● 在左甲状腺素治疗中添加甲状腺片处方药,比如:Nature-Throid、Armour Thyroid 或通用甲状腺片。

● 让患者改为单独服用甲状腺片治疗。

● 单独使用 T3 药物治疗(这种情况较少见)。

请记住,许多内分泌科医生排斥使用 T3 治疗。他们担心,过量 T3 可引起心悸或其他副作用。

同时更需注意的是,因为 T3 是活性激素,对某些人来说,它可能对心率和脉搏具有过度刺激作用,特别是对有心脏病史、老年人和心脏异常的患者,如二尖瓣脱垂患者。了解 T3 功效的医生会逐个病例比较 T3 的安全性和潜在益处。

即使在不会因为 T3 而导致心脏或年龄相关问题的患者中,一些患者对 T3 更敏感。普遍来说,心脏对甲状腺激素非常敏感,对一些人来说,即使是低剂量的 T3 也可引起脉搏升高或心悸。对于那些患者,医生通常推荐长效释放、持续释放或缓释形式的 T3,这种药物可凭处方在调配药房购买。

事实上,一些全科医师认为,缓释 T3 实际上是补充 T3 的最佳形式,因为它更类似于身体自身对 T3 的转换和释放，并且缓释形式的 T3 较少引起副作用。

妊娠期间中使用 T3 治疗

FDA 将左甲状腺素和碘塞罗宁都归为妊娠 A 类药物，这意味着"充分对照研究未能证明该药物在妊娠早期对胎儿有风险（而且也没有证据证明在妊娠中期和妊娠末期对胎儿有风险）。"

尽管如此，《怀孕指南》表明，不应在怀孕期间使用碘塞罗宁和甲状腺片（T4/T3 激素的天然复方药物）。该指南没有给出这项建议的相关参考文献或解释，但二十多年前的多项研究表明，T4 可以穿过胎盘，但只有较低水平的 T3 能穿过胎盘并进入发育中的婴儿体内。因此，专家认为，单独 T3 疗法、合成 T4/T3 组合药物或甲状腺片可能不能为胎儿提供足够的甲状腺激素，因此不建议准备怀孕或已怀孕的妇女服用。

哈佛毕业的全科医师理查德·谢姆斯（Richard Shames）著有多部关于甲状腺疾病的书，执业数十年来，在他的帮助下，许多甲状腺疾病患者通过治疗优化了甲状腺功能，并成功怀上了宝宝。谢姆斯博士认为女性在怀孕期间不用担心是否服用甲状腺片或 T3 治疗。他说：

> 我认为，那些目前接受甲状腺片或 T4/T3 治疗并稳定控制甲状腺功能的妊娠女性，不用过分担忧这个关于使用 T3 治疗的提醒。在左甲状腺素上市之前，几代妇女服用甲状腺片后都成功怀孕并产下健康的婴儿。

> 我比较担心有一些医生会提出让患者在妊娠早期停止服用 T3 药物，改为服用左甲状腺素。在怀孕早期维持甲状腺功能正常对于怀孕和胎儿健康发育至关重要。对于那些服用 T3 疗法实现甲状腺功能优化的女性来说，关于 T3 不能穿过胎盘的担忧似乎比在这个特殊时期更换药物所带来的风险要小得多。此时更换药物会给母亲造成真正的甲状腺功能减退风险。甲状腺功能不稳定可能危及妊娠以及胎儿的认知发育。

曼哈顿的全科医生大卫·波伦斯坦（David Borenstein）也认为，孕期服用 T4/T3 联合治疗以及甲状腺片是安全的。波伦斯坦博士说：

> 治疗甲状腺患者的最好方法就是，在怀孕前、怀孕期间和产后都确保她们的甲状腺激素维持在最佳水平。任何患甲状腺功能减退症、并发现自己怀孕的患者都应立即做甲状腺激素检查。如果患者的甲状腺激素水平未达到孕期最佳水平范围，那么应该适当调整剂量。而且关键的是她应该在妊娠初期进行多次检测，并在

整个怀孕期间定期检测。只要血液检查结果符合《怀孕指南》规定的标准,我认为妊娠女性可以继续采用现有甲状腺治疗方法。但是,我不会建议在怀孕期间使用 T3 疗法,因为我们还需要更多地了解 T3 在孕妇中的代谢问题。

自然疗法医师凯文·帕塞洛(Kevin Passero)针对妊娠期间服用 T3 治疗这一问题提出了一些很好的见解:

> 我同意我的甲减患者在怀孕期间继续使用 T4/T3 或使用甲状腺片进行治疗。左甲状腺素(合成 T4)和碘塞罗宁(合成 T3)都是经 FDA 批准的妊娠 A 类药物,意思是这两种药在孕期可以服用。从科学的角度来看,目前没有明确的研究证据表明,怀孕期间服用 T4/T3 联合配伍用药或甲状腺片是有害的,也没有人体临床研究资料显示,左甲状腺素治疗比 T4/T3 联合用药或甲状腺片治疗更好。人们就根本没有在孕妇身上做过此类研究。

> 根据我的经验,许多患者在服用左甲状腺素治疗后仍然出现习惯性流产。我给她们使用 T4/T3 或甲状腺片优化治疗后,她们很容易就怀上了宝宝,并足月产下健康的宝宝。从临床角度来看,如果症状得到控制、激素水平平衡,就不用改为单服左甲状腺素治疗。

> 在孕早期的这个关键时刻,为什么非要让患者改回服用在怀孕前就不起效的药物? 这可能会带来问题,由于遗传变异或转化的问题,有些患者必须依靠 T3 进行治疗,保证其妊娠健康。

> 我的建议是,如果你感觉良好,身体一切正常,对你的医生有信心,那么,没有证据表明在怀孕期间使用 T4/T3 或甲状腺片进行治疗不安全。

生殖内分泌专家和生育专家休·梅尼克(Hugh Melnick)博士认为,对某些患者来说,单服左甲状腺素进行治疗可能会有问题,对于这类患者,他更倾向在孕期服用甲状腺片进行治疗。

> 让我比较担心的是,在服用 Synthroid 等合成 T4 的患者中,有相当高比例的患者不能在体内将 T4 转化为 T3,而 T3 才是进入身体每个细胞、促进其发挥正常功能的活性甲状腺激素。如果母亲体内 T4-T3 转化不足,发育中的胎儿可能无法获得足够的 T3 来促进细胞的正常生长和神经发育。这就是为什么我只开具甲状腺片处方的原因,这种药里已经含有 T3,不需要依赖身体将 T4 转化为 T3。假如患者服用左甲状腺素并且 TSH 水平正常,医生可能就认

为她服用的剂量最合适,但是,如果她的总 T3 水平和游离 T3 水平很低,这说明她的治疗实际上是不够的,因为她服用的 T4 不能转化为 T3。

什么是"最好的"甲状腺药物

"什么是最好的甲状腺药物?"这个问题的答案大相径庭,取决于你所问的人。如果你问我们这个问题,作为患者权益倡导者,我们的答案始终是一样的:治疗甲状腺功能减退症的最好药物是安全,一致,最有效地解决你的症状,使你的甲状腺功能维持最佳水平的药物。

如果你询问传统内分泌专家,或者阅读他们的官方"指南"(不出意外,是由左甲状腺素制造企业资助),他们会异口同声地建议仅服用左甲状腺素,故意排除其他选择。其中一些甚至建议你仅服用某个特定品牌的左甲状腺素。

一小部分全科医生偏好单服甲状腺片,排除合成药物,但大多数医生倾向于使用对患者最有效的联合用药治疗。

总之,一种处方并不适合所有患者。安全有效的,能够将你的甲状腺功能调整到最佳,减轻症状的药物或联合用药对你来说就是"最好的"药物。

甲状腺药物:实用提示

以下是有关如何服用甲状腺激素替代药物的一些用药指导。

首先,仔细检查你的处方,确保配药正确、剂量无误、处方足量。其次,当你的医生处方明确"不能替代"时,要确认通用药物未被品牌药替代。

为了最好地吸收左甲状腺素、T3 或甲状腺片,大多数医生建议在早晨空腹服用。

理想情况下,你服药后至少要过一个小时再吃早餐、喝咖啡(包括不含咖啡因的咖啡)。食物和咖啡都会干扰药物的充分吸收。研究表明,在服用左甲状腺素后一小时内喝咖啡,会使左甲状腺素的吸收减少至少 25%,甚至达到 57%(注意:Tirosint 左甲状腺素液体胶囊似乎不受咖啡的影响)。

当你怀孕的时候,你可能会消化不良,并且需要服用抗酸剂。要注意,因为抗酸剂,如 Tums 或 Mylanta,含有钙,会阻止甲状腺药物的吸收。如果你需要服用抗酸剂或正在服用钙补充剂,这两种药物要与甲状腺药物间隔至少三到四个小时。许多女性在孕期服用的铁补充剂也应间隔三到四个小时。特别需要注意你没有想到的含钙或含铁食物,例如孕妇维生素和钙强化饮料(如橙汁或非奶制品),也应遵循一样的规则。

怀孕期间,你有时会感到恶心,一起床就得吃东西。如果是这样,最好在吃东西一小时后,再服用药物。但如果在服药期间没法避免进食的话,关键就是要一致,每天都采取相同的服药方式。

虽然大多数甲状腺药物的说明书建议早晨服用,但也可以在睡前服用甲状腺药物,特别是左甲状腺素。两项重要研究——2007 年发表在《临床内分泌学》(*Clinical Endocrinology*)杂志上的研究以及 2010 年 12 月号《内科档案》(*Archives of Internal Medicine*)报道的大型随机随访试验发现,与早晨服药相比,在睡前服用同样剂量的左甲状腺素可以吸收得更好、TSH 水平下降幅度更大。在夜间服用药物的一个好处是,服药后你不必等待一小时再吃早餐或咖啡,或者担心钙或铁影响药物吸收。

以上研究是针对左甲状腺素进行的,T3 和甲状腺片未做研究。然而,一些全科医师也建议晚上服用 T3 或甲状腺片,因为这样可能有助于改善吸收和减轻症状。但要注意:一些甲状腺患者发现,如果在晚上服用含有 T3 的药物,T3 的轻微刺激作用可能使其难以入睡。所以,如果用 T3 进行类似研究,可能会有类似结果:会对一些患者的睡眠质量产生影响。

最理想的情况是,一些医生建议患者服用 T3 缓释或长效药物,或者多次服用,这种方法可以将药物对睡眠的影响降至最低。

再次,如果你改变了甲状腺药物服用方法,你需要在几周后重新测定血液中甲状腺素水平并评估症状,以确定是否需要调整药物的剂量和服药时间。

甲状腺药物的存放

妥善存放甲状腺药物至关重要。甲状腺药物应存放在阴凉处,避免潮湿。这意味着浴室不适宜存放甲状腺药物。要记住,甲状腺药物以及其他多种药物受热后,药效会大打折扣。如果你在服用任何处方药,你要注意,高温运输或储存可能会迅速降低许多药物的效力和稳定性。需要提醒你的是,在以下情况,你的药物很有可能会受热并因而降低药效:

- 药物存放在家中,但家里没有空调,室温高于 32℃。
- 炎热的天气期间,你的药物随行李托运,放在飞机的行李舱内(你的行李箱可能摆放在柏油地面上以及没有空调的行李处理区域)。
- 旅行期间,你的药物长时间放在炎热的车里或后备厢里。
- 家里遇到长时间停电。
- 你的药房因风暴或电源故障长时间停电,药物储存在没有空调的地方。
- 商店在晚上和/或周末停止营业后,药店会关闭空调。

● 如果你从邮购药房购买药物,运输药物的卡车以及摆放药物的集货区或邮箱都存在温度过高的情况。

一个重要的提示:搭乘飞机时,始终随身携带你的药物,不要随行李一起托运。请注意,运输安全管理局(Transportation Safety Administration,TSA)建议,在处方药上贴上标记,方便安检。国际旅行者应将药品装在原始包装内并随身携带,以便更快捷地通过海关检查站。

孕期甲状腺水平的监测

患有甲状腺功能减退症的妊娠女性以及在孕期被诊断为甲减的女性,在头三个月内应该至少每 4 周检测一次甲状腺功能,以便合理调整剂量。在怀孕第 26 周至第 32 周期间,应至少再做一次 TSH 检查。

一些医生甚至建议在妊娠早期(头三个月)多次进行甲状腺检查,在妊娠中期和末期也进行血液检查,以确保在整个孕期甲状腺功能都处于最佳的状态。

我们的建议是,定期检查甲状腺功能,但如果你在任何时候出现症状加重或者感觉特别恶心(除了正常的孕吐之外)的情况,这表示你需要立刻复查甲状腺功能。

小贴士

无论你目前在服用何种甲状腺激素替代药物,请确保在你到医院分娩期间,带上数日的剂量。即使你在服用左甲状腺素,医院也可能无法提供相同品牌的药物或通用药物。如果你还服用补充 T3 或甲状腺片,在你分娩期间以及分娩之后,很难或不可能从医院获得相同的药物。

桥本氏甲状腺炎

如果你是患有桥本氏甲状腺炎的孕妇,其明显的特征是甲状腺过氧化物酶抗体(TPOAb)升高,但是甲状腺水平正常,而且你没有服用甲状腺激素替代药物,这种情况下,你需要更加仔细和频繁地监测甲状腺功能。

内分泌学家罗伯托·尼格罗(Roberto Negro)博士的研究表明:

甲状腺抗体阳性的妇女……在怀孕期间容易发展为甲状腺功能减退症。从临床观点来看,尽管怀孕前甲状腺功能良好(甲状腺功能正常),但仍应密切观察这些患者,尤其是在怀孕早期,必要时可开始服用甲状腺激素替代药物进行治疗。

《怀孕指南》建议,伴随甲状腺过氧化物酶抗体升高但还未开始治疗的妊娠女性在怀孕期间应每4至6周检查一次甲状腺功能,直到妊娠中期,并根据孕期甲状腺激素水平的参考范围,对亚临床或临床甲状腺功能减退症进行治疗。在怀孕第26周至第32周期间,你需要至少进行一次检查,如果结果表明是亚临床或临床甲状腺功能减退症,则应进行治疗。

正如本章前面所讨论的,一些全科医生也发现,使用低剂量纳曲酮可以减少炎症反应,降低甲状腺过氧化物酶抗体水平,并有助于缓解自身免疫性疾病,包括桥本氏甲状腺炎。

自体干细胞移植,指的是使用微抽脂手术提取自体的脂肪细胞,关于这种方法用于治疗自身免疫性甲状腺疾病的研究正在进行中,该方法有可能降低抗体水平并使病人症状缓解。

梅兰妮在34岁时被诊断出桥本氏甲状腺炎和甲状腺功能减退症,她说:

> 我的抗体数量高达数千单位,我的内分泌专家对我说,你不应该再尝试怀孕了,因为你要么会流产,要么胎儿会有神经方面的问题。我郁闷了好几个星期后,开始服用左甲状腺素,并在下次就诊前上网查询大量资料。当我告诉他,经过研究,我打算开始无谷蛋白饮食的想法之后,他还嘲笑我。但无论如何,我还是尝试了。当然,我的抗体并没有如我想象的那般降低很多,但的确有所下降。而后,我很快就怀孕了,还是双胞胎。我的两个宝宝都非常聪明,在他们一岁的时候就能唱字母歌了。我换了其他医生,我真想把我的宝宝们带到他的办公室给他看看,并告诉他,在告诉一个女性不要再尝试怀孕之前,请你多做点相关研究。

能用自然疗法治疗桥本氏甲状腺炎和甲状腺功能减退症吗?

许多甲状腺疾病患者询问,有没有"自然疗法"可以治疗甲状腺功能减退症。为了回答这个问题,第一步需要界定我们所谓的"自然疗法"指的是什么。

对一些患者和医务人员来说,甲状腺功能减退症的自然疗法意味着使用甲状腺片而不是左甲状腺素。其他人则认为"自然疗法"的意思是不使用任何处方药的治疗方法。

根据我们累计三十多年来作为患者权益倡导者的经验,我们有独一无二的机会可以采访数百名医务人员,他们很多可能被定性为"替代"或整体医疗医生,其中包括自然疗法医生、草药师、脊髓医师、针灸师、中医医生、整体医学博士、顺势疗法医生以及许多其他类型的专家。我们向他们提出的一个关键问题是:你能用自然疗法治疗甚至"治愈"甲状腺疾病吗？大多数有医德的医生的回答都是:不能。

话虽如此,但在一些情况下,他们能够解决或者基本上解决甲状腺问题,帮助患者降低所需药物的剂量,最重要的是解决药物不能缓解的症状。

一些医疗从业者检测患者是否有碘缺乏症,他们发现,如果患者明显缺碘,而且这就是造成甲状腺功能减退的根本原因,那么,适当补碘可能会使甲状腺激素水平恢复正常,并缓解部分患者的症状。

另一类型的患者由于对乳糜泻或麸质不耐受产生炎症反应,已经发展为自身免疫性甲状腺疾病,即桥本氏甲状腺炎或葛瑞夫兹氏病。对于这部分患者,通过无麸质饮食,可降低甲状腺抗体水平,完全缓解自身免疫性甲状腺疾病,甚至使症状消失,不需要再服用药物或其他治疗。

药剂师兼作者伊莎贝拉·温茨(Izabella Wentz)建议桥本甲状腺炎的患者尝试无麸质饮食:

> 在过去十年中发现,桥本甲状腺炎和麸质不耐受之间存在着密切的联系。虽然研究大多集中在麸质不耐受与桥本甲状腺炎之间的关系,但是对我的读者进行的一项调查显示,88%的桥本甲状腺炎患者在改为无麸质饮食后感觉更好,而这些人中,只有3.5%的患者诊断有乳糜泻。

我们也听过一些传统中医说,他们的桥本氏甲状腺炎和葛瑞夫兹氏症患者在经过针灸和中草药长期治疗后,症状有所缓解。

然而,自然健康专家告诫说,甲状腺功能减退症患者需要由具有处方权的医生进行追踪随诊和定期检测,因为许多患者仍需服用"传统"药物进行治疗。一些患者,不是所有患者,可以慢慢脱离传统治疗,因为甲状腺功能能通过一些自然方法恢复平衡。

但是,医疗工作者也警告说这并不是铁定的事情。相反,这是一个复杂的过程,要经过很长的时间才能看到结果。一些患者发现,成功恢复甲状腺功能所需的维生素/补充剂/草药养生法、身心训练、生活方式的改变以及严格的饮食限制等要求详细而且有时非常昂贵,难以严格遵循。

那么这是否意味着没有希望？这并不绝对！如果你患有轻度或者边缘甲状腺问题,你可能需要在知识渊博的替代医师的指导下,研究如何缓解并自然治愈你的病症。

即使你的甲状腺问题有点严重,替代医师也许可以向你推荐一些方法来支持你的甲状腺、免疫系统和内分泌系统,这样可以减少药物的使用、更好地缓解症状以及治疗那些药物无法缓解的持续症状。

需要注意:虽然一些有医德的脊髓医师可能通过添加营养补充剂改善你的免疫系统和甲状腺功能,并作为你的保健团队的一员与拥有处方权的医师一起合作,但脊髓医师不能合法开具甲状腺处方药物。这不能阻止一些脊髓医师向患者推销昂贵的甲状腺脊椎按摩治疗方案,在一些情况下,有些脊髓医师甚至会毫无根据地夸大治疗结果。

自我治疗

你能够在没有医生指导的情况下,走进本地的保健食品店,挑选几种营养补充剂,改变一点饮食习惯,然后就解决自己的甲状腺问题吗?

估计不可能,特别是当你怀孕时,这样做特别危险。即使是对经验丰富的医疗人员来说,解决复杂的甲状腺不平衡问题也是颇具挑战性的,对于普通人来说更加困难,你的情况有可能会变得更糟。例如,如果你服用高剂量的碘,并且你没有碘缺乏症,这实际上可能会加重你的甲状腺问题,使其变得更糟,并危及妊娠。

或者,如果你服用非处方甲状腺辅助补充剂,实际上这些补充剂中可能非法含有未标明剂量的甲状腺激素。这些补充剂可引起甲状腺功能亢进,并可能伴随房颤。这把你自己、你的妊娠和你未出生的宝宝都置于危险之中。

特别要警惕在互联网或健康食品商店销售的昂贵补充剂,这些补充剂自诩能够治愈甲状腺疾病或暗示能够替代治疗甲状腺的处方药。通常来说,这些补充剂不仅缺乏身体所需的甲状腺激素,反而常常含有可能导致一部分甲状腺疾病患者病情加重的其他成分(比如碘)。

没有医生处方就自行服用处方药的情况也需要注意。虽然有些患者仍持有异议,但这么做最终对患者可能弊大于利,因此不建议在怀孕期间这么做。

(陈芸芸　译)

第六章

孕期甲状腺功能亢进/葛瑞夫兹氏病

甲状腺功能亢进症指的是甲状腺自身过度活跃并且分泌过多甲状腺激素的状态。在甲亢中,甲状腺激素替代治疗用药过度并不会导致激素分泌过多。

甲状腺毒症指的是因甲状腺腺体产生过多或者身体摄入过多甲状腺激素而影响机体的一种甲亢状态。葛瑞夫兹氏病(弥漫性毒性甲状腺肿)是指抗体刺激腺体、致使腺体产生过量甲状腺激素的一种自身免疫性疾病。

内科医生建议当你由于任何原因患有甲亢或甲状腺毒症时绝不能计划怀孕,因为怀孕期间治疗这些疾病比较复杂并且增加母婴风险。然而,有一些妇女仍在身患甲亢或者甲状腺毒症时怀孕、在怀孕期间患甲亢或甲状腺毒症或者在孕期出现各种甲状腺问题。

妊娠期甲亢有许多的原因:

● 葛瑞夫兹氏病——约 1/500 的女性会在孕期患上葛瑞夫兹氏病,而80%~85%的妊娠期临床甲亢都是葛瑞夫兹氏病所导致的。

● 毒性腺瘤和毒性多结节性甲状腺肿——是导致妊娠期甲亢的第二大常见原因。

● 妊娠剧吐暂时性甲亢(transient hyperthyroidism of hyperemesis gravidarum,THHG)——仅有 0.3%~1.0%的妊娠女性会出现这种情况。

● 妊娠早期 HCG 的增高——影响 1/5 的女性。

● 桥本氏甲状腺炎的甲亢期——目前没有现成的相关数据,但是考虑到患桥本氏病的女性人数众多,因此,桥本氏甲状腺炎极可能是妊娠期甲亢的普遍原因之一,但却往往容易被忽略。

● 其他类型的甲状腺炎——仍然没有现成的相关数据,但可能不太常见。

● 妊娠一过性甲状腺毒症(gestational transient thyrotoxicosis,GTT)——约 2%~3%的妊娠女性会受影响。

人为甲状腺功能亢进症——这是一种因为服用过量甲状腺药物引起的甲状腺功能亢进症,左甲状腺素是美国排名第一的处方药。尽管目前还没有关于该病发病率的统计数据,但是一些医生可能给患甲减的妊娠女性过度治疗,这种情况下,人为甲状腺功能亢进症又称为医源性甲状腺功能亢进症,表示"是由医生造成的。"另外一些情况下,患者故意服用过量药物,认为可以有助于减轻体重或者使自身感觉良好,或是由于患者出现精神失常。

　　还有一些极端的、危及生命的甲状腺功能亢进症,称为甲状腺危象,这是因为甲状腺功能亢进症未确诊或者未经治疗。一些患者会在甲状腺术后发生甲状腺危象。出现甲状腺危象时,患者的心率和血压无法控制地升高。未经治疗的妊娠期甲亢妇女可能会因为分娩促发该病。

　　在妊娠期间找出甲亢的病因,确诊并治疗是至关重要的,因为早诊断、早治疗,就可以预防母婴不良后果及孕期并发症。

　　如果你的甲亢症状无法控制或者未经治疗,你可能会出现以下并发症:
- 妊娠期高血压
- 妊娠剧吐
- 充血性心力衰竭
- 先兆子痫
- 胎盘早剥
- 甲状腺危象

你的孩子也有可能遭遇以下重大风险:
- 流产
- 胎儿宫内生长迟缓
- 早产
- 低出生体重儿
- 死胎
- 胎儿甲状腺功能亢进症
- 新生儿甲状腺功能亢进症

　　如果你被诊断患有葛瑞夫兹氏病或有不受控制或者严重的妊娠期甲亢,咨询围产期医生非常重要。围产期医生是指专门研究高危妊娠的产科医生,这些医生有时被称为"母胎医学"或者"高危妊娠"专家。

体征与症状

　　甲状腺功能亢进症和甲状腺毒症表现为身体的新陈代谢加快,其症状包括:
- 疲劳
- 高血压

- 心悸
- 焦虑、恐慌、烦躁、紧张
- 失眠
- 腹泻或者便溏
- 震颤或颤抖
- 四肢乏力
- 爬楼梯困难
- 注意力不集中
- 怕热、多汗

正如你所见，甲亢的许多常见症状都与妊娠症状相似，这也就意味着你或者你的医生可能不会立刻怀疑症状是由甲亢所致。

然而，有一些甲亢症状不是典型的妊娠症状，而是葛瑞夫兹氏病和甲亢的典型症状，包括：

- 颈部肿大（甲状腺肿）——所有患葛瑞夫兹氏病和甲亢的孕妇都能看到这一体征，腺体通常增大到正常大小的两到四倍，甲状腺增大也常见于毒性多结节性甲状腺肿
- 由于甲状腺肿，喉部和颈部敏感或有饱胀感
- 由于甲状腺肿，出现呼吸及吞咽困难
- 心率不规则（心律失常），包括房颤
- 脉搏和心率加快，通常超过 100 次/min
- 胎儿心率过快，通常超过 160 次/min
- 视力问题——如敏感、眼球突出、视物模糊、复视等，所以也被称为眼病
- 妊娠期尽管食欲正常或者增加，孕妇体重依旧不增长，或者体重减轻
- 过度恶心呕吐——在 THHG 中更常见

诊 断 起 点

如果你在怀孕的任何时候出现症状，你应当坚持对你的甲状腺进行全面评估，包括进行临床体检，让医生查看你是否有甲状腺肿大、眼球突出等眼部症状、体重减轻、脉搏加快或血压升高，同时也应当测量胎儿胎心率。

血液检查也是必不可少的。根据 2011 年《美国甲状腺协会孕期和产后甲状腺疾病诊断与治疗指南》，简称《怀孕指南》，妊娠女性的甲亢及甲状腺毒症的诊断应该基于以下两项血液测试结果：

- 促甲状腺激素（TSH）的血液检测值低于 0.01mIU/L

● 游离 T4 值升高(注:应测量游离 T4 值而不是总 T4 值,因为怀孕会使总 T4 值不准确)

如果 TSH 水平低,但游离 T4 正常或仅略有升高,则应当测量游离 T3 值,因为游离 T3 升高有助于确诊。

无论是轻度、亚临床或者更严重的临床甲亢或甲状腺毒症,一旦确定,医生就要面对确定病因这一关键临床难题,明确根本原因有助于确定所需的额外检验和检查、你可能接受的治疗以及你的宝宝可能面临的潜在风险。

注意:在非妊娠患者中,可以使用放射性碘摄取(radioactive iodine uptake,RAIU)试验这种常规检测方法来评估甲亢的病因。首先给予患者小剂量放射性碘示踪剂,几个小时后用一个特殊扫描仪来评估甲状腺吸收的碘量(称为"摄取"),高摄取碘量提示患者有葛瑞夫兹氏病,摄取不均匀提示存在一个或多个结节。但是在孕期,由于辐射会给胎儿带来风险,一般不采用 RAIU,这使得诊断妊娠期甲亢的病因变得更加困难。

治　疗

如果你在孕期有轻度或者亚临床甲亢或者轻微症状,医生可能不会给你开处方。如果你患有中重度甲亢,伴随显著症状或者身体虚弱,通常需要通过治疗来保护母婴健康。

放射性碘

在美国,对于没有怀孕的甲状腺疾病患者,治疗葛瑞夫兹氏病的常规方法是给予放射性碘治疗(RAI)来永久性破坏甲状腺组织。RAI 治疗时,患者通过服用饮料或药丸的方式摄入放射性碘,碘直接进入甲状腺腺体。与可损伤靶区周围器官的传统放射治疗不同,RAI 仅作用于甲状腺细胞,使其不能产生甲状腺素。在某些情况下,RAI 造成腺体萎缩变小。大部分患者经过 RAI 治疗后出现终生甲减,虽然有些患者需要服用一定剂量的甲状腺药物来维持甲状腺功能并保持甲状腺激素水平在正常范围内,但是另外一些甲亢复发患者需要额外进行 RAI 治疗。

然而,RAI 从未用于孕妇。育龄妇女要注意,在接受 RAI 治疗后六个月到一年以内不要备孕,必须等到甲状腺激素水平稳定以后才能怀孕。

使用 RAI 治疗甲亢存在许多的争议,特别是对于孕龄期妇女。针对美国甲状腺协会、欧洲甲状腺协会和日本甲状腺协会成员展开的关于他们所治疗的育龄期甲亢患者的一项调查显示,美国医生多选择 RAI 治疗,而大部分欧洲和日本医生偏向于使用抗甲状腺药物。

针对妊娠期甲亢女性,主要采用抗甲状腺药物和手术治疗方案。

抗甲状腺药物

对于需要治疗的甲亢孕妇,抗甲状腺药物通常是治疗的第一步。

抗甲状腺药物主要有丙硫氧嘧啶(propylthiouracil,PTU)、甲巯咪唑(methimazole,MMI)和卡比马唑可用于妊娠女性。但是,如果母亲服用抗甲状腺药物,孩子患甲状腺肿和胎儿甲状腺功能减退的风险较高。因为甲亢对母婴的风险比服用低剂量抗甲状腺药物的风险要高,所以,医生仍然推荐服用这些药物。

在这些药物中,PTU 是妊娠早期的首选药物,因为 PTU 很少通过胎盘,不会像其他药物那样有造成头皮缺损的罕见风险。《怀孕指南》推荐,妊娠早期后停止服用 PTU,换成 MMI,以减少 PTU 相关肝病的风险。在妊娠早期服用 MMI 或者在妊娠中末期服用 PTU 仅仅推荐对其他抗甲状腺药物过敏、敏感或者产生副作用的女性使用。

如果你在妊娠早期诊断出甲状腺功能亢进,专家建议你从最低剂量的PTU 开始进行治疗,并且每两周复查一次甲状腺功能,直到甲状腺激素水平正常。孕期女性接受抗甲状腺药物治疗时,《怀孕指南》声明,目标是使游离T4 水平处于参考值上限或者略高于参考值,而 TSH 水平在正常范围的下限。医生通常避免高剂量用药(例如,PTU 每天超过 200mg,或者 MMI 每天超过 30mg),因为这可能造成你的宝宝患上甲状腺肿和甲减。

> 无论你正在服用何种抗甲状腺药物,确保你在分娩期间带上相关药物到医院,确保你将你的情况和所用药物告知医生和护士,并且都记录在你的病历中。

一旦激素水平达到正常,可以每2 至 4 周检验一次。这种定期监测不仅能确保甲状腺水平稳定,还能决定抗甲状腺药物是否需要减量甚至完全停服。

妊娠头三个月末期(大约 13 周)时,你的医生可能会把 PTU 换成 MMI,此时你应当在两周内复查甲状腺功能,以确保新药物过渡期间能保持甲状腺水平稳定。

如果你正在服用抗甲状腺药物并且出现了下列症状,你应当立即联系你的医生,因为这些可能是药物不良反应的征象:

- 疲劳
- 乏力
- 腹痛

- 食欲不振
- 皮疹或瘙痒
- 皮肤淤青
- 皮肤或者巩膜黄染,这叫做黄疸
- 持续咽喉疼痛
- 发热

对于正在服用抗甲状腺药物的女性葛瑞夫兹氏病患者,尽早确认怀孕特别重要,只要经期延迟就进行怀孕测试。安琪拉分享了她的故事:

在我被诊断出患有葛瑞夫兹氏病并开始服用抗甲状腺药物后,我被告知可能不会有孩子——这听起来很荒谬。我服用卡比马唑来控制症状。我刚满 30 岁,即使服用了药物也感到昏昏沉沉,并且我已经有六个多月都没来月经了,所以我去看家庭医生,他给我做了常规血液检查,发现我已经怀孕 13 周了。我立即改服其他药物,我一直担心胎儿会不会有问题。宝宝健康地成长,但总是处于最低百分位数。孕 42 周时,我因为难产紧急行剖宫产手术才生下了宝宝,他的头皮看起来像开放性伤口。医生花了三年时间才确诊这是一种皮肤再生不良病,但无法解释原因。在研究之后,我发现在怀孕期间服用卡马咪唑可能是一个原因。他现在已经 9 岁了,在头皮上有巨大的伤疤,并且对坚果过敏,除此之外,他是一个非常健康、聪明的孩子。

β 受体阻滞剂

如果你患有中重度甲亢,并伴有心率加快、血压升高或心悸症状,你可以使用 β 受体阻滞剂进行治疗。然而,要记住,该药服用时间不得超过两周,否则对健康不利。例如,在你确诊后的两周内,在等待抗甲状腺药物起效期间,一些医生可能使用 β 受体阻滞剂对你进行治疗。妊娠末期不能使用 β 受体阻滞剂,因为该药可能与新生儿的生长问题、呼吸困难和心率缓慢相关。

手术

在美国,非妊娠甲亢患者如果对抗甲状腺药物不能耐受或者 RAI 无法控制过度活跃的甲状腺,医生可能会采用手术切除甲状腺,即甲状腺切除术,来治疗甲亢。偶尔会有想要宝宝的女性选择在孕前接受手术,这样她们就不用像 RAI 治疗那样要等 6 到 12 个月才能怀孕。

因为在孕期不能采用 RAI 治疗甲亢,在一些情况下,医生会建议你在孕期手术切除甲状腺来治疗葛瑞夫兹氏病或者甲亢,建议手术治疗的原因包括：

●你对抗甲状腺药物过敏或者用药后出现不良反应,3%~5%的患者出现药物副作用,例如过敏反应、皮疹或者白细胞降低。

●你在服用极高剂量的抗甲状腺药物来控制病症(例如:MMI超过30mg或者PTU超过300mg)。

●抗甲状腺药物对你的病情无效,你依旧患甲亢并且有症状。

●因为服用抗甲状腺药物,你的孩子出现了甲减的迹象(典型的是胎心率减慢和/或骨骼发育缓慢)。

手术通常在妊娠中期进行,等妊娠女性度过流产风险最高的时期,妊娠中期甲状腺手术被认为是安全的,手术一般不会在妊娠末期进行,因为这可能会导致早产风险。

《怀孕指南》建议,手术时,医生会检测你的抗体水平,用来评估胎儿患甲亢的潜在风险。该指南进一步建议医生在术前给予患者短疗程的碘化钾溶液处方药。

在甲状腺手术后,你需要频繁监测你的甲状腺激素水平,因为在达到某一临界点后,一旦你体内不再有甲状腺素,你将变成甲减并且需要甲状腺素替代治疗。如果你患有潜在的葛瑞夫兹氏病,你也需要在妊娠末期监测抗体水平,因为在术后,葛瑞夫兹氏病的抗体依然可以长期留在血液里,这可能在出生前后影响你的孩子。

第七章中介绍了一些关于找到好的甲状腺外科医生的详细建议以及关于甲状腺手术中和恢复过程的预期结果。

碘疗法

一些全科医生或者自然疗法医生可能会提出碘疗法作为治疗甲亢的一种替代疗法,自然疗法医师约翰·罗宾逊(John Robinson)建议,你可以考虑用碘疗法代替抗甲状腺药物来治疗甲亢。罗宾逊博士认为:

这是目前为止治疗甲亢最安全且最有效的方法之一,使用碘疗法治疗甲亢的由来已久。每天用药剂量从6.25mg到180mg不等,以维持甲状腺功能正常。从历史上看,有报道显示,每天服用90mg碘就可以有效控制90%的甲亢状态。从我个人经验来看,这些都是有效的近似剂量,随着时间的推移,剂量通常可以降低到每天12.5mg的普通维持剂量。在合适的临床环境下,对于只有TSH降低的亚临床甲亢患者来说,碘疗法是最简单有效的方法。

服用碘剂时,经常要同时服用200μg硒。硒缺乏症与葛瑞夫兹氏病等自身免疫性甲状腺炎有关。硒是甲状腺功能最重要的营养物质之一。要注意,如果使用碘剂来治疗甲亢,应同时进行完全营养疗法,并由合格的临床医生进行密切临床监测。

研究显示,妊娠女性每天服用 6mg~40mg 的碘剂,不会对胎儿造成诸如胎儿甲状腺功能减退等问题,但是传统医生不接受这种疗法。当然,由在碘疗法和甲状腺疾病方面有丰富经验的临床医生对其监测是极其重要的。

罗宾逊博士的建议得到了一些新研究的支持。日本最新的一项研究发现,在妊娠头三个月期间,让碘充足地区的患者将 MMI 改为碘化钾,与持续使用 MMI 的患者相比,在新生儿异常方面有很大的区别,碘化钾组的新生儿异常率为 1.5%,而 MMI 组的为 4.1%。服用碘化钾的母亲中,新生儿均没有甲状腺功能不全或甲状腺肿。虽然研究人员认为需要进行更多的研究,但在妊娠头三个月内用碘化钾代替 MMI 作为治疗葛瑞夫兹氏病患者甲亢的方法,可能也是降低先天异常的一种方法。

低剂量纳曲酮

一些全科医生会在治疗中加入低剂量纳曲酮(治疗毒瘾的药物),在某些情况下,这种药确实可以降低抗体,有助于缓解症状。医生认为在孕期使用低剂量纳曲酮是安全的。

甲状腺功能亢进症

我们在前文回顾了甲状腺功能亢进/甲状腺毒症的广义定义以及孕期常用的甲状腺功能亢进/甲状腺毒症治疗方法,包括抗甲状腺药物、β 受体阻滞剂和手术治疗。但是甲亢的病因不同,诊断和治疗也有所区别。在本节中,我们来看看各种妊娠期甲亢、甲状腺毒症以及它们的典型处理方案。

葛瑞夫兹氏病(弥漫性毒性甲状腺肿)

葛瑞夫兹氏病是一种机体产生抗体、过度刺激甲状腺并促使其分泌过多甲状腺激素的自身免疫性疾病。

如果你没有怀孕,医生通常会采用放射性碘摄取(RAIU)试验来诊断葛瑞夫兹氏病,然而,因为放射线会对发育中的胎儿造成危险,所以这种测试方法对妊娠女性不适用。

为了诊断妊娠期葛瑞夫兹氏病,你的医生应该结合你的个人史、家族史,并讨论你的症状,进行临床体格检查,特别要检查有没有葛瑞夫兹氏病的典型临床体征,如甲状腺肿、脉搏加快及眼相关症状。

如果你患有葛瑞夫兹氏病,不仅 TSH 水平降低、游离 T4 水平升高,而且你的甲状腺刺激免疫球蛋白(TSI)会升高。多达 90% 的葛瑞夫兹氏病患者都有抗体阳性,所以这种血液检测被用来诊断妊娠期葛瑞夫兹氏病。

孕期常用抗甲状腺药物治疗葛瑞夫兹氏病,目的是保持游离 T4 和 TSH 在正常范围内,如果抗甲状腺药物不起效,或者你出现药物不良反应,并且你的甲状腺功能明显亢进、症状严重,则建议手术。理想情况下,手术应当在妊娠中期进行,对你的宝宝而言,这是最安全的时间。然而,不反应型甲亢中,如果你有甲状腺危象风险或者对胎儿有潜在风险,医生可能会建议你在孕期任何时候进行手术。

一旦你开始服用抗甲状腺药物,你应当每 2~6 周进行一次检测。在医疗检查中,除了甲状腺测试,也要检测脉搏、体重增长和甲状腺大小,脉搏应当保持在每分钟 100 次以下,你应当努力维持孕期体重在正常范围内,所以应当就适当营养以及当前适宜的体育运动与你的医生沟通。定期监测胎儿生长和脉搏,周期性 B 超检查胎儿是否出现甲状腺肿大、生长问题或其他可能导致甲亢的其他异常病症。

一旦你达到了目标水平(游离 T4 水平处于正常上限或者稍高于正常上限值),继续每 2~6 周检测一次,这样的规律监测不仅是确保甲状腺激素水平稳定,而且也是为了决定抗甲状腺药物是否需要减量。

在妊娠早期末,大约 13 周时,你的医生可能会把 PTU 改为 MMI,你应该每两周复查一次,以确保在过渡到新药物期间,甲状腺激素水平维持在可控范围内。

妊娠中间,即孕 20 至 24 周时,应进行包括 TSI 水平在内的全套甲状腺检查。内分泌专家罗伯托·内格罗(Roberto Negro)认为:"大多数情况下,在妊娠中期和末期时,抗甲状腺药物可能会被停用,因为葛瑞夫兹氏病一般可以自行改善,但应当检查甲状腺功能。"

如果你的 TSI 水平下降,你的医生可能会开始减少你的药物剂量,因为多达 1/3 的女性可以停止服药,而甲状腺功能将在分娩前达到正常水平。然而,大多数医生一直到孕 32 周才会让患者停止服用抗甲状腺药物,因为在此之前,复发的风险较高。

如果此时你的 TSI 水平升高,这可能提示你的孩子有胎儿或者新生儿甲亢的风险。本章后文将对此进行讨论。

毒性腺瘤/毒性多结节性甲状腺肿

大多数甲状腺结节不会影响激素的分泌,但毒性腺瘤是一种会产生过量甲状腺激素并引起甲亢的良性甲状腺结节。毒性多结节性甲状腺肿指的是产生过量甲状腺激素并引起甲亢的多个良性甲状腺结节生长,导致甲状腺肿大的情况。这些疾病从本质上讲都属于自身免疫性疾病。

对非妊娠患者,通常采用 RAIU 方法进行诊断。由于 RAIU 不能用于妊娠女性,所以,妊娠患者的诊断通常有以下几个标准:

- 血液检查显示甲亢,但甲状腺抗体为阴性
- 你的症状
- 可见甲状腺结节或者肿大
- 颈部触诊可触及一个或多个结节
- 超声显示一个或多个结节

在怀孕期间,主要的治疗方法是抗甲状腺药物。如果甲亢不能得到控制并对你或你的孩子造成危险,或者结节威胁你的呼吸或吞咽功能,建议手术治疗。

在分娩后以及结束母乳喂养后,如果你的结节继续引起甲亢,或出现严重症状,你的医生可能会推荐放射性碘治疗(RAI)或手术。

一过性妊娠剧吐甲状腺功能亢进症(THHG)

一部分妇女会在妊娠头三个月期间患上因严重的早孕反应,即妊娠剧吐,引起的甲亢。妊娠剧吐的特点是严重恶心、过度呕吐、电解质紊乱和体重减轻。其他症状包括疲劳、虚弱、过度分泌唾液、头晕、昏厥和排尿减少。

《怀孕指南》建议所有有妊娠剧吐的孕妇都要进行甲状腺功能评估,因为在某些情况下,该综合征还与一种短期甲状腺功能亢进症,即一过性妊娠剧吐甲状腺功能亢进症(THHG),有关。

有一些因素可以将 THHG 与妊娠期其他类型甲亢区分开来。

- 存在严重的呕吐——不是甲亢的典型症状。
- 显著的体重减轻——这不是孕期的特征。
- 没有葛瑞夫兹氏病的典型特征,包括甲状腺肿(肿大的甲状腺)和眼相关症状。
- 缺乏其他"典型"甲亢症状,如心动过速(心率超过 100 次/min)、腹泻、肌肉无力或震颤。

血液检查结果也能帮助确诊 THHG,因为患 THHG 的女性,游离 T4 通常轻微升高而 T3 一般是正常的。根据内分泌学会的建议,应当检测妊娠剧吐患者的 TSI 水平,以确定她们患葛瑞夫兹氏病的可能性。

有些 THHG 患者的甲状腺异常在妊娠中期结束时可自行消退,不需要进行甲状腺特异性治疗。但是,当症状严重时,通常要在妊娠早期进行甲状腺治疗,可能包括短期的抗甲状腺药物,通常是 PTU。患有妊娠剧吐且被诊断为葛瑞夫兹氏病的妇女,临床上必要时,应服用抗甲状腺药物。

对于没有葛瑞夫兹氏病的 THHG 患者来说,随着妊娠早期后孕激素恢

复正常,到孕中期前,大多数女性发现,她们的甲亢症状消退。然而,TSH 可能仍处于低水平或被抑制。通常情况下,先前甲状腺的任何治疗都要停止,并且甲状腺功能在分娩前可恢复正常。

在处理伴有轻度恶心呕吐的 THHG 时,治疗包括改变饮食、休息和服用抗酸药。另外,一些女性成功地通过穴位按压法、草药(例如薄荷、生姜)和催眠术控制了 THHG。如果恶心和呕吐严重,孕妇会发生脱水、营养不良和发育中的婴儿体重增加不足等情况。因此,症状严重可能需要住院治疗,可给予静脉输液、补充营养。在一些严重的病例中,医生也可以使用甲氧氯普胺、抗组胺剂和抗反流药物等。

HCG 升高

妊娠早期末,约 13 周左右时,一些情况下,孕激素 HCG 的增加会导致游离 T4 水平升高,这会使你的 TSH 水平降低到甲亢水平,多达 1/5 的孕妇可能有这种短暂的甲亢。由于 HCG 增高引起的甲亢通常没有症状,所以没有甲亢的临床体征。如果妊娠的这一关键时点,你的血液甲状腺功能检测显示甲亢,但你没有症状且甲状腺抗体为阴性,你不应该被自动诊断为甲亢,并且你不需要治疗。在妊娠中期和妊娠末期,你的甲状腺通常会恢复正常。如果你患有 HCG 升高致甲亢,你应该在孕期每月检查一次甲功,直到恢复正常水平。

桥本氏甲状腺炎/甲亢阶段

桥本氏甲状腺炎,表现为甲状腺过氧化物酶(TPOAb)升高,通常以自身免疫细胞攻击甲状腺腺体和甲状腺功能减退为特征。但在该病的早期阶段,甲状腺短时间内爆发过度活动,导致一些患者偶尔会出现甲亢。

如果你在孕前已确诊患有桥本氏甲状腺炎并且在孕期出现甲亢症状,检测 TSH、游离 T4、游离 T3、TPOAb 和 TSI 非常重要。根据你的甲状腺激素水平的升高和症状的严重程度,如果你正在服用甲状腺激素替代药物,医生将会减少你的药物剂量。你应该每两周复查一次,以监测你的疾病进展,因为你的甲状腺可能在几周内重新回到甲减状态,你将需要再次增加药物剂量。

如果你没有接受甲状腺激素替代药物治疗,根据你的甲状腺激素水平以及症状的严重程度,你的医生可能会建议你接受短程抗甲状腺药物治疗。同样,你应该每两周复查一次,以监测你的疾病进展,以防你需要调整抗甲状腺药物剂量或完全停止服用。

无痛性甲状腺炎

无痛性甲状腺炎通常是以 TSH 水平低、游离 T4 升高和甲状腺抗体阴性为特征。由于无痛性甲状腺炎通常是一种短期的一过性病症，一般不会造成严重的甲亢，极有可能不需要治疗。

妊娠一过性甲状腺毒症（GTT）

少数女性会出现妊娠一过性甲状腺毒症（GTT），特别是在妊娠早期。这是一种发生在妊娠女性身上的非自身免疫性甲状腺功能亢进症，有时与妊娠剧吐（孕期过度的恶心呕吐）有关。若你没有甲亢史、没有甲状腺肿、没有甲状腺抗体阳性的证据，但出现 TSH 水平低、游离 T4 和游离 T3 升高时，就可以确诊患 GTT。按照《怀孕指南》的定义，游离 T4 水平高于参考范围且 TSH 低于 0.1mIU/L 则属严重 GTT，极少数严重 GTT 患者可能需要使用抗甲状腺药物治疗，但通常情况下，GTT 并不需要任何类型的甲状腺相关药物治疗。

人为甲状腺功能亢进症

人为甲状腺功能亢进症指的是由于服用过多的甲状腺药物所致的甲亢。如果你在孕前患有甲状腺功能减退并接受甲状腺激素替代药物治疗，医生对你的服药剂量的调整可能导致你用药过量，血液检测和症状可能提示甲状腺功能亢进。也可能因为药房出错，导致患者最终服药剂量过高。小部分情况下，有些人会选择服用过量药物。

如果你出现人为甲状腺功能亢进，你的医生会降低甲状腺激素替代药物的剂量。你应该在几周内复查甲状腺功能并继续调整剂量，继续复查直到甲亢问题得到解决，血液测试水平恢复正常。

甲状腺危象

有些葛瑞夫兹氏病患者或甲亢病情不受控制的患者会发展成"甲状腺危象"。但是这种情况并不常见，只有 1% 到 2% 的甲亢患者会发展为甲状腺危象。出现甲状腺危象时，患者的心率、血压和体温无法控制的升高。如果你怀疑自己有甲状腺危象，打电话给你的医生并立即去医院的急诊室，因为这是一种可以迅速发展、恶化并危及生命的疾病，需要在数小时内治疗，以避免致命的并发症，如中风或心脏病发作。

与身为女性和妊娠等风险因素一样，未经治疗的葛瑞夫兹氏病和/或甲亢也属于特定的危险因素。然而，即使确认是葛瑞夫兹氏病并得到治疗，还有其他一些因素也会增加发生甲状腺危象的风险：

- 感染：肺部感染、咽喉感染或者肺炎
- 血糖改变——糖尿病酮症酸中毒、胰岛素引起的低血糖
- 近期接受甲状腺手术
- 突然停用抗甲状腺药物

- 甲状腺的 RAI 治疗
- 甲状腺的过度触诊(处理/操作)
- 严重的情绪压力
- 甲状腺激素服药过量
- 妊娠和分娩毒血症

甲状腺危象的症状包括:

- 高热,体温高达 37.8℃ 至 41℃
- 心率高达 200 次/分
- 心悸、胸痛、呼吸短促
- 高血压
- 意识模糊、谵妄,甚至精神错乱
- 极度虚弱和疲劳
- 极度不安、紧张、情绪波动
- 反射亢进
- 呼吸困难
- 恶心、呕吐、腹泻
- 近期体重显著下降
- 大汗淋漓、脱水
- 昏睡或者昏迷

甲状腺危象应当紧急治疗,抗甲状腺药物、抑制碘流失的药物和 β 受体阻滞剂联合用药,同时治疗可能促使甲状腺危象发作的任何潜在的非甲状腺疾病或感染。

严重警告:如果你怀疑自己正在发展为甲状腺危象,请立即去急诊科就诊。

自 然 疗 法

如果你刚确诊患上妊娠期甲状腺功能亢进症或你的甲状腺功能亢进症加重,尤其是葛瑞夫兹氏病,依赖自然疗法和整体疗法来控制病情会带来问题,一个关键的原因就是**自然疗法需要一定时间才能起效。**

一些整体医学医生告诉他们的葛瑞夫兹氏病和甲亢患者,如果整体疗法起效的话,要花上一年的时间才能缓解葛瑞夫兹氏病和甲亢。当你患有妊娠期甲亢时,你没有那么多时间等待整体疗法起效。你不能等上几个星期或几个月来确定各种药草、维生素、食物和生活方式的改变是否有效,为了保护你和你孩子的健康,你需要立刻开始治疗。而且,大多数整体医学医生都不愿意在孕期使用草药,因为这些草药没有在孕妇身上做过试验,我们不知道它们对未出生的胎儿会有什么潜在影响。

也就是说,如果你在怀孕期间被诊断为葛瑞夫兹氏病和甲状腺功能亢进症,你可以考虑与医生一起,通过一些整体疗法来促进你的健康状况。

● 多吃致甲状腺肿的食物:一些全科医生和整体医生建议服用抗甲状腺药物的时候,食用天然抗甲状腺食物(甲状腺肿素)作为补充。这可能可以减少你服用的抗甲状腺药物的剂量,对你和你的孩子造成更小的风险。我们在第 52 页列出了一些常见的致甲状腺肿食物。

● 服用左旋肉碱,该药可以抑制甲状腺,从而减少抗甲状腺药物的剂量。

● 服用柠檬香蜂草补充剂,也叫作蜜蜂花或者香蜂花补充剂,这种药草可以阻断葛瑞夫兹氏病患者体内的 TSI,进一步刺激甲状腺。

● 正如第六章所讨论的,你也可以考虑采用抗炎、抗自身免疫的饮食和无谷蛋白饮食,以此来帮助减少甚至消除抗体。

> **注意**:怀孕期间服用任何营养补充剂都应在医学专业人员的指导下进行。

自然疗法医师约翰·罗宾逊(John Robinson)还建议,如果你患有甲亢,你可以采用常规的减压锻炼方法:

> 甲亢患者(甲状腺功能亢进)常常感觉情绪极度紧张。这种压力通常是甲亢的主要诱因之一。我建议我的病人定期进行冥想,并尽可能多地消除压力,以提供治疗和恢复的空间,避免对神经系统额外过度刺激。

胎儿和新生儿甲亢

当你在怀孕期间患上葛瑞夫兹氏病或甲状腺功能亢进症时,你的宝宝在出生之前患上甲状腺功能亢进症(一种被称为胎儿甲状腺毒症的病症)的风险很小,大约只有 1%到 5%。还有一种可能就是你的宝宝在出生时患上甲状腺功能亢进症,即新生儿甲状腺功能亢进症。

在以下情况,你的宝宝有患上甲状腺功能亢进症的风险:

● 你之前患有葛瑞夫兹氏病,并接受过 RAI 或者手术治疗。

● 你在孕期患上葛瑞夫兹氏病,并正接受抗甲状腺药物治疗。

● 你在孕期患上葛瑞夫兹氏病,并接受手术治疗。

如果你有葛瑞夫兹氏病并在怀孕前接受了 RAI 或手术治疗,你的孩子仍有可能会患胎儿甲状腺毒症或新生儿甲状腺功能亢进症,这可能会让你感到惊讶。这是由于血液中的抗体在 RAI 或手术后存留很长时间,穿过胎盘,在你的婴儿出生前后造成甲状腺的过度活跃。不管从你接受 RAI 治疗或甲状腺切除术后过了多长时间,抗体都会存在。事实上,根据《怀孕指南》,超过 95% 的葛瑞夫兹氏病患者都是甲状腺抗体阳性,包括接受 RAI 治疗后。

你必须在孕 22 到 26 周期间检测 TSI 水平,如果 TSI 升高,那么你的孩子面临的风险就会更高。

如果你既往或现在患葛瑞夫兹氏病,要采取的第一步重要措施是确保你获得儿科内分泌学家或者母胎医学专家、围产医学家或者高危产科胎儿和新生儿甲状腺疾病方面专家的帮助,确保在出生前对你的宝宝进行适当监测并治疗。

另一个重要的建议是将你的病情告知你健康团队的每一个人。你的产科医生或内分泌学家可能知道你患有甲亢,或者有葛瑞夫兹氏病的病史,但医院的主治医生、儿科医生和护士可能不知道,或者信息可能被忽略。因此,即使你的孩子患上胎儿或新生儿甲状腺功能亢进的可能性很小,但绝对有必要提醒每一个与你甲状腺疾病或病史相关的医疗服务人员。

孕期监测

如果你在孕期患上葛瑞夫兹氏病或者甲状腺功能亢进或者有葛瑞夫兹氏病病史,孕期定期监测是非常必要的。

● 监测你宝宝的心率,当胎儿心率超过 160 次/min 时提示胎儿甲状腺毒症。你也应该定期接受 B 超检查,来评估宝宝甲状腺的大小,以及它是否有肿大。

● 在超声波检查中,你的医生也应该查看是否有胎儿甲状腺功能亢进的其他可能症状,包括生长发育迟缓以及骨骼变化。

孕期检测

无论你是在孕前治疗葛瑞夫兹氏病,还是在怀孕期间患上甲亢或葛瑞夫兹氏病,医生应该在妊娠末期测量你的 TSI 抗体水平。TSI 抗体水平升高,你的孩子受到影响的风险也会增加。

胎儿甲状腺功能亢进症

如果你未出生的孩子确诊患有甲状腺功能亢进,无论你是否有甲状腺功能亢进,你的医生可能都会给你开抗甲状腺药物 MMI,帮助你的宝宝在出生前恢复正常甲状腺功能。

新生儿甲状腺功能亢进症

如果你在妊娠末期出现甲状腺抗体升高,或者你的新生儿疑似患有甲状腺功能亢进,你的儿科内分泌学家或专业医师应该在新生儿出生后检测其 TSH 和游离 T4 水平。在那些患有先天甲亢的婴儿中,这些检测可以立即证实。

然而,在某些情况下,如果你在怀孕期间接受抗甲状腺药物治疗,你的孩子可能在出生时甲状腺水平正常,没有甲状腺功能亢进的症状,然后出院回家,但几天后,大约不超过 3 周,你的孩子开始出现甲亢症状。你在孕期服用的抗甲状腺药物可以通过胎盘被胎儿吸收,婴儿出生后,药效逐渐消退,于是,婴儿出现甲状腺功能亢进。

新生儿甲亢的症状和体征包括:

- 头围异常小
- 前额异常突出
- 体液在婴儿的腹腔和/或器官,包括肝脏、脾脏、心脏或肺内积聚,对婴儿造成危害(称为胎儿水肿)
- 肝和/或脾肿大
- 低出生体重
- 早产
- 皮肤潮红
- 高血压
- 心率快
- 心律不规则
- 易激惹、过度活跃、烦躁、睡眠差
- 甲状腺肿大(甲状腺肿)
- 甲状腺肿压迫气管,导致呼吸困难
- 食量大或正常,但体重增加不足
- 眼球突出、凝视
- 呕吐
- 腹泻

如果你发现你的孩子身上出现上述任何症状,应立即对你的孩子进行检测。

新生儿甲亢一经诊断就该尽快治疗。医生通常使用一种抗甲状腺药物,加上普萘洛尔等 β 受体阻滞剂,以帮助控制肌肉和心脏过度活动。在某些情况下,医生会开浓碘溶液或碘化钾形式的碘剂,来帮助抑制甲状腺激素的释放。如果你的宝宝患有严重甲亢,你的医生可能会开糖皮质激素药物。这些药物可以减轻炎症反应,减缓婴儿的甲状腺激素分泌,降低 T4 向 T3 的转化。

你的宝宝应该每周做一次甲功检测来监测病情进展情况。一旦病情开始好转,应逐渐减少药物剂量,直到最终停药。这通常发生在第 3 周到 12 周期间,因为你的抗体从婴儿的循环系统中逐步排出了。但是,在一些罕见病例中,新生儿甲状腺功能亢进可持续 6 个月甚至更长时间。

胎儿或新生儿甲状腺功能减退

如果你在孕期服用抗甲状腺药物治疗甲亢,你的孩子有轻微风险患上胎儿或者新生儿甲状腺功能减退。

有两个关键因素会增大这种风险:

● 在孕期对甲亢控制不佳会导致暂时性胎儿或者新生儿甲减;
● 服用高剂量抗甲状腺药物,会造成胎儿或者新生儿出现甲减。

如果你的医生确认胎儿甲减是因治疗产生的并发症,可能会减少你的抗甲状腺药物的剂量。

在美国,作为出生后"跟贴检测"的一部分,新生儿在出生时就会自动接受甲状腺功能检测。然而,如果你存在任何危险因素,或者新生儿出现以下甲状腺功能减退的症状,你应该确保孩子接受比这个检测更详细的全套甲状腺功能检测:

● 表情呆滞
● 颜面浮肿
● 舌体变厚
● 舌伸出婴儿的嘴外
● 窒息发作
● 便秘
● 黄疸
● 拒食
● 嗜睡或者昏睡
● 缺乏肌张力
● 身长异常地短
● 肌张力降低
● 生长迟缓

● 哭声嘶哑
● 颅骨囟门较大

如果你的宝宝确诊患新生儿甲减,应立即开始接受甲状腺激素替代治疗,必须定期随访,因为如果是暂时性甲减,婴儿最终能够停止服用甲状腺药物。但如果甲状腺永久受损,那么宝宝就需要终生服用甲状腺激素替代药物。

（宋　明,罗娟章　译）

第七章

孕期甲状腺炎、甲状腺肿、甲状腺结节和甲状腺癌

除了甲状腺功能亢进和甲状腺功能减退,在你怀孕期间,还有其他多种甲状腺疾病会对你有影响。在这一章里,我们将讨论如何诊断和治疗妊娠期甲状腺炎、甲状腺肿、甲状腺结节和甲状腺癌。

甲 状 腺 炎

甲状腺炎是指任何使甲状腺发炎的情况。我们已经在前面讨论了最常见的一类甲状腺炎——桥本氏甲状腺炎。但是,甲状腺炎分为很多种类型,所有这些都可能在怀孕期间发作。目前几乎没有关于不同类型甲状腺炎的妊娠患者人数的统计数字,但好消息是,甲状腺炎并不是很常见。尽管如此,了解甲状腺炎的诊断和治疗仍有重要意义。

重要提示:在非妊娠患者中,放射性碘摄取(RAIU)试验检查经常被用来区分甲状腺炎的类型。但在妊娠期是不做这种放射性检查的,因为它会对你宝宝的甲状腺产生不良影响,因此诊断需要结合症状、临床检查、血液学检查、影像学检查来进行,某些情况下,还需要细针穿刺活检来完成。

无痛性甲状腺炎/静息性甲状腺炎/淋巴细胞性甲状腺炎

无痛性甲状腺炎被认为是慢性自身免疫性(桥本氏)甲状腺炎的一种亚型,说明它属于甲状腺自身免疫性疾病的范畴。

如果你有无痛性甲状腺炎,医生会认为你有一种自身免疫性甲状腺疾病,类似于桥本氏甲状腺炎,只是无痛性甲状腺炎通常可以自愈,甲状腺功能恢复正常。这种类型的甲状腺炎通常不会引起任何症状,而你的甲状腺通常也不会变大(甲状腺肿)。

医学界认为,多达10%的甲状腺功能亢进症是由无痛性甲状腺炎引起的,因为无痛性甲状腺炎的典型病程包括一段暂时性甲状腺功能亢进,然后有时接着是一段时间的甲状腺功能减退,最后甲状腺功能恢复正常。

有一些药物可以引发无痛性甲状腺炎。如果你在服用下列任何一种药物,你的医生可能会考虑开处其他替代药品:

● 干扰素-α———一种用于治疗某些病毒感染和癌症的药物

- 白介素-2——一种用于治疗癌症的药物
- 胺碘酮——一种治疗心律不齐的药物
- 锂——一种用于治疗躁郁症的情绪稳定药

无痛性甲状腺炎通常表现为 TSH 降低和游离 T4 升高。因为无痛性甲状腺炎是一种短期的、暂时性疾病,通常不会引起严重的甲状腺功能异常,所以一般不需要治疗。

德奎文氏甲状腺炎(亚急性肉芽肿性甲状腺炎)/肉芽肿性甲状腺炎/疼痛性甲状腺炎/亚急性甲状腺炎

德奎文氏甲状腺炎又称为亚急性非化脓性甲状腺炎,其主要症状是颈部疼痛和压痛。有些患者感觉吞咽困难,甚至发热。这种特殊类型甲状腺炎常被认为是由病毒感染引起的。

德奎文氏甲状腺炎通过临床检查、症状、TSH、游离 T4 和 T3 检测来诊断。通常情况下,这种类型的甲状腺炎开始时伴有一段时间的甲亢,可能持续 4 周到 6 周。然后甲状腺激素水平开始下降,持续约 4 周,接着继续下降至甲状腺功能减退,这一阶段大约持续 4 周到 6 周。

对于非妊娠患者的治疗,如果患者主诉颈部疼痛或肿胀,可以推荐使用非甾体抗炎药,如阿司匹林或布洛芬。这些药物不推荐妊娠期服用,因此你可能需要寻求非药物疗法,如热敷或冷敷。如果你有明显的甲状腺功能亢进症状,可以使用 β-受体阻滞剂,但在妊娠期间只能在甲亢阶段短时间内使用。如果你怀孕了,并且血液检查显示你处于甲状腺功能减退期,大多数医生会开甲状腺激素替代药物来确保你的 TSH 水平在正常范围之内。

最终,大多数患者的甲状腺和激素分泌恢复正常。

这种类型的甲状腺炎,很少复发。但是,有一项研究发现,这种甲状腺炎患者中,大约15%的患者最终会发展为需要治疗的永久性甲状腺功能减退症。所以,如果你被诊断为德奎文氏甲状腺炎,请确认医生在你的病历上记录该病,并注意可能出现的甲状腺症状。你还应该考虑做一个全面的甲状腺血液学检查,作为年度体检的常规项目。

急性化脓性甲状腺炎

急性化脓性甲状腺炎,又称为急性感染性甲状腺炎,属于"疼痛性"甲状腺炎的范畴,症状包括颈部疼痛、压痛、吞咽困难和发热。这种类型的甲状腺炎通常由金黄色葡萄球菌或链球菌感染引起。感染随后引起甲状腺脓肿。

如果你的医生怀疑你患急性感染性甲状腺炎,他/她将采取一些措施,包括:

● 甲状腺超声检查,以确定是否有脓肿需要治疗。超声检查在怀孕期间是安全的。

● 甲状腺肿物细针穿刺抽吸活检(FNA),穿刺液或穿刺物将做培养以确认感染。怀孕期间 FNA 被认为是安全的。

● 血液检查(TSH、游离 T4 和游离 T3),评估甲状腺功能并查看感染的迹象。

● 开处治疗特定类型感染的抗生素(有些抗生素在怀孕期间被认为是安全的)。

● 脓肿引流。

虽然引流和抗生素治疗对大多数患者起效,但极少患者需要手术引流或切除腺体,从而导致终生甲状腺功能减退。如果需要手术,可在妊娠中期进行,或者你的医生可能建议等到分娩后才进行手术,紧急情况除外。

产后甲状腺炎

产后甲状腺炎是一种更常见的、影响产后女性的甲状腺炎。其诊断和治疗将在第八章详细讨论。

甲状腺肿/甲状腺肿大

怀孕期间,甲状腺轻度肿大属于正常现象。但是,当甲状腺明显肿大时,这种情况就被称为甲状腺肿。甲状腺肿可能不会引起任何症状,除非通过影像学检查,否则甚至可能肉眼都看不出来。但当甲状腺肿伴有症状时,你可能会出现吞咽困难、呼吸急促、声音嘶哑、喉咙发紧、咳嗽或喘鸣等问题。甲状腺肿最明显的症状是下颈部可见明显肿胀。

如果甲状腺肿从外表上看极为明显或者摸得着,可以通过临床检查诊断。但是甲状腺肿被认为是一种体征,本身不是一种疾病,通常由影响甲状腺的其他问题所导致,这些问题包括:

● 碘缺乏

● 桥本氏甲状腺炎

● 葛瑞夫兹氏病

● 结节性甲状腺肿——很多结节最终导致甲状腺肿大

● 大结节——导致甲状腺增大

● 甲状腺癌

● 甲状腺炎

在诊断甲状腺肿后,下一步医生需要确定引起甲状腺肿的原因,你的甲状腺功能水平是否在妊娠安全范围之内,是否还有其他需要解决的潜在问题。

甲状腺肿的进一步检查包括：

● 血液学检查——TSH、游离 T4、游离 T3、TPOAb 和 TSI，以确认你是否有甲状腺功能减退、甲状腺功能亢进、桥本氏甲状腺炎或葛瑞夫兹氏病

● 尿碘检查——以确定你是否缺碘

● 超声检查——如果甲状腺内有结节，并且如果结节位于可能影响呼吸或吞咽的位置上，超声检查可以让医生知道甲状腺增大/肿大的程度

● 细针穿刺活检（FNA）——取出组织或体液样本进行检测，以确定感染或其他导致甲状腺肿的潜在原因

对于非妊娠患者，有时采用放射性扫描评价甲状腺功能，但这种检查方法不能应用于孕妇。

根据病因不同，甲状腺肿的治疗方法也不同。如果是轻度甲状腺肿且不伴有任何甲状腺激素失衡或潜在问题，那么就不需要治疗。在你妊娠期间，通常要监测甲状腺肿、定期验血并接受一次或多次超声检查。

如果甲状腺肿是碘缺乏导致的，治疗方法就是在饮食中给予足够的碘。如果甲状腺肿的原因是自身免疫性甲状腺疾病，如桥本氏甲状腺炎、葛瑞夫兹氏病或其他类型的甲状腺炎，或者发现伴有甲状腺功能减退或甲状腺功能亢进，那么就采用前面章节中所介绍的方法治疗。

霍达二十多岁的时候怀上了第一个孩子，妊娠期间，她由于患桥本氏甲状腺炎而出现甲状腺功能减退，并接受治疗。她告诉我们：

> 我注意到我的脖子有些不舒服，感觉衣领变紧了，我感觉我的喉咙里好像有肿块。我的医生给我调整了左甲状腺素钠剂量。但在我怀孕 16 周的一次就诊中，我跟医生提了脖子不舒服的事，医生摸了摸我的脖子，确认我得了甲状腺肿。她让我稍微增加了药物剂量，也让我做了超声检查，确保没有其他问题，超声结果没什么问题。在孕期后面的时间里，甲状腺没有继续增大，最后，我生了一个健康的男婴。在我生了儿子后过了几个月，我发现甲状腺肿似乎自行消失了。

如果任何治疗方案对甲状腺肿都不起效并且甲状腺肿引起疼痛或影响活动、影响呼吸或吞咽或影响外观，医生可能会建议手术切除全部或部分腺体。即使如此，除非是紧急情况，甲状腺切除手术通常只安排在妊娠中期或分娩后才进行。如果你选择手术切除甲状腺，你会出现甲状腺功能减退症，需要终生服用甲状腺激素替代治疗药物。

结节/包块/囊肿

甲状腺结节是指位于腺体内的包块或囊肿,可能为囊性或实性。

大多数甲状腺结节不会引起任何症状或体征。如果结节很大,你偶尔可能会感觉到肿块,感觉到颈部有压迫感,或出现呼吸急促或吞咽困难。

结节可能是由自身免疫性甲状腺疾病引起的,如果有自身免疫性甲状腺疾病,病人往往伴有甲状腺功能减退或甲状腺功能亢进的症状。

甲状腺结节的评估和治疗取决于结节的大小、特征、病因和可能出现的症状。如果你有甲状腺结节,去看甲状腺疾病和甲状腺结节方面的内分泌专家很重要。这通常不是你的家庭医生或产科医生能够处理的问题。

对于那些没有引起症状、没有可疑特征、不考虑癌症,可能和/或活检后证实为良性的结节,大多数医生建议采用超声检查定期监测。如果它们大小保持不变,则继续定期监测。

在甲状腺功能正常或甲状腺功能减退的患者中,有限证据表明,对一些患者,使用较高剂量的甲状腺激素药物将 TSH 降至参考值下限可能会使结节缩小或抑制其生长。但是,这种方法存有争议,专家们认为这种方法无效。通常也不建议妊娠女性采用这种治疗方法。

对于良性囊性(充满液体)结节,一种治疗方法是经皮无水乙醇注射(percutaneous ethanol injection,PEI)。在 PEI 中,医生向结节内注射乙醇,有时在超声引导下注射。PEI 被认为能有效治疗这些囊性结节,有些医生认为在怀孕期间可以采用 PEI 治疗。

如果良性结节影响呼吸或吞咽,或压迫血管,可能会建议手术切除全部或部分甲状腺腺体。同样,对于妊娠女性而言,手术通常会选择在妊娠中期或分娩后进行。

如果良性甲状腺结节实际上产生甲状腺激素,这种结节被称为"毒性"结节,可引起或加重甲状腺毒症。对于合并甲状腺毒症的非妊娠患者,可采用放射性碘治疗(RAI),使腺体和结节缩小。然而,怀孕或哺乳期间不能采用这种治疗方法(好消息是,数项研究表明,如果妊娠女性在怀孕 12 周内无意中接受了 RAI 治疗,胎儿的甲状腺似乎不会受损)。

2011 年《美国甲状腺协会孕期和产后甲状腺疾病诊疗指南》,简称《怀孕指南》建议,大于 1cm 的结节应活检,如果你有遗传性甲状腺癌风险或超声提示可疑情况,5mm 至 1cm 大小的结节也应活检。

在怀孕期间,由甲状腺结节引起的甲状腺功能亢进将按照第六章所描述的方法进行治疗。

消融技术适用于实性结节,但不适用于囊性结节。那些不适宜接受手术的患者也可以选择这种治疗手段。射频热消融治疗时,局部麻醉之后作一个小切口,在结节附近插入一个电极,电极释放出无线电波,产生热破坏结节或使结节缩小。在经皮激光消融治疗中,局部麻醉之后作一个小切口,直接对准甲状腺结节插入激光器。目前尚没有研究可以确定这种疗法对妊娠女性是否安全。你应该跟你的内分泌专家讨论这种疗法的可能性。

癌症风险

大多数甲状腺结节是良性的,但有一小部分可能是恶性。甲状腺结节更常见于多次妊娠的女性,妊娠期间甲状腺结节更容易增大。

虽然甲状腺结节为恶性的风险一般是 5%,但一些研究发现,1/4 至 1/3 孕妇的甲状腺结节属于恶性结节。一些专家推测,怀孕可能会加速之前恶性结节的生长。

有可疑特征的任何结节通常需要活检。但考虑到妊娠期间甲状腺结节为恶性的风险较高,我们建议对妊娠期间发现的任何结节都进行充分评估。评估包括甲状腺血液学检查、超声检查、是否有甲状腺癌的可疑特征或甲状腺癌家族史和 FNA。

在这个建议中,我们从《怀孕指南》开始。指南建议,如果发现结节,医生会询问你是否有良恶性甲状腺疾病和内分泌疾病的家族史、既往疾病或涉及颈部的治疗(特别是儿童时期头部或颈部的放射治疗)以及何时察觉有结节及其生长速度。指南进一步建议,所有有甲状腺结节的妇女都应检测 TSH 和游离 T4 水平,如果患者有甲状腺髓样癌或多发性内分泌腺瘤病(multiple endocrine neoplasia,MEN)2 型的家族史,还应检测降钙素水平;并且使用超声来确定结节的特征并监测其生长。指南称,如果结节小于 10mm,除非有可疑特征,否则不需要行 FNA。我们认为有充分理由积极评估怀孕期间的所有结节。

《怀孕指南》还指出,如果检查结果确认结节属于良性之后结节仍然快速长大,或者你持续的咳嗽或有声音问题,或有甲状腺癌家族史,都应该进行 FNA,再次排除癌症的可能性,虽然这种可能性很小。

甲 状 腺 癌

甲状腺癌,虽然其发病率一直在增长,但仍是一种很少见的癌症,在美国每年所有新发癌症中仅占 1.2%。据美国癌症协会报道,2015 年,甲状腺癌新发病例约为 62 450 例(女性 47 230 例,男性 15 220 例),死亡人数约 1 950 例(女性 1 080 人,男性 870 人)。与其他大多数成人癌症相比,甲状腺癌通常确诊年龄较轻,大约 2/3 的病例年龄小于 55 岁,仅有 2% 的甲状腺癌发生在儿童和青少年中。

甲状腺癌需要治疗和终生监测,对患者的体力有一定的影响。但生存率高,95% 的甲状腺癌患者获得治愈,长期存活且无复发。

如果你的 FNA 提示患甲状腺癌,首要步骤之一是确保你的医生是个甲状腺专家,不仅仅是个内分泌专家,还应该是一个擅长诊断和治疗不同类型甲状腺癌的专家。

甲状腺癌风险因素

甲状腺癌危险因素包括:

● 性别——女性患甲状腺癌的风险比男性高三倍

● 低碘饮食——在碘缺乏地区,滤泡性甲状腺癌更为常见

● 放射线暴露——无论是对头颈部的早期放射治疗,还是在儿童期或成年早期暴露于核武器或核电站事故的放射性泄漏

● 遗传性——甲状腺癌家族史,特别是甲状腺髓样癌,遗传因素可增加你的患癌风险

● 桥本氏甲状腺炎病史,尤其是未经治疗的桥本氏病

全科医生大卫·布朗斯坦(David Brownstein)同意碘缺乏是甲状腺癌的一个危险因素。据布朗斯坦医生说:

> 碘缺乏与甲状腺肿和甲状腺癌、卵巢癌、子宫癌、乳腺癌、前列腺癌和胰腺癌等内分泌肿瘤相关。我觉得我们所看到的碘缺乏症流行在很大程度上造成了我们目前面临的内分泌肿瘤流行。到目前为止,甲状腺肿最常见的原因就是碘缺乏。如果任何人发现自己的任何内分泌组织(包括甲状腺和乳房)异常生长,应首先研究他/她是否缺碘。

甲状腺癌的体征和症状

甲状腺癌,特别是在其发展的早期阶段,可能根本不会引起任何症状。但随着甲状腺癌的生长和发展,引起症状的可能性增加。提示甲状腺癌可能的一些体征和症状包括如下:

● 颈部包块或结节——特别是在颈前喉结区域。有时,包块或结节会迅速增大

● 颈部肿大

● 颈部淋巴结肿大

● 声音嘶哑、难以正常说话、声音改变

● 吞咽困难或窒息感

- 呼吸困难
- 颈部或喉咙疼痛,包括从颈部到耳朵区域疼痛
- 颈部敏感——穿戴领带、高领毛衣、围巾、项链时有不适感
- 非过敏或疾病导致的持续或慢性咳嗽
- 甲状腺不对称(一侧大结节,另一侧无结节)

甲状腺颈部检查

为了强调早期发现的重要性,美国临床内分泌学家协会(AACE)鼓励美国人进行简单的自查,称之为"甲状腺颈部自查"。检查你的颈部(脖子)在某些情况下可以帮助你找到可能提示甲状腺疾病的包块或肿大,包括结节、甲状腺肿和甲状腺癌。

为了及早发现甲状腺异常,或确定可能提示潜在甲状腺癌的包块,你可以按照以下步骤进行"甲状腺颈部自查":

1. 站在镜子前面
2. 向后伸展你的脖子
3. 吞水
4. 看看颈部是否有肿大(喉结下方、锁骨上方)
5. 触摸(肿大的)区域以确认肿大或肿块
6. 如果发现任何问题,请寻医就诊

注意:"甲状腺颈部自查"并不是决定性的。诊断或排除甲状腺癌需要医生全面的检查。

检测

如前所述,怀孕期间甲状腺癌的检测通常需要 FNA,以及一些甲状腺血液学检查,包括 TSH、游离 T4、游离 T3 和 Tg 水平。经常采用的放射性碘摄取检查是为了确定结节是冷结节、温结节还是热结节,但这种检查不适用于妊娠女性,因为这会对胎儿造成危险。

如果你有甲状腺髓样癌或多发性内分泌腺瘤病(multiple endocrine neoplasia,MEN)2 型的家族史,你还应检测降钙素水平。

乳头状癌和滤泡性癌

大约80%的甲状腺癌属于所谓的分化型甲状腺癌。大多数乳头状癌和滤泡性癌都是分化型甲状腺癌。这意味着这些细胞没有发生明显的改变。

乳头状癌和滤泡性癌通常是治疗效果最好的甲状腺癌。乳头状和滤泡性甲状腺癌的治疗由其分期决定。对于几乎检测不到的微小癌,一些医生采取观察等待的方法,定期监测。但是在大多数情况下,当肿瘤较小并且位于甲状腺内时,癌细胞可能已经扩散到淋巴结或甲状腺外,但没有进一步的

扩散,这时,治疗方法通常采用一侧腺叶切除术(切除受影响的腺叶),或者是更加常见的全甲状腺切除术,将整个甲状腺完全切除。如果癌细胞存在于淋巴结中,也需要将其切除。

在孕妇中,根据肿瘤的大小和分期,你的医生可能会建议你等到分娩后再进行手术和进一步的治疗。这种方法是安全的,因为这类癌症通常生长速度缓慢。在这种情况下,你的医生可能会加大甲状腺激素的抑制剂量,以防止癌症的扩散。你也应该至少每三个月进行甲状腺超声检查一次,以评估肿瘤的生长速度,如果肿瘤快速生长,这可能提示需要尽早手术。

一些患者需要低碘饮食,并停服所有甲状腺激素替代药物数周,然后接受放射性碘治疗,去除可能刺激癌症生长的残留甲状腺组织。肿瘤学家和甲状腺癌专家约亨·洛克(Jochen Lorch)博士认为:

> 甲状腺癌手术后进行 RAI 治疗的原理是,这些癌细胞很像甲状腺细胞,后者能够吸收碘以分泌甲状腺激素。虽然这些肿瘤细胞通常不分泌任何激素,但它们仍然保留吸收碘的能力。RAI 向腺体发出靶向性的辐射,破坏残留细胞。为了使 RAI 治疗效果达到最佳,你的 TSH 水平必须远高于正常范围,通常高于 30mIU/L。你将变成明显甲减,以使 TSH 升高,通常需要 6 周至两个月。同时,你需要低碘饮食,不服用甲状腺激素替代药物。对于一些分化型甲状腺癌患者,我们可以在放射性碘治疗之前给他们注射重组 TSH(又称为 Thyrogen),让他们免于停药 8 周所带来的痛苦。注射重组 TSH 可以迅速提高 TSH,并防止甲状腺功能减退症状的发展。问题是这种药比较昂贵,经常供不应求。

RAI 治疗结束后,患者开始接受甲状腺激素替代药物治疗,通常为"抑制剂量",旨在保持 TSH 处于低水平,以防止残留甲状腺中的细胞生长或肿瘤复发。

然而,需要特别注意的是,由于辐射可能损害胎儿或婴儿的甲状腺健康,孕妇或哺乳期妇女绝不能接受放射性碘治疗。

关于治疗妊娠期转移性或晚期乳头状和滤泡性甲状腺癌的研究很少,因此需要详细咨询你的甲状腺癌专家之后再治疗。在非妊娠患者中,对于癌症已经扩散并处于晚期阶段的患者,或甲状腺癌不会摄取碘并且 RAI 对其无效的患者,可采用外照射放疗疗法。这种治疗方法利用身体之外的仪器发出的高能射线,帮助治疗复发或扩散病灶。

虽然手术和 RAI 对大多数乳头状和滤泡性癌都有效,但是如果这些治疗无效,有一些名为激酶抑制剂的药物可以阻断肿瘤生长并破坏促进生长的蛋白。这些患者可口服索拉非尼(Nexavar)和乐伐替尼(Lenvima)。其他药物,如舒尼替尼(Sutent)、帕唑帕尼(Votrient)和凡德他尼(Caprelsa),还处于研究阶段。

化疗通常不用,但对激素治疗和 RAI 无反应的晚期甲状腺癌除外。

甲状腺髓样癌

髓样癌的治疗通常采用切除甲状腺和受累淋巴结的方法。这类甲状腺癌不会摄取碘,因此不采用 RAI 治疗。对于妊娠女性,手术通常在妊娠中期进行,但根据癌症的分期和侵袭性,权衡立即手术的迫切性和手术风险后,可建议在孕期的任何时间点进行手术。术后必须采用甲状腺激素替代治疗并进行随访。

虽然关于治疗妊娠晚期甲状腺髓样癌的研究很少见,但在非妊娠人群中,医生可能会开凡德他尼(Caprelsa)或卡博替尼(Cometriq),这些口服药可能有助于减缓肿瘤细胞的生长。如果凡德他尼和卡博替尼不起效,可以服用索拉非尼(Nexavar)和舒尼替尼(Sutent)。在罕见的转移性甲状腺髓样癌中,也可以使用化疗。

甲状腺未分化癌

甲状腺未分化癌的治疗通常包括全甲状腺切除术。因为这种癌症侵袭性强、可能影响气管,患者可能还需要行气管切开术。

由于这种罕见癌症侵袭性强、致死率高,往往建议采用外照射放疗、化疗和新治疗方案的临床试验等方法。

随访

甲状腺癌治疗后,需要终生对患者进行定期随访。大多数甲状腺癌的治疗需要将整个甲状腺切除,所以,几乎所有甲状腺癌幸存者最终都会出现甲状腺功能减退,需要终生服用甲状腺替代激素。

所有甲状腺癌患者都要进行血液学检查,定期监测甲状腺功能水平,以确保甲状腺激素替代剂量达到最佳,并且必要时抑制 TSH 水平。根据甲状腺癌的类型、分期和进展情况,随访内容还可能包括:

● 体格检查,感觉甲状腺区是否肿大或有变化

● 颈部超声检查,查看是否有任何组织再生或癌症复发

● RAI 扫描——此项扫描是为了查找乳头状或滤泡性癌的复发灶。在非妊娠患者中,甲状腺手术后,在放射性碘扫描前约 3 至 6 周停服甲状腺激素,以获得准确的结果(或给患者注射一针重组 TSH,这种药物能够缓解甲状腺功能减退症状但不影响扫描结果的准确性)。在此期间,大多数患者也会被要求低碘饮食[甲状腺癌生存者协会(Thyroid Cancer Survivors'Association,

ThyCa)制作了一本介绍低碘饮食的小册子,其中包括食谱,可以免费在线获取]。医生会评估放射性碘扫描结果,看是否有任何复发迹象,之后,患者通常继续服用甲状腺激素替代药物。请注意,怀孕或母乳喂养期间绝不能做这些扫描。

● 甲状腺球蛋白(Tg)血液学检查——由于甲状腺细胞会产生 Tg,手术之后,Tg 应该降低或者检测不到。存在 Tg 意味着仍然存在甲状腺细胞,而 Tg 水平升高可能提示癌症复发。

● 抗甲状腺球蛋白抗体(TgAb)检测——对于接受 Tg 检测的癌症患者来说,也需要检测 TgAb,因为 TgAb 会影响 Tg 检测的结果,从而影响其准确性。

● 头部/颈部/胸部 MRI——注意钆(不是碘)通常用于 MRI 增强扫描(译者注:钆是 MRI 检查的造影剂,不是 PET-CT 检查的造影剂,故这里将原文中 PET/CT 改为 MRI)。如果怀疑癌症但 RAI 扫描或超声波检查未能发现,也可以进行 PET 扫描或 CT 扫描。再次强调,怀孕或母乳喂养期间通常不做这些检查。

甲状腺癌生存者协会(ThyCa)提供了关于甲状腺癌治疗和随访信息的优质资源(见附录 A)。

外科手术

如果发现甲状腺癌,甲状腺癌的类型决定了所用的治疗方法。对于在怀孕期间发现的分化良好的甲状腺癌,《怀孕指南》建议手术治疗,即甲状腺切除术,通常可以推迟到分娩之后进行。对于甲状腺髓样癌,如果原发肿瘤很大或者向淋巴结广泛转移,则建议在怀孕期间进行手术。关于怀孕期间甲状腺手术影响的研究表明,一般来说,如果甲状腺手术在妊娠中期进行,不会增加母体或胎儿风险。

在吉尔三十岁出头的时候,她被诊断患上了甲状腺乳头状癌,当时,她已怀孕六个月,她的医生告诉她,她可以决定是否进行手术或者等到她的宝宝出生之后再做手术:

> 我选择做手术。我不想我身上有癌症。说我害怕是低估了我。我不仅是为我的生命做决定,也是为我未出生的孩子做决定。我做了全甲状腺切除并切除了一些淋巴结。他们还发现了第二个癌性结节。一切顺利,我的宝宝和我非常好,也很健康。我的女儿现在 3 岁半,她聪明、美丽、很健康。我为她感到无比骄傲。

指南建议,如果分化良好的甲状腺癌患者推迟到分娩之后再接受手术,应该每三个月进行超声检查,观察肿瘤是否快速生长。当发现肿瘤生长过快或者扩散至淋巴结时,建议手术。

如果你患有早期乳头状或滤泡性甲状腺癌并且你的医生将其归为"分化良好",你有机会等待至分娩后再接受治疗和手术。该类型癌症通常生长非常缓慢,观察等待是安全的。但是,你的医生可能会建议你增加甲状腺激素的剂量,服用抑制剂量的药物,使你的 TSH 保持在(0.1~1.5) mIU/L 之间,最高不超过 1.5mIU/L,帮助阻止癌症扩散。

妊娠甲状腺癌幸存者伴甲状腺功能减退症的治疗

根据《怀孕指南》,患有顽固性甲状腺癌的女性中,孕期 TSH 应该维持在 0.1mIU/L 以下。在目前没有甲状腺癌但过去有高风险肿瘤的妇女中,药物应维持抑制剂量,使 TSH 水平保持在 0.1mIU/L 至 0.5mIU/L 之间。在目前无甲状腺癌征象的低危患者中,可以将 TSH 控制在正常范围的低限 (0.3mIU/L 至 1.5mIU/L)。

通常,与由于其他疾病导致甲状腺功能减退症的女性相比,甲状腺癌患者术后接受甲状腺激素替代治疗的孕妇需要增加的药物剂量较小。指南建议这些女性,怀孕期间每 4 周监测一次 TSH,直到怀孕 16 至 20 周,然后在妊娠 26 至 32 周之间至少再监测一次 TSH。

RAI 治疗癌症以及对以后妊娠的影响

在二十多岁和三十多岁的女性中,因甲状腺癌接受放射性碘治疗(RAI)后的第一年期间,研究人员没有发现不孕不育率、流产率、死胎率、新生儿死亡率、先天性畸形率、早产率、低出生体重比例或死亡率增加。但是,在 RAI 治疗后的几个月内,由于对甲状腺激素的控制不足,流产风险增加。《怀孕指南》建议,在接受 RAI 治疗后,至少等待六个月再备孕,以确保在怀孕前将甲状腺功能控制在最佳水平。

对于一些围绝经期女性,RAI 也可能导致激素紊乱,并导致停经。

在怀孕前没有任何疾病的女性中,妊娠似乎并不会增加甲状腺癌复发的风险。然而,在有甲状腺癌残留的女性中,无论是残留可见的甲状腺组织还是甲状腺球蛋白(Tg)水平升高者,妊娠都可能刺激甲状腺癌的生长。

如果你曾接受过分化型甲状腺癌的治疗,并且目前检测不到甲状腺球蛋白(Tg),那么,在你怀孕期间不需要进行特殊监测。但是,如果你曾因为分化型甲状腺癌接受过治疗,并伴有 Tg 水平升高或者有持续性疾病的任何证据,那么指南建议你每三个月进行一次超声检查。

(李秋梨　译)

第八章

产后甲状腺相关问题

即使你在产前没有甲状腺病史,产后仍然有可能出现甲状腺问题。

甲状腺激素水平经常随着人体激素水平的波动、免疫及内分泌系统变化、身体应激状态而改变。妊娠加重了甲状腺和肾上腺的负担,免疫系统也不得不在妊娠期间做出巨大的改变来耐受一个"异物"——你的孩子——在你的身体里生存,而不会攻击或者排斥你的孩子。分娩之后,你的雌激素和孕激素水平会迅速下降。同时,睡眠不足和不规律的睡眠周期对肾上腺功能及激素水平产生巨大的压力,影响着许多新手妈妈。所有这些因素可能导致产后出现新的甲状腺问题。

如果你在妊娠之前就诊断出甲状腺问题,身体在妊娠期间和产后发生的许多变化会使你的甲状腺功能不稳定,甲状腺激素水平出现波动,导致你的感觉或者治疗发生改变。

在这一章,你将对甲状腺功能减退/桥本氏甲状腺炎、甲状腺功能亢进/葛瑞夫兹氏病以及产后新诊断出的甲状腺炎有所了解,你还将了解到如果在妊娠期间出现甲状腺问题并进行治疗的话,产后可能遇到的问题和情况。你将了解到泌乳不足、产后抑郁、脱发和减肥困难等一些产后问题。这些症状可能都是未诊断或未充分治疗的产后甲状腺问题所造成的。

甲状腺功能减退/桥本氏甲状腺炎

如果在妊娠期间患有甲状腺功能减退,在大部分病例中,病人将会持续甲减,并且在妊娠后仍需要治疗。2011年《美国甲状腺协会孕期和产后甲状腺疾病诊疗指南》(简称《怀孕指南》)指出,产后甲状腺激素替代药物的剂量应减少到妊娠前水平,并在6周后复查。但是,指南也指出,一些研究显示,采用甲状腺激素替代治疗的桥本氏甲状腺炎患者中,超过50%的患者产后所需用药剂量实际上比妊娠前更高,这很可能是由于产后自身免疫性甲状腺功能失调的情况更为加重。因此,要注意,指南关于这点的说法是矛盾的。如果你因为桥本氏甲状腺炎而出现甲状腺功能减退,在分娩后立刻按照指南的建议减少甲状腺激素剂量的话,有50%的可能你的甲状腺素水平会下降,TSH 水平升高,你的甲状腺功能减退症会加重并伴有症状。产后治疗不足同样会加大甲状腺功能减退相关的产后风险,比如泌乳不足、产后抑郁、脱发和减肥困难。这些问题会在本章详细讨论。

全科医生建议在产后 2 周内检测 TSH、游离 T4 和游离 T3 水平,根据情况调整剂量,使你的甲状腺功能达到最佳。然后 8 周内再复查,根据情况再次调整甲状腺素替代治疗的剂量。你需要坚持每 8 周复查一次甲状腺水平、调整剂量,直到甲状腺水平稳定在最佳水平。

全科医生理查德·谢姆斯(Richard Shames)建议在妊娠后,因桥本氏甲状腺炎导致甲状腺功能减退的女性应该将 TSH 水平控制在参考范围低限,大约是 1.0mIU/L 左右。谢姆斯博士认为:"根据多年的临床经验,很多女性在产后数月甲状腺抗体水平的急剧升高会引发各种产后问题,包括产后抑郁。将 TSH 控制在较低水平似乎有助于避免抗体升高引起的风险。"

有些患者可能经历一个轻微甲状腺功能减退、伴有轻微症状的时期,这通常与产后甲状腺炎相关。产后甲状腺炎通常是自限性的,一段时间后能够自行痊愈,一般不需要治疗,除非尝试再次怀孕。产后甲状腺炎将在本章后面章节详细讨论。

如果你在妊娠前或妊娠期间出现甲状腺过氧化酶抗体(TPOAb)升高,即使 TSH、游离 T4 和游离 T3 维持在建议范围内,你出现产后甲状腺功能减退的风险也会升高。如果这些抗体在你妊娠早期已升高,或者在你妊娠期间检测到这些抗体,你要在产后密切关注任何甲状腺功能低下的体征或症状。

如果你有以下症状:疲劳、体重增加(或者产后减肥失败)、抑郁、便秘、脱发或者其他甲状腺功能减退症状,应立刻就诊,检查 TSH、游离 T4、游离 T3 和 TPOAb。要记住,你甚至你的医生可能会简单地认为这些症状只是产后的"正常"现象。但是如果存在 TPOAb 升高,并且在产后出现这些症状,你有必要进行细致的甲状腺检查,看是否是甲状腺功能减退。

甲状腺功能亢进/葛瑞夫兹氏病

女性产后也可能患上甲状腺功能亢进。大多数情况下,产后出现甲状腺功能亢进,表示甲状腺因产后甲状腺炎过度活跃,产后甲状腺炎将在下一节讨论。如果是这种情况的话,甲亢的症状常常会不治自愈,甲状腺功能会恢复正常。有些情况下,患者甲亢过后会伴随一段时间的甲状腺功能减退,但之后甲状腺功能会恢复正常。

孕前患有葛瑞夫兹氏病并服用抗甲状腺药物的女性以及前次妊娠结束

后出现甲状腺功能亢进的女性产后患甲状腺功能亢进症的风险更高。从统计学上看,怀孕前患葛瑞夫兹氏病并且症状缓解的女性,产后的整体复发率更高,达84%,与之相比,未怀孕患者的复发率仅为56%。

如果你在妊娠期间有先兆子痫,你需要意识到,这可能是产后甲状腺功能亢进高风险的预兆。在玛利亚第一次怀孕的时候,她患上先兆子痫并且卧床休息了七个月:

> 生下儿子之后,我完全变了个人。他五个月大时,我的脖子上出现了一个大肿块,我的眼睛开始突出。我们约了医生见面,我这辈子从没有这么恐惧过。我被诊断为葛瑞夫兹氏病合并甲状腺功能亢进。我最终找到了一位了不起的甲状腺专科医生!开始我们尝试抗甲状腺药物让我的甲状腺素水平降下来,但没有效果。最终,大约过了一年,我接受了RAI,这种治疗起效了!现在我的甲状腺水平恢复了正常。

产后甲状腺功能亢进症的评估

根据《怀孕指南》,产后甲状腺功能亢进症的主要难题是确定过度活跃的甲状腺是因为产后甲状腺炎还是葛瑞夫兹氏病。这两种病症的治疗方法不同,并且转归也不同。

为了区分这两种不同的情况,指南建议检测甲状腺刺激免疫球蛋白(TSI),因为大部分葛瑞夫兹氏病患者都能检测出TSI,而大部分产后甲状腺炎患者的TSI检测结果为阴性。医生也需要寻找葛瑞夫兹氏病的临床证据——比如甲状腺肿,或者甲状腺眼症,后者也称为葛瑞夫兹氏眼病或甲状腺毒性眼球突出。在一些病例中,医生会检查放射性碘摄取(RAIU)水平;产后甲状腺炎患者的RAIU通常较低,葛瑞夫兹氏病患者则会升高。

放射性物质可以进入母乳中,因此对正在哺乳的妇女,指南建议,如果需要进行RAIU扫描,就使用碘-123或锝。与半衰期较长的碘-131相比,这两种同位素的半衰期短,所以,哺乳期女性可以将检查后数天的母乳挤出,丢弃,之后再恢复哺乳。

甲状腺功能亢进症的治疗

《怀孕指南》建议,产后甲状腺功能亢进症需要治疗,首选药物应该是抗甲状腺药甲巯咪唑(他巴唑,MMI)。如果患者正在哺乳期,剂量不超过每天20mg至30mg,哺乳后分次服用,这对患者及其婴儿都是安全的。治疗产后甲状腺功能亢进的第二种选择是抗甲状腺药丙硫氧嘧啶(PTU),剂量不超过每天300mg。PTU通常只在MMI过敏时推荐,因为PTU会增加肝毒性的风险。

如果患者对抗甲状腺药物过敏或者敏感,或者药物对甲状腺功能亢进症无效,医生很可能会推荐 RAI 治疗或手术切除甲状腺,但后者较少使用,因为这将永久地降低甲状腺功能。关于甲状腺功能亢进的治疗详见第六章的讨论。

产后甲状腺炎

对于初产妇来说,产后数月感到疲劳、情绪不稳和一些其他症状是很常见的,这常常被归为女性刚成为母亲,但这些症状实际上是产后甲状腺炎的症状。产后甲状腺炎指的是在产后第一年、自然流产或人工流产后最初出现的甲状腺炎症反应。它被认为是桥本氏甲状腺炎的一个亚型。

哪些是产后甲状腺炎的高危人群?

任何女性都有可能患产后甲状腺炎,这种情况相当常见,发生率大约在7%。女性有以下几种情况或是有以下甲状腺标记物的话,患上产后甲状腺炎的风险会更高:

- 患有 1 型糖尿病,患上产后甲状腺炎的概率高达 25%
- 抗甲状腺抗体升高,但是甲状腺素水平正常,患病概率达 25%
- TPOAb 升高,患病概率高达 50%

产后甲状腺炎也常见于先前有甲状腺炎病史的女性。

产后甲状腺炎的典型病程

产后甲状腺炎最常见的表现是轻微的甲状腺功能减退,通常在产后约2~6 个月出现,经过一段时间之后,甲状腺功能恢复正常,甲状腺素水平也恢复正常。

第二常见的表现是轻微的甲状腺功能亢进,在产后大约 1~4 个月出现。同样,经过一段时间后,甲状腺功能恢复正常,甲状腺素水平也恢复正常。

最不常见的表现是开始时出现轻微的甲状腺功能亢进,产后约 1~4 个月出现,但是持续仅 2~8 周左右,之后转为轻微的甲状腺功能减退,再持续数周或数月;一段时间后,甲状腺功能最终恢复正常。

尽管一些案例中,产后甲状腺炎随着时间不治而愈,但是,产后甲状腺炎发展成慢性甲状腺疾病的可能性仍然很高。据估计,多达一半的产后甲状腺炎患者会在 4~8 年内发展为持续性甲状腺功能减退或甲状腺肿,或两者都有。

产后甲状腺炎可以预防吗?

一些研究显示,对于 TPOAb 阳性的妇女,补充硒可以预防产后甲状腺炎。一项专门研究将 TPOAb 阳性的女性受试者分为两组,研究发现,没有补充硒的受试者,49%患上产后甲状腺炎,而在每日补硒200μg的受试者中,只有29%患上该病。这一显著的差别,表明应从孕前开始补硒,覆盖整个妊娠期,并一直坚持到产后一年。

产后甲状腺炎的症状

产后甲状腺炎的甲状腺功能减退期和甲状腺功能亢进期均会出现一系列症状。其中包括:

- 泌乳量减少
- 脱发
- 疲乏
- 无痛性甲状腺肿(甲状腺腺体增大)
- 抑郁,情绪低落

产后甲状腺炎甲状腺功能减退期的症状要比普通甲状腺功能减退症的症状轻,通常包括反应迟缓、皮肤干燥、减肥困难(或体重增加)、便秘、低体温以及眼部、面部和双手浮肿。

产后甲状腺炎甲状腺功能亢进期的症状通常比普通甲状腺功能亢进症的症状轻一些,包括焦虑、肌肉无力、易激惹、心悸、心率加快、震颤、体重减轻以及便溏或腹泻。

诊断

产后甲状腺炎通常通过血液检查进行诊断。在甲状腺功能减退期,TSH会升高,T4会降低或在正常低值。大部分产后甲状腺炎患者的TPOAb浓度会升高,特别是在甲状腺功能减退期。在甲状腺功能亢进期,血液学检查结果通常显示TSH降低、T4和T3处于正常高值或升高。在一些产后甲状腺炎病例中,甲状腺超声检查通常显示甲状腺腺体增大。

在生产之后,甲状腺炎和葛瑞夫兹氏病都可能导致甲状腺功能亢进。虽然产后甲状腺炎是导致甲亢的最常见原因,但是,如果患者有葛瑞夫兹氏病,医生能诊断该病也非常重要。最主要的差别在于,如果你的产后甲状腺炎的症状轻微,你的甲状腺不会明显增大,也不会有眼部症状,比如凸眼、凝视、复视症状等葛瑞夫兹氏病的常见症状。

在一些病例中,医生会采用放射碘摄取检查来区分产后甲状腺炎和葛瑞夫兹氏病。(但要注意,不能在哺乳期进行此项检查,避免婴儿遭受辐射,因为辐射会破坏婴儿的甲状腺。)

治疗

对于一些女性来说,产后甲状腺炎不需要治疗,因为无论是甲减还是甲亢都很轻微,症状不会让患者感觉虚弱,这种情况通常可以自愈。

根据《怀孕指南》，通常不建议产后甲状腺炎甲亢期的患者服用抗甲状腺药物。但是，如果患者出现明显的甲状腺功能亢进症状，医生可能会开β受体阻滞剂。指南建议尽可能使用最低剂量的普萘洛尔来缓解症状。由于检测表明只有很少量的普萘洛尔会进入母乳，似乎不会对母乳喂养的婴儿造成不良影响，因此，哺乳期服用普萘洛尔被认为是安全的。指南建议，在甲状腺功能减退期之后，每两个月监测一次 TSH 水平，直到产后一年之后，以此排除甲状腺功能减退可能。

如果你正处于产后甲状腺炎的甲状腺功能减退期并且有严重症状，或者你计划再次怀孕，指南建议你接受甲状腺激素替代治疗。如果你没有症状，但是处在产后甲状腺炎的甲状腺功能减退期，指南建议每 4~8 周复查一次 TSH，直至甲状腺功能恢复正常。然而全科甲状腺专家并不赞同，他们会建议你做更全面的全套甲状腺检查，包括 TSH、游离 T4 和游离 T3，每 4~8 周复查一次，如果你的甲状腺功能没有达到最佳水平并且仍有症状，你应该考虑接受治疗。

常 见 问 题

妊娠之后，一些女性第一次出现甲状腺疾病的症状和体征。产后抑郁、哺乳困难和相关问题、产后脱发、减肥困难等都可能是一个初产妇出现未被诊断甲状腺疾病的征兆。

如果你正在接受甲减治疗，你仍然可能在妊娠后遇到这些问题，如果治疗效果不佳，这些症状更有可能出现。

产后抑郁

生完孩子后的抑郁症状，又称围产期抑郁或者产后抑郁（postpartum depression，PPD），它远比大多数人所认识到的要常见。据估计，有 15%~17% 的女性会经历严重产后抑郁，在妊娠前检测出 TPOAb 阳性的患者患产后抑郁的风险更高。

产后抑郁的症状包括：

- 对自己的孩子缺乏兴趣
- 对自己的孩子缺乏母爱
- 感觉不到周围任何人似乎都拥有的"亲密"关系
- 食欲变化——吃得比平常多或者少，伴随有体重增加/减轻
- 入睡困难；失眠症
- 睡得比平时多
- 感觉愤怒和易激惹

- 容易感觉沮丧,尤其在琐碎的事情上
- 感觉难以控制的愤怒,甚至是面对无关紧要的小事情也是如此
- 经常大哭
- 感觉到强烈的悲伤
- 感觉到绝望和内疚
- 每次孩子哭时都会感觉愧疚
- 怀疑养孩子的意义
- 认为成为一个母亲可能不是个好主意
- 有伤害自己或者孩子的想法
- 害怕和孩子独处
- 有"这个孩子要是没有出生的话就好了"的想法
- 对自己以前喜欢的事情失去兴趣,比如阅读、烹饪或者其他业余爱好
- 对家庭时间或家庭出游缺乏兴趣
- 对于孩子健康的过度焦虑
- 经常担心自己的孩子没有呼吸
- 强迫性思考,比如"烤箱关了吗?""门锁上了吗?"这会影响到你的日常生活

这些症状可以早在生完孩子之后就立刻出现,并且可以一直持续到孩子出生后一年。

> **重点**:如果你有任何伤害自己或者伤害孩子的想法,请立刻寻求帮助! 打电话报警、自杀热线、医生、牧师、犹太教士、神父或者防止虐待儿童热线。一定要认真对待! 你可以针对你的感觉寻求帮助,上述任何一个求助对象都能够帮助你。

照顾婴儿的压力巨大,和大多数新手妈妈一样,你可能会疲劳、焦虑和易怒,这些都是可以理解的。短期内经历这些症状是常见的,这被称为产后忧郁。但是,如果这些症状持续时间超过 2 周,并且你出现了伤害自己或者婴儿的想法,你都应该立刻寻求医疗救助,对产后抑郁进行治疗。对于孩子和妈妈来说,孩子出生的第一年非常重要,你不能在悲伤或失落的情绪中度过,更不能拿你自己或孩子的生命冒险。

除了新出现的和未经治疗的甲状腺疾病以及已经治疗但需要进行剂量调整的甲状腺疾病,还有其他危险因素会导致患者出现产后抑郁,这些因素包括:

- 患有 1 型或者 2 型糖尿病或妊娠糖尿病
- 有抑郁、焦虑或者产后抑郁个人史或家族史
- 有经前综合征（premenstrual syndrome，PMS）或经前焦虑症病史（premenstrual dysphoric disorder，PMDD）
- 曾经有妊娠或者孕产并发症
- 经历哺乳困难
- 双胞胎或者多胎分娩
- 新生儿需要在产后住进新生儿重症监护室接受治疗
- 在不孕不育治疗后妊娠的
- 在照顾孩子期间得不到支持
- 对自己抚养孩子的能力缺乏信心
- 有家庭成员表现出对你抚养孩子的能力缺乏信心
- 在妊娠期间或者产后经历重大生活压力或者创伤，比如换工作、失业、搬迁、亲人过世、财务紧张或婚姻关系紧张
- 睡眠不足

治疗

首先，如果你有产后抑郁的症状，立刻联系医生很重要。不要忽视寻求帮助或耽误治疗的严重性。

如果你没有诊断出甲状腺问题，但是正在经历产后抑郁，抑郁症状可能是甲状腺问题的征兆，只是还没有被诊断。我们的建议是，让你的医生检测你的 TSH、游离 T4、游离 T3 和 TPOAb 水平，如果甲状腺水平还没有到最佳，则按照本书前面讨论的方案继续治疗。

如果你已经开始甲状腺激素替代治疗，并且有产后抑郁的征兆，这可能表明你的甲状腺没有在最佳状态。如果你还没有开始甲状腺激素替代治疗，你正好在这时候去看医生，并检查 TSH、游离 T4 和游离 T3。如果你的甲状腺水平没有达到最佳状态，按照这本书之前讨论的治疗方法进行治疗。

如果你的甲状腺水平处在最佳状态，却仍经历产后抑郁，你也许需要检测其他激素，特别是黄体酮的水平。分娩后，雌激素和黄体酮会骤然下降，黄体酮非常低的时候，一些女性会感觉抑郁。如果你是这种情况，黄体酮补充治疗会有助于缓解你的产后抑郁症状。

如果没有其他需要处理的激素问题，你应与你的医生讨论咨询。对于大多数产后抑郁案例，建议采用咨询方式，可以有助于你得到情感支持、设定目标并解决问题。如果产后抑郁的症状轻微，咨询本身可能就足够有效。你的医生可能会推荐在产后抑郁治疗方面接受过培训、有执照的咨询师来

帮助你治疗。与咨询师在一起时,你必须感觉舒服,咨询才有效果。

如果你有中等至重度产后抑郁,你的医生或咨询师可能会开抗抑郁药物。如果开始抗抑郁药物治疗,咨询会作为协同治疗,以确保得到最好结果。抗抑郁药物通常要服用至少6个月,有时需要更长时间。大部分医生会建议服药一年后逐渐减少剂量,一方面治疗产后抑郁,另一方面要预防复发。如果你正在哺乳期,需要和医生讨论按照推荐用量服药时继续哺乳是否安全。

确保你继续服用 ω-3 脂肪酸和甲基叶酸补充剂,一些研究表明,这些补充剂可能有助于治疗产后抑郁。

还有其他一些方法可以帮助治疗产后抑郁,包括:

● 亲子教练指导,可以帮助你在照顾孩子和向母亲身份转变的过程中更有信心

● 支持群体——可以是面对面也可以线上支持,你可以分享经历并获得支持和理解

● 学习并实践婴儿按摩,可以帮助你与婴儿建立亲密关系

● 规律锻炼,可以帮助平衡激素水平,增加 5-羟色胺和多巴胺,改善精神状况

● 减压活动,譬如冥想、温和瑜伽或呼吸训练,来降低总体应激水平

● 晒太阳,有助于改善情绪、增加能量

如果你有产后抑郁,向亲人和朋友寻求并取得尽可能多的支持对你大有好处。在一些病例中,有偿家政服务或者儿童托管,甚至是十多岁的临时保姆,对于患有产后抑郁的女性来说都是有帮助的。

瑞贝卡的故事是产后抑郁的经典例子。她在生第一个孩子的时候被诊断为甲状腺功能低下,母乳不足,不得不给孩子喝配方奶。第二次怀孕时,瑞贝卡怀上了一对双胞胎:

> 我生第一个孩子的时候,我的母乳很少。我很沮丧,觉得自己是个失败的母亲——母乳喂养很重要,不是吗?那对双胞胎每次睡不了一小时就醒了,而且从来不是同时睡、同时醒。我第一个孩子,还不到8周的时候,她就可以从晚上9点睡到第二天早上6点。不管我们多么疲惫,双胞胎的节奏从来都不相同。这次,我从我的丈夫、母亲和婆婆那里得到很多帮助,但是我仍然没有办法振作起来。我担心如果我寻求更多帮助,我会看起来像个失败者。有一天特别糟糕,当双胞四个月大的时候,我把她们放进厢式旅行车里,然后开车离开了,我妈妈大喊着叫让我不要走——我的情况根

本不适合开车。就在出门之前,我因为自己疲惫不堪但她们却哭个不停而一直哭泣。很明显,我是个糟糕的母亲,尽管定期儿童保健检查都显示她们长得很好。不幸的是,我崩溃了。我记得从汽车后座传来她们的哭叫声,当我看着前方的跨线桥,心想,我只要把方向盘稍微向右转一点,这一切就都结束了。我的脑海里有个声音告诉我:"别这样。Rachel(我的大女儿)现在不在这里,你不能让她没有母亲!"之前的念头突然中断了,我没有转方向盘。与此相反,我小心地驶下高速公路,然后开车回家。我把孩子们抱进屋,然后立刻给我的产科医生打电话,告诉她我需要帮助。我做了全套检查,然后她告诉我她很确信我正在承受产后抑郁,然后我们达成一致意见,我开始服用舍曲林(一种抗抑郁药)。我的睡眠严重不足,她告诉我应该得到家人的帮助。我们后来请了一位专门看护双胞胎或者多胞胎的保姆,她来了几次之后——我们只负担得起这些——她让两个孩子能够一次睡几个小时(用襁褓包裹——谁知道呢?)。不仅如此,她教我先准备好晚上所有的奶瓶,这样,凌晨2点喂奶时,我只要拿起奶瓶,喂她们喝奶就可以了。还有,她告诉我照顾多胞胎有多累。我之前一直在想我已经有过一个孩子了,照顾两个孩子能有多累呢?事实就是累得多。我家的双胞胎过了很久才能够安睡整晚(那时,她们已经2岁了!),但是最终,感谢我的医生,我能够逐渐减少舍曲林的剂量,并最终停药。那时候我不指望任何人,也不想继续生活下去。此外,就我的哺乳问题来说,没有一个医生告诉我,桥本氏甲状腺炎症状会和我的疲惫和抑郁有关系。

母乳喂养困难和相关问题

毫无疑问,对于孩子来说,母乳优于配方奶。据报道,母乳喂养的婴儿感染概率更低,成年后患肥胖症的可能性更小,总体健康状况更好。母乳喂养可以帮助母亲减少患乳腺癌的风险,也可以帮产妇更快恢复到妊娠前的体重。

在婴儿出生之后,你要面对的挑战之一就是在尝试母乳喂养的时候出现母乳不足。母乳不足常常是女性彻底放弃母乳喂养的原因。

如果新生儿出生后一周体重没有增加,或者脏尿布达不到要求数量,这说明他/她因为母乳不足而没有进食足够的奶。下面一些特殊的征兆表明你的奶量不足:

● 新生儿焦躁,或者在哺乳后仍然不断地寻找乳房

- 新生儿每日浸湿的尿不湿少于5~6片(7~8片尿布)
- 新生儿第一个月之内每天排便次数少于2~5次,大便应为黄色软便(经过这个时间段后,孩子排便次数可能逐渐减少至每日一次,甚至到一周几次)
- 新生儿每日体重增长低于14g

泌乳素水平影响母乳的分泌。它由促甲状腺激素释放激素(TRH)刺激分泌,TRH也会刺激TSH的分泌。当你的TRH水平低时,这种情况常见于甲状腺功能减退的女性,泌乳素分泌也不足,因此,你不能够产生足够的母乳来喂养婴儿。但是,甲状腺的功能状态不会阻碍母乳喂养。比如,许多甲减女性经甲状腺素替代治疗且甲状腺功能达到最佳状态后,成功实现母乳喂养。在大多数病例中,甲减也不会阻碍母乳喂养。

如果你并没有被诊断出甲状腺问题,但仍然母乳不足,这可能是未确诊的甲状腺问题的征兆。我们的建议是,这时你应开始看临床医生,检测TSH、游离T4、游离T3和TPOAb水平。如果你的甲状腺激素水平没有达到最佳状态,按本书前面讨论的方案接受治疗。

爱玛就是这种情况,她曾因为母乳问题苦恼,而且没有意识到甲状腺问题是造成母乳喂养困难的原因:

> 在开头三天一切都很顺利。但是之后,我的母乳没有像预期那样流出。我坐在那里,试着变换不同体位喂了孩子半个小时,但是每当我停止的时候,她就会哭叫。在那一周的最后,我喂一次要连续坐几个小时,但最后只能用配方奶喂孩子,当我丈夫来替我喂奶的时候,我能休息一下。开头几周,我们都认为是激素问题,但是还有其他原因。我的孩子有完美的吸吮力,我没有感到疼痛,但这似乎还不够。我的内心充满愧疚。我的助产士来看我,我就把配方奶的奶瓶藏起来。我不能理解。有一天,我在一直喂孩子,然后突然意识到我已经坐在那儿5个小时了!多可笑啊!我试过药物治疗,但是仍然没有能够做到纯母乳喂养。几个月之后,我被诊断出甲状腺问题。这真的是个贴在喂孩子这件事上的耻辱。卫生保健专家总是推行"母乳喂养最好",但是如果他们要这样做,他们至少应该知道没有母乳的时候应该做哪些检查!

如果你已经接受甲状腺激素替代治疗但仍然泌乳不足的话,很有可能是甲状腺功能没有达到最佳状态。如果你还没有接受甲状腺素激替代治疗,现在正是找医生检查TSH、游离T4和游离T3的时候。如果你的甲状腺激素水平没有达到最佳状态,按照本书前面讨论的方案进行治疗。这可以帮助你恢复正常母乳分泌。

甲状腺素替代治疗及母乳喂养

有甲状腺功能减退时,有关母乳喂养的一个最常见问题是,患者能否在母乳喂养期间继续服用甲状腺激素替代药物。新手妈妈一般被告知要注意母乳喂养期间服用各种药物的危险性,因为这个原因,一些女性可能会担心甲状腺激素替代药物是否会对婴儿造成危害或对此感到困惑。

当服用合适剂量的甲状腺素时,只有很微量的药物会进入母乳中,并且不会对新生儿造成副作用。事实上,治疗和维持甲状腺功能的最佳状态对于成功的母乳喂养来说至关重要。但是,如果你服用了过量的甲状腺激素,过多的甲状腺素进入母乳,会对新生儿造成不利影响。因为这个原因,母乳喂养期间应遵医嘱服药、定期检查(通常至少 3 月一次),确保你在哺乳期间不会过度治疗。

母乳喂养期间的放射性扫描

甲状腺碘剂放射性扫描——有时候用于诊断葛瑞夫兹氏病和甲状腺癌——在母乳喂养期间是不能做的。母乳连续数周都会含有放射性碘剂,碘剂会在宝宝的甲状腺中聚集,造成新生儿甲状腺腺体破坏。葛瑞夫兹氏病和甲状腺功能亢进需要通过血液学检查、超声和临床检查来诊断。

如果必须进行放射性扫描,专家建议使用锝而不是碘作为放射性造影剂。锝的半衰期较短,只有 6 小时。因此,锝能在 6 小时内从你的体内排出一半,在 30 小时内全部排出。如果你在母乳喂养,可以采用"挤出倒掉",在注射锝剂后 30 小时将挤出的母乳丢弃掉。过了这个时间节点后,就可以继续母乳喂养了。

抗甲状腺药物与母乳喂养

对于正在接受抗甲状腺治疗的女性,有意计划怀孕的情况并不常见,医生建议患者在试图怀孕之前,症状应先缓解,或者选择效果更持久的治疗方式比如 RAI 或手术。但是,孩子刚出生的那段时期可能是一些女性第一次出现葛瑞夫兹氏病或者甲状腺功能亢进症状的时间。如果你出现产后症状并且被诊断为甲状腺功能亢进/葛瑞夫兹氏病——或者之前已经缓解的甲状腺疾病再次复发——临床医生很可能会建议你服用抗甲状腺药物。

在过去,医生会告诉服用抗甲状腺药物的女性要完全避免母乳喂养。近年来,医生已经较少担心这个问题了,而且会主动为患者开具甲巯咪唑

（MMI）或丙硫氧嘧啶（PTU）。PTU 曾经是哺乳期患者的首选药物,但是,最近研究将哺乳期内不同抗甲状腺药物对产妇和新生儿带来的不同风险进行了比较,根据比较结果,专家转而选择 MMI 作为哺乳期首选药物。主要是由于 PTU 有潜在的肝损伤风险。

通常,不应该阻止患有甲状腺功能亢进并服用 MMI 的女性哺乳,因为母乳喂养对于婴儿的益处远超过了进入母乳中的微量 MMI 带来的极微风险。MMI 的每日剂量不应超过 30mg。如果你在哺乳期内服用 MMI,指南建议药物每天分次服用,且在每次哺乳之后服用。指南还建议定期筛查你的孩子的甲状腺功能,最好每三个月检查一次。

其他方法

如果你确定你的甲状腺治疗已经达到最佳但却仍然有母乳不足的问题,下一步你应该寻求专业的母乳喂养建议。合格的哺乳咨询师会检查婴儿对乳头的吸吮力,提出有关不同喂养姿势的建议,建议采用其他方式来帮助增加你的母乳量。你可以在自己就诊的医院、分娩中心或者通过你的妇产科或儿科医师推荐找到合格的哺乳咨询师。你也可以联系当地的母乳协会和/或参加当地母乳协会的会议,因为这类组织能够提供建议,支持你成功哺乳。

以下一些建议能够帮助你成功哺乳:

● 保持充足饮水量。你需要喝大量液体——最好是水——来帮助维持、甚至增加母乳量。

● 喂养的次数越多,身体接受刺激分泌出的母乳越多,因此频繁喂养有助于保持和增加母乳量。

● 你可以练习换边哺乳,也被称为“拍嗝与换边哺乳”。使用这种方法时,你可以让婴儿先吮吸一侧乳房,直到他/她松口并入睡。然后再让他/她转向另一侧乳房。确保每次哺乳时,每一侧乳房哺喂两次。这种方法可以帮助增加母乳量。

● 你也可以尝试双倍喂养——让他/她吃到满足为止;让他/她保持竖立清醒状态;给他/她拍嗝,10 到 20 分钟之后,再喂一次。这种方法可以增加母乳量。

● 在喂养过程中和你的孩子肌肤相亲,据报道,这种方法可以刺激泌乳。

● 用吸奶器吸奶。即使你在进行母乳喂养,用吸奶器吸出母乳也能够帮助你增加泌乳量。一些女性每次喂养后都会吸出多余奶水,有助于刺激增加母乳量。你也可以在两次喂养之间将母乳吸出,来帮助增加母乳量。如果你的孩子不能有效地从乳房吸到足够的母乳,你也可以用吸奶器吸出母乳,然后用瓶子或者滴管喂给孩子,确保孩子能从母乳中获取营养。

催奶剂

你可以和儿科医师或者内科医师讨论使用药物甲氧氯普胺(灭吐灵、胃复安)。甲氧氯普胺是一种催奶剂,这种药可以帮助增加母乳量。如果医生开了处方,标准剂量是每次 10~15mg,每日 3 次,通常服用时间不超过 4 周。

你也可以和你的医生、哺乳咨询师、营养师或者草药医生讨论草药催奶剂。一些常见的草药催奶剂包括:

● 葫芦巴——包括胶囊吞服或者茶包泡服,茶中的含量没有胶囊高。标准剂量是每次 2~3 颗(每颗 580mg~610mg),每日 3 次。一些女性很快就能见效——通常只需要一两天,但其他人称要较长时间才能见效或者完全没有效果。

● 赐福蓟草——据草药医生介绍,该草药可以刺激乳房的血供。酊剂为首选,每次最多 20 滴,每日 2~4 次,这是增加母乳量的最合适剂量(注意:如果你对菊科植物过敏,不要使用赐福蓟草,不要超过推荐剂量,过量会导致恶心呕吐)。

● 紫花苜蓿——有些时候医生会建议使用这种草药作为催奶剂,单独服用或者配合葫芦巴或者赐福蓟草服用。

需要配方奶时

如果你不能产生足量母乳而选择母乳喂养,你就需要用配方奶作为补充,或者完全使用配方奶喂养。请不要感到愧疚或者不恰当,或者觉得你没有为自己的孩子尽到力。

如果确实要用婴儿配方奶,确保选择补充 DHA(二十二碳六烯酸,又称脑黄金)的配方奶。另外,因为全大豆饮食会影响婴儿的激素分泌,全科专家建议,只有在孩子对所有其他类型或者牌子的配方奶都过敏时才使用大豆配方奶(有趣的是,在一些国家,大豆配方奶被限制购买,只有通过处方才能买到,也只有在婴儿不能耐受其他任何一种市面上有售的配方奶时,医生才会开大豆配方奶)。

脱发

妊娠之后数周到数月,女性头发会大量脱落,超过平时数量,这种情况很常见。在孕期,许多女性的发量会增加、生长增多,分娩后,激素变化会引起额外的头发脱落。因此,产后一些比较严重的脱发是正常的,也是意料之中的。

然而,严重的脱发——通常定义为每天脱落的头发超过 150~200 根——和/或在眉毛外沿毛发的脱落是甲状腺功能不稳定的征兆。

　　如果你未诊断有甲状腺功能问题,但是产后出现超乎寻常脱发,或者眉毛变得稀疏,都可能是尚未诊断出的甲状腺功能问题的征兆。我们的建议是,你从此时开始看内科医生,检查 TSH、游离 T4、游离 T3、TPOAb 水平和铁蛋白水平,如果你的甲状腺水平和铁蛋白水平不在最佳状态,按照本书先前讨论的方案实施治疗。

　　注意:如果你正在经历脱发,铁蛋白水平应该达到实验室参考范围的80%。铁蛋白水平低会促进或者引起脱发。

　　如果你已经在服用甲状腺激素替代药物但仍出现严重脱发,这可能是因为甲状腺功能没有调整到最佳状态。如果你没有服用甲状腺激素替代药物,这正是找寻医生检查 TSH、游离 T4、游离 T3 和铁蛋白水平的好时机。如果你的甲状腺功能和铁蛋白水平都没有到达最佳状态,按照本书先前讨论的方案施行甲状腺治疗和铁剂补充治疗。

　　如果你的甲状腺和铁蛋白水平都达到最佳状态,但是仍存在严重的脱发,你可以试试以下方法:

　　● 补充美发专用的维生素——功效好的美发专用维生素可以帮助缓解脱发,甚至可以促进头发再生。我们推荐 Cooper Complete Dermatologic Formula 这个牌子的美发维生素。

　　● 补充月见草油——大约每天 1500mg,这种油有助于减缓使头发加速脱落的激素不稳定状况。大部分专家认为,哺乳期使用月见草油是安全的,但是还没有关于在哺乳期使用月见草油的大量研究证据。你最好在使用之前咨询你的医生。

　　● 服用米诺地尔局部治疗——这种非处方药可以减缓脱发。尽管这种药被认为不会对哺乳女性造成危害,但是它会进入母乳,因此使用时应该避开哺乳时间。**注意:妊娠期或哺乳期女性禁用处方脱发药非那雄胺(保法止),因为它会造成胎儿先天缺陷或者新生儿的健康问题。**

　　● 尝试赖氨酸补充剂——一项研究表明,毛发稀疏的女性中,90%都缺铁和赖氨酸。赖氨酸是最难从食物中充分摄取的氨基酸,是组成生命体的最重要要素,对于许多新陈代谢过程来说必不可少。当体内的赖氨酸和铁水平较低时,机体会关闭一些毛囊来增加别处的赖氨酸水平。只有肉类、鱼类和蛋类能向机体补充赖氨酸,但是,如果你已经开始脱发,可以考虑赖氨酸补充治疗。妊娠期间服用赖氨酸被认为是安全的。

　　在玛丽·邵蒙(Mary Shomon)与布伦特·哈德格拉夫(Brent Hardgrave)合著的《脱发大师计划》(Hair Loss Master Plan)里,作者列出详细的补充剂清单以及其他应对脱发的方法。

如果你仍有脱发问题,这时应该寻求专治脱发的皮肤科医生的帮助。医术好的皮肤科医生会做几项额外测试,来确定脱发的具体原因。

减肥困难

在妊娠之后数周或数月,你会发现减掉怀孕体重非常困难,这种情况很普遍。大部分女性不像名人那样可以借助全职健身教练、保姆和不健康的节食计划,在孩子只有几周大的时候就很快恢复到妊娠之前的体型!对于我们普通人来说,有一种说法是,怀孕需要 9 个月,恢复身材也要 9 个月。

不幸的是,即使是 9 个月,对于甲状腺问题未确诊或治疗不足的女性来说,9 个月也做不到。产后完全没能减肥或者在节食和锻炼之后仍然体重增加,这可能是甲状腺功能不稳定的信号。

如果你正经历产后顽固的体重问题,这可能是你患有未诊断的甲状腺问题的征兆。我们的建议是,立刻去看你的医生,检查 TSH、游离 T4、游离 T3、TPOAb 水平和空腹血糖水平,如果你的甲状腺功能和空腹血糖水平没有达到最佳,按照本书先前讨论的方法实施治疗。如果你已经确诊有甲状腺功能减退,你可能需要买一本玛丽·邵蒙的《甲状腺饮食革命》(*Thyroid Diet Revolution*),其中涵盖了关于成功减肥的细致指导。

如果你已经开始服用甲状腺激素替代药物但仍然有体重问题,这可能是甲状腺功能没有调整到最佳状态的征兆。如果你没有服用甲状腺激素替代药物,这正是找医生检查 TSH、游离 T4、游离 T3 和铁蛋白水平的好时机。如果你的甲状腺功能没有达到最佳状态,可以按照本书先前讨论的方法施行甲状腺治疗。

其他激素

一旦你的甲状腺功能达到最佳,如果体重仍然在继续增加或者采用合适的节食和锻炼计划后仍然减肥失败,全科医生肯特·霍尔托夫(Kent Holtorf)建议你检测瘦素和反 T3 这两种关键激素的水平,因为它们在调节体重和代谢中发挥着重要作用。霍尔托夫博士认为:

> 瘦素是由脂肪细胞分泌的,瘦素的水平会随脂肪的积累而升高。伴随着体重增长而增加的瘦素分泌通常作为能量(脂肪)储备充足的信号反馈给下丘脑。这能刺激身体燃烧脂肪而不是储存多余的脂肪,并且刺激生成促甲状腺激素释放激素(TRH)增加 TSH 和甲状腺素的分泌。然而研究发现,大部分超重且减肥困难的个体有不同程度的瘦素抵抗,瘦素影响下丘脑和调节代谢的能力被削弱。瘦素抵抗导致下丘脑感受饥饿信号,多种机制刺激脂肪的

贮存,因为机体试图逆转感受到的饥饿状态。

对于瘦素水平升高的情况(瘦素抵抗的出现是直接由循环中瘦素水平上升而引起的),霍尔托夫博士在一些病例中建议药物治疗,比如二甲双胍,这种药在 2 型糖尿病中用于提高胰岛素的敏感性。当反 T3 升高时,如果你还没有服用 T3,他建议甲状腺治疗中加入 T3,如果你已经服用 T3,可以增加剂量。

你还可以考虑让你的医生检测空腹血糖和糖化血红蛋白(A1C),看有没有血糖升高或者胰岛素抵抗的征兆。胰岛素抵抗可以导致减肥困难甚至是不可能。知识渊博的全科医生、营养学家和内分泌专家可以和你一起解决这些问题,帮助你逆转胰岛素抵抗。

其他关键建议

你可以做其他一些事情帮助减肥。

● 获得充足睡眠。对于新手妈妈来说,这说起来容易,做起来难!但是充足的睡眠对于减肥是个关键因素。一项历经 16 年的研究表明,每晚睡 5 小时的妇女与每晚睡 7 小时的妇女相比,明显增重(增加约 15kg 或者更多)的概率要高 32%,肥胖的概率要高 15%。

● 增大运动量。一个重要方法就是锻炼肌肉。肌肉细胞的代谢活跃度比脂肪细胞高 8 倍,肌肉燃烧的热量也比脂肪更多。在常规锻炼中加入负重或者抗阻力训练,例如举重或健身带,这是已知可以增加代谢的方法之一,正在治疗甲状腺功能减退女性的代谢率会比正常人低。你应该增加有氧运动。有氧运动可以加快心率,在运动期间提高基础代谢。一些专家认为有氧运动也会促进休息时的代谢,因为肌肉在恢复和休息的时候也会燃烧热量。

● 充分饮水。脱水会影响体温、减缓解毒作用,造成不充分代谢。当你处于脱水状态时,体温会轻微降低,促使身体储存脂肪来帮助升高和维持体温。确保你喝下足够液体,每天每公斤体重需要 31.3~62.5g 水,以此避免不完全代谢。

● 定时进餐。限制自己每日进餐 2~3 顿,避免零食,并且在晚上 8 点之后不要吃东西。这些改变可以帮助降低瘦素水平,将身体转换为脂肪燃烧模式。

● 进餐时要静心。在压力状态下进食会增加脂肪贮存。你可以在每餐之前先深呼吸 3 次,也可以在每一口饭之间深呼吸。慢慢地吃,充分地咀嚼食物。不要在吃饭时候做其他事情——不要站着吃饭,不要在车里吃饭,不要边吃饭边看书、看电视甚至照顾孩子,或者边吃边打电话。

● 增加纤维素的摄入。充分摄入纤维素是甲状腺患者为促进减肥可以采用的基础的、有效的策略之一。纤维素对于甲状腺功能减退患者好处多多，患者可以从食物或者补充剂摄取纤维素，或者两者均吃。一个小技巧是每餐服下车前草胶囊，以确保摄入常规剂量的纤维素。但要记住，任何纤维素补充剂都要与甲状腺药物间隔 2~3 小时，如果你开始高纤维饮食或者营养补充养生法，你应该复查甲状腺功能，因为大幅改变纤维素摄入会影响甲状腺药物的吸收率。

饮食变化

你还需要考虑在饮食方面做一些改变，包括：

● 考虑转换为无麸质饮食。很多人发现无麸质饮食让减肥变得更容易。

● 考虑低糖/有限碳水化合物的饮食来平衡血糖。有一种可以从互联网上免费获得的、健康、抗炎症、限制碳水化合物的饮食叫做罗斯达尔（Rosedale）饮食。研究显示这种饮食法可以降低血糖水平、降低胆固醇并有助于减肥。你也可以尝试其他医生提出的、可以降低血糖对抗胰岛素抵抗的平衡饮食建议。

● 避免任何你可能过敏的食物，包括常见过敏原，比如乳制品、鸡蛋、坚果或者其他常见的食物致敏源。

● 食用足够的蛋白质（禽、肉、鱼和蛋）。如果你是素食主义者或者以素食为主，你应该考虑咨询一位优秀的营养学家，以决定获得充足蛋白、同时能够减轻体重的最好方法。

● 尽量避免或完全不食用加工食品、精制糖、精制碳水化合物和高果糖玉米糖浆。

● 尽量避免或完全不食用糖果和甜食，包括不含酒精的饮料。

● 尽量避免或完全不食用蜂蜜、糖浆或者任何形式的糖，包括水果。对于一些人来说，甚至是水果也需要限制在一周数次，建议食用低糖水果，比如浆果。

● 食用抗炎膳食脂肪（多脂鱼、牛油果、橄榄、橄榄油）。

● 每日服用益生菌补充剂和富含益生菌的食物（红茶菌、味噌、韩国泡菜、酸奶、土耳其酸奶、德国酸菜）。

● 避免食用含高碳水化合物的食物，比如谷物、荚果（黄豆或豌豆），富含碳水化合物、糖或淀粉的蔬菜（玉米和大部分根茎类蔬菜，比如土豆、胡萝卜、甜菜）。

● 避免减肥饮料和人工甜味剂。

- 尽量避免或完全不食用咖啡因。
- 避免过量饮酒。

如果你想详细了解甲减患者的减肥问题,我们建议你看看玛丽·邵蒙所著的《甲状腺饮食革命》(*Thyroid Diet Revolution*)。

(安常明　译)

从孕前到产后
——你的健康怀孕计划

第三部分

如何使用第三部分：
你的健康怀孕计划

本书第三部分作为相对独立的章节，为你提供了患有特定甲状腺问题或疾病条件下要生下健康宝宝需要现在就采取的重要措施。如果你想要深入了解本节所介绍的行动计划所依据的科学和原理，请参考本书第二部分。

如果你看到这本书的时候已经怀孕，我们建议你不妨读读第九章关于备孕的部分，因为其中的许多小技巧对孕期也有重要意义。

我们希望这本书的每位读者先阅读第九章，然后再阅读第三部分中关于她们所患的具体甲状腺疾病的章节。第十三章专门介绍产后健康。对于尝试了所有必要方法恢复甲状腺健康，但仍在努力进行不孕不育治疗的女性来说，第十四章也值得一读。

你的健康怀孕计划:孕前

不管你患有什么类型的甲状腺疾病,当你准备怀孕的时候,你需要考虑一些常见因素并采取一定措施。

1. 选 择 医 生

选择一位全科医生来负责你的甲状腺问题。全科医生包括采用常规和整体/替代方法帮助你达到理想健康状况的医学博士、自然疗法医生或正骨医生。你的目标是找到一位能把你视作一个完整的个体来管理、并为你考虑所有可选方案的保健医生。附录 A 中列出了一些资源,可以帮助你找到一位好医生。

一旦你怀孕,你需要一位产科医生监测你的孕期情况,并帮你接生。

2. 确定你的受孕窗口期

受孕窗口期是指在你的月经周期中最有可能受孕的日子。窗口期天数可能各不相同。在大多数情况下,受孕窗口期比较短,一般是排卵前 5 天以及排卵日当天。实际上,大多数妊娠发生在月经周期中排卵前两天和排卵日当天。

你可以通过观察以下 3 大生理变化来确定你的受孕窗口期:

● 在最易受孕期间,你的宫颈黏液会变得湿滑,呈蛋清状。

● 你起床时的基础体温通常会在 36.1℃ 至 36.4℃ 左右,排卵后,基础体温上升到约 36.4℃ 以上。要知道,体温变化是排卵的明显体征。

● 你的宫颈在排卵期前后将会变得柔软、潮湿,宫颈口松弛扩张,位置升高。

同时还要注意排卵途径等次要易孕体征,主要包括"中枢性疼痛"(由卵泡肿胀引起的钝痛或卵子突破卵巢壁时引起的剧痛)、排卵性出血、性欲增强、腹胀、外阴肿胀及乳房胀痛。

采用排卵试纸(ovulation prediction kits,OPK)或生育检测器等工具也有助于确定排卵。

在受孕窗口期增加房事频率,当你尝试受孕时,传教士姿势是最佳体位。

房事后,平躺10到20分钟,让精子有足够的时间通过子宫颈而不是漏出阴道,可以把枕头垫在臀部下面,抬高骨盆,以最大限度地发挥重力的影响。

由于润滑剂会影响精子活力,如果想增加润滑度,可以使用 Pre-Seed 牌助孕润滑剂,它不会像其他润滑剂那样限制精子活性或损害精子。

避免使用有香味的卫生棉条、卫生巾、阴道喷雾剂以及灌洗剂。

3. 绘制你的月经周期图表

使用免费或收费的在线服务和应用程序来绘制你的月经周期图表,也可以用我们网站(http://www. ThyroidPregnancyBook. com)上提供的图表绘制服务。你可以按照以下步骤手动绘制你的月经周期图表,附录 D 中附有空白图表。

生育专家 Toni Weschler 介绍了月经周期图表的绘制方法:

1. 清晨醒来时,不要做任何其他活动(比如喝水、打电话或者起床盥洗),先测量你的体温。

2. 每天早上测量体温的时间应大致相同,误差在一小时内。

3. 如果你使用的是数字温度计,请等到它发出哔哔声时把温度计取出,这通常需要一分钟。一些女性可能更喜欢在温度计发出哔哔声后再过一分钟再取出体温计,以确保它反映了你的准确体温。

4. 测量口腔温度(如果你发现你的体温分布不清晰,你可能会想改为测量阴道温度。要注意的是,因为阴道温度往往要高于口腔温度,所以,在整个月经周期中要采用相同方式测量体温,测量位置要保持一致性,这一点很重要)。

5. 使用专门设计的生育图表记录你的体温及宫颈黏液变化。

6. 如果你的体温没有出现明显变化,你将需要绘制一条覆盖线,这条水平线标志着体温比前6天基础体温的最高温度高0.2℃。将体温上升前6天的基础体温加亮,然后画一条覆盖线,比这6天内的最高体温高0.1℃。

7. 排卵前的体温可能在36.1至36.4℃之间。如果体温低至35.5℃或高至36.7℃,这可能是甲状腺功能减退或甲状腺功能亢进的表现。

8. 正常情况下,排卵后基础体温会升高并保持在高位,在下次月经来潮前至少会持续10天。如果没有,你的黄体期可能较短,这表明你可能有不孕或流产的危险。

4. 准备好你的第一次孕前就诊

就诊时,你需要携带的材料包括:
- 过去两年做过的任何血液学检查、唾液检测或营养检测报告的复印件
- 你目前正在服用的所有处方药和补充剂的清单,包括服用剂量
- 饮食日记,显示你一周内的饮食情况
- 月经周期图表

你需要与医生讨论的内容包括:
- 调节甲状腺功能水平,达到生育所需的最佳状态
- 检测并治疗任何其他激素问题,如性激素和肾上腺健康
- 检测是否有营养不良,均衡营养
- 改变饮食
- 治疗自身免疫问题和炎症
- 抗生素、抗抑郁药、抗组胺药、消炎药、降压药、感冒药、止泻药、止痛药、安眠药、抗真菌药、治疗偏头痛药物、营养补充剂以及它们对受孕和/或妊娠的影响
- 改变生活方式

5. 基 础 知 识

补充剂和营养检测

注意:在孕期和哺乳期服用任何补充剂或草药前,请咨询医生。

尽早开始服用孕妇维生素。

孕妇维生素的服用时间与甲状腺激素替代药物间隔 3~4 小时。

选择含有甲基叶酸替代传统叶酸的孕妇维生素。

已经有一些品牌将传统叶酸改为了甲基叶酸,包括 Thorne 牌孕妇维生素、Néevo 牌 DHA 以及 Seeking Health 公司出品的 Optimal 牌孕妇维生素和 Optimal 牌孕妇维生素冲剂。

查看你正考虑的任何其他品牌维生素的标签,确定是否含有生物活性甲基叶酸形式的成分,例如 L-甲基叶酸、左旋叶酸或者 L-5-甲基四氢叶酸 (L-5-methyltetrahydrofolate,L-5-MTHF)。

关于本书中提到的营养补充剂品牌的推荐意见,可参考本书网站 http://www.ThyroidPregnancyBook.com。

你可以考虑 MTHFR 基因测试,以确定你是否有最常见的甲基四氢叶酸受体(MTHFR)基因突变(C677T 和 A1298C)。一半人口都有 MTHFR 基因

突变,导致机体对叶酸的利用效率降低。

联系你的保险公司,看看保险是否覆盖这项检测。查看本书中列出的提供 MTHFR 检测服务的实验室公司网站。

不是所有的孕妇维生素都含有碘,所以确保你服用的孕妇维生素至少含有 150μg 的碘,并且在怀孕期间和哺乳期间都服用这种维生素。

咨询具备碘知识的医护人员,在受孕前检测碘水平。

如果你有桥本氏甲状腺炎,慎用高剂量的碘剂。补充碘剂时,咨询你的医生,确保你在补充碘时摄入足量的硒。

你还要查看你的孕妇维生素中的硒含量。补硒最好服用硒代蛋氨酸,最佳剂量是 200μg,所以你在服用孕妇维生素之外可能还需要额外补硒。但是,请注意,你每天摄入的硒不应超过 400μg。

为了获得足够的 ω-3 脂肪酸,摄入联合 EPA-DHA 补充剂 2 000~3 000mg,选择值得信任的品牌,例如,挪威小鱼(Nordic Naturals)。

补充包括鼠李糖乳杆菌 LGG、双歧杆菌、乳酸乳球菌、短双歧杆菌的活性益生菌,一般情况下,益生菌通常需要冷藏保存。

确保已全面检测铁水平,包括测量铁蛋白、血清铁、总铁结合力(total iron-binding capacity,TIBC)和转铁蛋白饱和度。

在孕前检测铁水平,然后在妊娠中期、妊娠末期和产后早期复查。

铁蛋白是铁在体内的储存形式,最佳的铁蛋白水平介于(75~100)mg/L 之间。选择甘氨酸螯合铁形式的铁补充剂。

铁补充剂,包括含铁孕妇维生素,必须与甲状腺激素替代药物间隔 3 至 4 小时服用。

补铁过量也不安全,所以请向你的医生咨询你的理想剂量。

应在孕前检测你的维生素 D 水平。维生素 D 的正常范围通常是在(32~100)ng/ml 之间,而理想值应达到 50ng/ml 或以上。

应在孕前检测维生素 B_{12}。最佳水平处于"正常"范围(800 到 900pg/ml)的上限。确保你的孕妇维生素含有维生素 B_{12},并且,如果你需要在此基础上额外补充维生素 B_{12},确保所含维生素 B_{12} 是甲钴胺形式而不是氰钴胺形式。补充维生素 B_{12} 以舌下含服效果最佳。

孕前还应该检测镁。需要检测红细胞内的镁而不是传统的血清镁。最佳的镁水平为(5.5~6.5)mmol/L。镁缺乏可以通过补充和/或体外经皮吸收予以纠正。

检查营养补充剂的标签,看是否含有生物可利用形式的镁,例如甘氨酸镁、牛磺酸镁、柠檬酸镁、苹果酸镁、氯化镁或碳酸镁。

经皮补镁可局部用于皮肤,可使用镁油、凝胶、洗液或含镁浴盐。

补充 750 至 1 000mg 磷脂酰胆碱。Optimal PC 是比较好的品牌之一。

补充 100mg 的辅酶 Q10(CoQ10),最好服用生物可利用形式的泛醇。

达娜的经历

我千辛万苦寻找一位好甲状腺医生,最后终于找到了。我很幸运,遇到了艾德丽安·克拉普(Adrienne Clamp)医生。

检查发现我严重缺乏许多甲状腺健康必需的重要营养素,包括维生素 B$_{12}$ 和维生素 D、镁、碘、硒和铁蛋白,这让我大吃一惊。

多亏这位好医生,我人生中第一次做这样全面的营养检测,这才发现问题。

对于我这种情况,服用孕妇维生素并不够,因为我严重缺乏某些营养素,单单服用孕妇维生素不能将我的这些营养素补充到最佳水平。

所以,在我备孕的时候,除了产前维生素,我还根据克拉普医生定期给我做的实验室营养检测,额外服用补充剂,一直到孕期和产后都在服用。营养检测至今仍然是我就诊的重要部分,你的检查中也应该包括这项内容。

我永远忘不了那一天,在妊娠早期时,我坐在克拉普医生的办公室里,告诉她我非常担心可能会再次流产。她看着我说:"有我做你的医生,你不会流产的"。

其他关键基础知识

减少咖啡因摄入。

每天饮用相当于你体重数一半的水(以盎司计,1 盎司 = 29.57 毫升),以保持体内水分充足。

控制你的体重。如果你正在努力减轻体重,你可以读读玛丽·邵蒙的《甲状腺饮食革命》。

开始或继续强度适中的锻炼。避免运动过量。

6. 优化你的甲状腺功能

在你尝试怀孕之前,确保你在接受最优的治疗。一旦甲状腺功能达到最佳状态,等待几个月,让甲状腺功能稳定,然后再尝试怀孕。

劳拉·凯的第二个孩子在她孕 20 周时流产了,她被诊断出桥本氏甲状腺炎。医生告诉她,要等到 TSH 降到 2.0mIU/L 以下,她才能怀孕。

　　流产的女性不会因为这一意外就听从这样的建议。她们想的是,我要怀上小宝宝,尽快!但是我遵从了医生的建议,医生按标准剂量给我开了 Synthroid 左甲状腺素钠,然后就让我回家了。在服用了三个月的左甲状腺素钠之后,医生告诉我可以尝试怀孕了。由于我们采用的是自然避孕法,所以我准确地知道我最有可能受孕的时间以及什么时候安排同房。四个月后,我仍然没有怀孕,所以我说服我的医生检查我的身体,我做了腹腔镜和内镜检查,这些检查又把我的怀孕计划往后推了几个月。当然,医生没有发现任何问题。我没有理由会不孕。我正准备下个月经周期期间采用人工授精治疗时,我发现我怀孕了。由于我以前的病史,我孕 5 周时就开始去看妇产科医生了。然而,B 超检查时,他们没有看到胎心,他们告诉我可能需要药物流产,我痛哭流涕。他们让我一个星期后再来复查 B 超,感谢上帝,检查听到了胎心,胎儿就在子宫里。不用说,我又换了一家产科诊所,我选择了一位自然疗法医师,这里压力更小。我继续服用左甲状腺素钠,尽可能选择无麸质饮食,最后生下了一个健康的女婴。

达娜的经历

　　我知道等待很难熬,要有耐心,我流产之后,过了七个月才开始准备尝试怀孕,但是这几个月太难熬了,因为我想尽快开始准备,当时我已经 39 岁了,再过几个月就步入 40 岁了,所以你可以想象,我的生物钟一直大声地提醒着我。但是,我决定听从医生的建议,继续等待,我可以告诉你,这七个月的等待是值得的,我的甲状腺非常健康,没过多久,我就怀上我儿子。

　　要求做全面的甲状腺测试,并且每次都复印一份实验室检查结果。还要确定你的数值并不只是"正常",而是要达到最优。人与人不同,最优的状态也因人而异,但是,以下数值仍具有普遍意义:

- 促甲状腺激素(TSH)≤1.0mIU/L
- 游离 T4 ——参考值上限
- 游离 T3 ——参考值中值或前 25%百分位数以上
- 反 T3——参考值低限
- 甲状腺过氧化物酶抗体(TPOAb)(用于检查桥本氏甲状腺炎)——参考值内

- 甲状腺球蛋白抗体（TgAb）（用于检查桥本氏甲状腺炎）——参考值内
- 甲状腺刺激免疫球蛋白（TSI）（用于检查葛瑞夫兹氏病）——参考值内

如果你的医生不愿意给你做这些检查，另外找一位医生。附录 A 列出了一些资源，可以帮助你找到距离较近的一位好甲状腺医生。

你也可以选择通过线上实验室预订甲状腺功能检测。附录 A 列出了一些较好的实验室，本书网站 http://www. ThyroidPregnancyBook. com 上也提供链接。

甲状腺功能减退/桥本氏甲状腺炎

计划怀孕的甲减患者应咨询医生调整服药剂量，将 TSH 水平优化到 1.0mIU/L 左右，游离 T3 和游离 T4 达到参考值上限。

先前采用抑制疗法治疗甲状腺癌的患者，只要 TSH 水平不为 0，哪怕非常低，但只要能检测到，就应继续服用抑制剂量的药物。

不要等到下次月经没来才做孕检。为了及早确认是否怀孕，在你可能受孕七天后，尽早开始孕检，每天测试，直到你得到阳性结果或者月经来潮，确认怀孕后要立刻检查甲状腺功能。

和你的医生一起提前做好计划，从确认怀孕当天开始增加你的甲状腺素剂量。一些全科医生建议，一旦确认怀孕，每周增加两片左甲状腺素钠，如果你在服用 T3/T4 或甲状腺片（NDT），就增加药物的剂量咨询医生。

甲状腺功能亢进/葛瑞夫兹氏病

等到你的甲状腺功能稳定后再怀孕。《怀孕指南》强烈建议，葛瑞夫兹氏病患者在甲状腺功能正常前，也就是甲状腺激素达到正常水平之前，要进行避孕。

咨询有替代医学思维的医护工作者，例如功能医学医师，看是否有天然疗法可以减少自身免疫和治疗甲亢，帮助你在孕前无需 RAI 治疗或抗甲状腺药物治疗就能缓解症状，这类疗法可以包括使用营养补充剂、草药和小剂量纳曲酮等药物以及改变饮食。采用自然疗法的话，调节和控制葛瑞夫兹氏病或甲亢需要长达十八个月的时间。

如果自然疗法不能缓解你的葛瑞夫兹氏病和甲亢，你还可以选择以下三种治疗方法：

抗甲状腺药物：甲巯咪唑（MMI）一般在孕前使用，用于缓解你的症状，使甲状腺功能水平恢复正常并降低你的抗体水平。大约30%的葛瑞夫兹氏病患者在坚持服用 MMI 数月后，症状都会得到缓解。

不建议患者在服用 MMI 期间尝试怀孕。

《怀孕指南》建议，如果你在服用抗甲状腺药物期间怀孕，那么，在妊娠早期尽早改服丙硫氧嘧啶(PTU),以减少出生缺陷的风险,在妊娠中末期改回 MMI。如果你正在服用 MMI,需尽早确认是否怀孕,以便你在妊娠早期尽快改服 PTU。

放射性碘治疗(RAI): 孕前可以使用 RAI,但要确认你的医生给你服用放射性碘前 48 小时对你进行孕检,确保你尚未怀孕。

《怀孕指南》建议,女性在 RAI 治疗或手术后,应等待六个月后再受孕,以使她们的甲状腺激素替代药物的剂量达到稳定。但是,达到稳定剂量所需时间可能会超过六个月。一些专家会建议等待一年再怀孕,以免胎儿受到任何残留辐射的影响。作为甲状腺患者权益倡导者,我们宁可谨慎一些,建议患者在 RAI 或手术治疗后等待一年再怀孕。

甲状腺手术: 由于 RAI 治疗后抗体水平有升高的趋势并可能保持高水平,《怀孕指南》建议 TSI 抗体水平高并且计划两年内怀孕的女性进行手术。

以下情况也需要手术治疗:你对抗甲状腺药物过敏或过于敏感、抗甲状腺药物不起效或你不愿意接受 RAI 治疗。

如果你选择进行了甲状腺手术,你需要等待至少六个月,直到数次血液检查结果显示你的甲状腺激素替代治疗达到最优水平后再备孕。

即使你先前已经接受 RAI 或手术治疗葛瑞夫兹氏病,你的血液里的甲状腺抗体水平可能仍然很高。你应该在备孕前检测 TSI 抗体。

甲状腺癌

当你正在积极治疗甲状腺癌的时候,不要备孕。

如果你先前接受手术或放射性碘治疗甲状腺癌,你需要等待一年再备孕,使你的甲状腺激素替代治疗达到最优水平。

如果你先前采用抑制疗法治疗甲状腺癌,只要你的 TSH 水平不为 0,哪怕非常低,但只要能检测到,就应继续服用抑制剂量的药物。

7. 平衡其他激素

检测你的雌激素和黄体酮水平。一些专家建议在黄体期,也就是月经周期的第 21 天,采用四点唾液激素测试法测量雌二醇、黄体酮,脱氢表雄酮(DHEA)、睾酮和皮质醇的水平。孕烯醇酮则由全科医生通过其他方法测得。

考虑到多囊卵巢综合征与甲状腺疾病相关,如果你有多囊卵巢综合征的症状,你的医生需要对你进行评估,包括月经紊乱史、体重增加、面部多毛、成年痤疮、男性型秃发和生育问题。

向全科医生咨询 24 小时唾液皮质醇测试,以衡量你的肾上腺健康情况。如有肾上腺功能紊乱,在孕期采用各种手段进行治疗,包括复合维生素 B、孕烯醇酮、脱氢表雄酮、肾上腺素、氢化可的松、维生素 C、甘草、铬、肾上腺皮质提取物、适应原药草、镁、磷脂酰丝氨酸、卵磷脂、5-羟色胺或者伽马氨基丁酸（Gamma-Amino Butyric Acid，GABA）以及改变生活方式。适应原药草包括南非醉茄、红景天、西伯利亚人参（刺五加）、圣罗勒和西洋参等。

怀孕期间，许多治疗肾上腺疲劳的方法都不能采用，如果你在积极备孕，一种安全的疗法就是在排卵前期间服用支持肾上腺的营养补充剂和草药，排卵时（运用基础体温表、排卵试纸或者生育监测器来判断）停止服用，等月经来潮再继续服用。怀孕期间也要停止肾上腺支持治疗，等宝宝出生以后再恢复治疗，帮助你度过产后压力大的时期。

检测你的糖化血红蛋白和空腹血糖。

8. 尽量避免接触有毒物质

重金属

关于任何必要的重金属水平检测问题请咨询你的医生，尤其是如果你觉得你之前的重金属暴露量超过正常水平。导致重金属中毒的可能病因包括导致你暴露于重金属的职业或者兴趣、大量食用捕自重金属污染水域的鱼、使用含汞牙体修复合金、住在垃圾填埋场附近或者住在涂有含铅油漆、装有含铅管道和焊接物的老房子里。根据美国国家环境保护局（Environmental Protection Agency，EPA）的研究，如果你的房子是在 1978 年前建造的，那么你的墙上、门上、窗户和窗台上涂的含铅涂料可能会有危害。EPA 还警告称，1986 年以前，含铅管道和含铅焊料一直都被用于室内排水道，目前仍有许多供水系统受此影响。经常检出的重金属包括铅、汞、砷、镉和铬。如果检查发现你体内重金属水平高于正常值，你的医生会建议你采用各种螯合疗法，帮助你排毒，清除体内的重金属。

避免食物中毒
- 尽可能选择有机的、不含激素以及不用杀虫剂的食物。
- 选择仅用草料喂养的有机肉类和禽类。
- 避免食用生的肉类和禽肉。
- 避免购买熟食店的熟肉。
- 避免食用生的海产品，包括贝类和寿司。
- 避免食用含汞高的鱼类（例如：鲨鱼、剑鱼、大西洋马鲛和方头鱼）。
- 避免食用熏制海产品。
- 避免食用本地捕捉的淡水鱼，这类鱼体内可能含有高水平的多氯联苯（例如：蓝鱼、条纹鲈、淡水鲑鱼、梭鱼、鳟鱼和大眼鱼）。

- 避免食用不熟的鸡蛋。
- 避免食用未经巴氏消毒的牛奶和软干酪,比如布里奶酪、卡蒙贝尔奶酪、罗克福奶酪、菲达奶酪、戈尔根朱勒干酪和墨西哥白乳酪,除非经过巴氏消毒。
- 避免食用脑花。

水质/氟化物
- 检测水中的重金属、细菌和氯化物水平。
- 只用过滤水或者使用反渗透供水系统。
- 避免氟化物产品,比如含氟牙膏和漱口水。

空气质量
- 使用高效微粒空气过滤器。

化工产品
- 避免使用引起内分泌紊乱的化工产品。
- 避免多氯联苯(polychlorinated biphenyls,PCB)和邻苯二甲酸盐。
- 避免使用阻燃布和阻燃喷剂。
- 避免含有上述成分的涂料和黏合剂。
- 避免使用特氟龙(聚四氟乙烯)和不粘锅。
- 避免织物保护喷剂和防污渍地毯。
- 避免使用新塑料浴帘。
- 不食用罐头食品。
- 检查水壶、食品包装和其他塑料制品,通常可以在底部找到特定塑料分类标记,即箭头组成的三角形,避免使用带1、3、6或7(pc)等编号的塑料制品。
- 绝不要用塑料容器盛装热食或在微波炉中加热。
- 如果塑料制品开始出现磨损或者裂缝就丢弃。
- 检查个人护理用品,最好选择经美国农业部认证、带有有机产品标识的产品。
- 避免含有对羟基苯甲酸酯、邻苯二甲酸盐(邻苯二甲酸二异辛酯、邻苯二甲酸丁卞酯、邻苯二甲酸二丁酯、邻苯二甲酸二甲酯)、乙内酰脲防腐剂、三氯苯氧氯酚、香精、氯苯氧氯酚、钠月桂醇聚醚硫酸盐、二乙醇胺和三乙醇胺、甲醛、聚乙二醇或者任何含有乙二醇成分和甲基成分的产品。
- 在家中仅使用无毒、无化工品的天然清洁产品。

排毒
如果你接触过有毒物,你的医生也许会向你推荐排毒养生法。较温和的疗法包括蓖麻油包裹法、干刷法、干式桑拿疗法、咖啡灌肠(适度)法、蹦跳运动(在小型蹦床上练习)和规律的日常运动。要注意,怀孕期间不推荐定期进行桑拿、咖啡灌肠和蓖麻油包裹法。

9. 有利生育的饮食

- 治疗食物过敏和食物敏感症。
- 避免食用酱油。
- 彩虹饮食:每天都吃绿色、黄色、橙色、红色、紫色的蔬菜和水果。
- 保证你日常饮食里含有大量富含铁的食物,比如菠菜、唐莴苣、甘蓝还有其他深色的绿叶蔬菜(煮或者蒸)。
- 千万小心不要生吃大量致甲状腺肿的食物(比如花椰菜、甘蓝、卷心菜、菜花,不结球甘蓝和菠菜)。可以适度食用,最好蒸熟或者煮熟吃,以降低这些蔬菜的致甲状腺肿作用。
- 通过少食多餐来平衡一天的血糖。食用低糖的食物。每餐都摄入蛋白质。饮食中包括健康脂肪。避免糖类和精制碳水化合物。
- 如果你是糖尿病患者,在怀孕前控制好血糖。
- 限制咖啡因摄入。
- 远离酒精。

杰奎琳的经历验证了吃好的好处:

> 我的症状很典型:吃得少体重却增加,畏寒、便秘、疲劳和沮丧。开始治疗后,这些症状就消失了,体重也减轻了约14kg。几年以后,我搬走了,我的医生退休了,我停止了甲状腺药物治疗。我结婚了,想要有个孩子,但是,经过了数年的尝试,我还是没能怀孕。我最后去看了一个所谓的"生殖专家",他给我做了血液学检测并告诉我:我的甲状腺功能有点"低下"并且我没有排卵。他说服我去服用促进生育的药物,却没有关注我的甲状腺功能低下的问题。我不了解不孕和甲状腺功能低下之间的关系,很显然,他也不清楚!在我服用了八个月的不孕不育药物后,他宣告我患有"不孕症",告诉我去收养一个孩子。冥冥中有什么引导着我,我回家后就开始查阅一切我能找到的关于受孕、妊娠和营养的资料。我开始改变饮食并服用优质营养补充剂。我坚持了一年,然后去看了另一位医生。我的所有血液指标变得正常了。他鼓励我继续服用维生素,选择营养食品,尤其是富含碘和叶酸的食物。坚持食用了几个月的鱼类、海带和绿叶蔬菜后,我怀孕了!我的孕期很健康,分娩顺利,我的儿子也很健康。很快,四年后我又生下了一个健康的女儿。

10. 治疗自身免疫问题/减轻炎症反应(自身免疫)

● 咨询具有替代医学思维的医生,比如功能医学医生,在怀孕前调节好免疫系统,治疗自身免疫性疾病,例如桥本氏甲状腺炎和葛瑞夫兹氏病。确保向医生咨询治疗方法对孕期和哺乳期的安全性。

● 通过饮食排除法来判断你对哪些特定的食物敏感,从而治愈肠漏症。典型的敏感性食物包括麸质/谷类、乳制品、大豆、蛋类、糖类、茄属植物和坚果。全部排除一段时间后,再慢慢地每次引入一种食物,评估你的反应。一旦你对某种食物有反应,就将它从你的饮食中排除出去一段时间,让免疫系统得以痊愈。然而,治愈肠漏症具有重要意义这个观念并没有被主流医学所广泛接受,我们采访的全科医生中仅有数位强调了治愈肠漏症的重要性。关于肠漏症和饮食排除法的更多信息,可以上网阅读医学博士艾米·迈尔斯(Amy Myers)所著的《肠漏症的九大信号》(9 Signs You Have a Leaky Gut)和医学博士吉尔·卡纳翰(Jill Carnahan)所著的《饮食排除法如何改善你的健康》(How An Elimination Diet Can Change Your Health)。

● 关于对肠漏症有治愈作用的营养补充剂,比如左旋谷酰胺、消化酶、稀盐酸、赤榆皮、芦荟汁和蜀葵根,请咨询你的医生。

● 吃一些乳酸发酵食物和饮料,比如克菲尔酸奶、酸奶、韩国泡菜、红茶菌、甜菜汁乳酸发酵饮料、格瓦斯或者一些品种多样的优质益生菌。

● 多吃富含可溶性纤维素的食物和/或益生菌。如果你开始吃富含纤维素的食物或者补充纤维素,你需要复查甲状腺功能,因为纤维素的摄入也许会影响你的身体吸收甲状腺激素替代药物的水平。

● 就额外补充具有自身免疫调节作用的营养剂,比如 N-乙酰半胱氨酸、α-脂肪酸、多酚类(绿茶、葡萄籽、松树皮)、存酿、谷胱甘肽和姜黄素,咨询医生的意见。

● 检测肠道病原体,比如寄生虫、假丝酵母菌属和一些小肠细菌的过度繁殖(small intestinal bacterial overgrowth,SIBO)。

● 考虑采用可能对自身免疫性疾病患者有益的饮食,包括 AIP 古法饮食、肠道与心理综合征饮食(GAPS)和特殊碳水化合物饮食(specific carbohydrate diet,SCD)。肠道与心理综合征饮食依据医学博士娜塔莎·坎贝尔-麦克布莱德(Natasha Campbell-McBride)的研究,她著有《肠道与心理综合征》(Gut and Psychology Syndrome)一书,肠道与心理综合征饮食(GAPS)源自西德尼·瓦伦汀·哈斯(Sidney Valentine Haas)博士首创的特殊碳水化合物饮食(SCD)。特殊碳水化合物饮食因为一位母亲的经历而广为流传——伊莲恩·戈特沙尔（Elaine Gottschall）运用特殊碳水化合物饮食治好了她孩子的溃疡性结肠炎，于是她开始提倡特殊碳水化合物饮食。她写了一本书，名叫《打破恶性循环：肠道健康食疗法》（*Breaking the Vicious Cycle：Intestinal Health Through Diet*）。关于 AIP 古法饮食的更多资料，可以读读莎拉·巴兰坦（Sarah Ballantyne）博士所著的《古法饮食疗法：逆转自身免疫性疾病的背后并治愈你的身体》（*The Paleo Approach：Reverse Autoimmune Disease and Heal your Body*）（关于这些特殊饮食的更多信息，参见附录 A）。

● 服用低剂量纳曲酮来调节免疫系统。非盈利组织，低剂量纳曲酮研究中心（LDN Research Trust）在其网站上列出了一份世界各地纳曲酮处方医生和纳曲酮药剂师名单。关于低剂量纳曲酮的更多信息，查阅茱莉娅·肖皮克（Julia Schopick）的《诚实的医学：那些行之有效却鲜为人知的治疗方法》（*Honest Medicine：Effective，Time-Tested，Inexpensive Treatments for Life-Threatening Diseases*）。

● 每天以硒甲硫氨酸的形式补充 200μg 硒。每天最多不超过 400μg 硒。

● 确诊并治疗慢性感染，包括 EB 病毒感染、耶尔森菌肠炎、幽门螺杆菌感染、丙型肝炎病毒感染、螺旋体感染（莱姆病）、酵母菌过度繁殖（假丝酵母菌）、巨细胞病毒感染、葡萄球菌和链球菌感染、立克次氏体病、Q 型热、人体 T 细胞白血病病毒感染、疱疹病毒 1 型，2 型和 6 型感染、风疹/麻疹、柯萨奇 B 病毒和 B-19 小病毒感染。

11. 改变生活习惯

● 戒烟。

● 保证充足睡眠：每晚 8 小时。对于失眠症，可考虑在睡前 1 小时或者晚上 11 点服用最多 3mg 褪黑素。褪黑素也有助于加强生育能力。

● 每天晒太阳。

● 在你准备怀孕之前，选一个天气不错的地方度一个月假。

● 每天 15~30 分钟的减压运动，可以考虑：
　　○ 冥想
　　○ 听着放松 CD 做引导想象
　　○ 呼吸练习：腹式呼吸或者深呼吸
　　○ 祷告
　　○ 太极
　　○ 气功
　　○ 慢走，冥想式散步

○ 女红
○ 涂色
○ 按摩
○ 瑜伽

（孙传政，王士琪　译）

第十章

你的健康怀孕计划：
甲状腺功能减退症和桥本氏甲状腺炎

风险和症状

　　如果你有患甲状腺功能减退症/桥本氏甲状腺炎的风险因素并出现常见症状，但目前还没有确诊，强烈建议你筛查和评估甲状腺功能。在本章中，我们列出了这些风险因素和症状，同时，你也可以在本书的网站 http://www. ThyroidPregnancyBook.com 上找到更全面的清单。你也可以自我评估，将评估结果打印出来，带到医生办公室，请医生记录下你的症状。2011 年出版的《美国甲状腺协会孕期和产后甲状腺疾病诊断与治疗指南》(简称《怀孕指南》)鼓励医生使用病例调查方法来识别有妊娠期甲状腺疾病风险的女性，但是，由于世界上超过一半的甲状腺疾病患者仍未确诊，这也不是一种可靠的方法。因此，一切取决于你是否知道并坚持在孕期接受适当的检查和治疗。

　　如果你还未确诊，以下风险/症状清单可以帮助你辨别症状，并就此与你的医生沟通。如果你已经确诊，该清单也可以帮助你确定是否获得了最佳治疗。

甲状腺功能减退/桥本氏甲状腺炎风险/症状清单

我患甲状腺功能减退的风险因素包括：

☐ 我有甲状腺疾病家族史

☐ 我曾经监测过我的甲状腺，看甲状腺功能是否有改变

☐ 我曾经被诊断有甲状腺肿或甲状腺结节

☐ 我目前患有甲状腺结节和/或甲状腺肿/甲状腺肿大

☐ 我曾因甲状腺功能减退症或甲状腺功能亢进症接受过治疗

☐ 我曾得过产后甲状腺炎

☐ 我过去曾患一过性甲状腺炎

☐ 我有自身免疫性疾病的家族史

☐ 我有另一种自身免疫性疾病

☐ 我现在怀孕了,或者我在过去九个月内生过一个孩子

☐ 我有流产病史

☐ 我因为癌症已经将部分/全部甲状腺切除了

☐ 我因为结节已将部分/全部甲状腺切除了

☐ 由于葛瑞夫兹氏病/甲状腺功能亢进症,我已经将部分/全部甲状腺切除了

☐ 由于葛瑞夫兹氏病/甲状腺功能亢进症,我已经接受放射性碘治疗

☐ 由于葛瑞夫兹氏病/甲状腺功能亢进症,我已经开始服用抗甲状腺药物

我有以下甲状腺功能减退症状:

☐ 我的体重无故增长

☐ 我无法通过节食/运动减肥

☐ 我有便秘,有时候很严重

☐ 我的体温偏低(别人觉得热时我却感觉很冷,我需要多穿件毛衣等)

☐ 我感到疲劳,疲惫不堪

☐ 我感到沮丧、迟钝、昏昏欲睡

☐ 我的头发毛糙、干枯、易断、脆弱、易脱落

☐ 我的皮肤粗糙、干燥、脱屑、粗厚

☐ 我的声音嘶哑低沉

☐ 我的眼睛周围和面部浮肿和肿胀

☐ 我的手、脚和关节疼痛

☐ 我患上腕管综合征,或者症状越来越严重

☐ 我的月经周期不规律(经期推后、月经量增大或经期提前)

☐ 我很难怀上孩子

☐ 我感到抑郁

☐ 我感到焦躁不安

☐ 我的情绪多变

☐ 我觉得自己无价值

☐ 我难以集中精力

☐ 我总感到悲伤
☐ 我似乎对正常的日常活动失去兴趣
☐ 我最近很健忘
我还有以下其他症状，这些症状也常见于甲减患者：
☐ 我总是掉头发
☐ 我总记不住事情
☐ 我没有做爱的兴致
☐ 我越来越容易感染而且感染持续时间更长
☐ 我最近打鼾多了
☐ 我有/可能有睡眠呼吸暂停
☐ 我觉得气短胸闷
☐ 我觉得需要打呵欠才能得到氧气
☐ 我的眼睛感觉很干涩
☐ 我的眼睛对光敏感
☐ 我感觉眼睛抽动，这让我晕眩/眩晕、头痛
☐ 我的颈部或喉咙里有奇怪的感觉
☐ 我有耳鸣(耳朵里有铃声)
☐ 我的鼻窦炎反复发作
☐ 我有眩晕
☐ 我感到有些头晕
☐ 我有严重痛经

　　凯特琳的经验说明了解各种症状的重要性。在她平安诞下第一个孩子后，很难怀上第二个孩子，正在接受生育治疗：

　　　　尝试几次失败后，我被诊断患有低黄体酮症，但能够怀孕。在我8周的产检时，医生给我抽血，检查了我的甲状腺功能。检查结果一切正常。但是我感觉很疲惫，皮肤状态很差，没有食欲，体重也没有增加。我的儿子比预产期提前了3周出世。因为呼吸问题，他必须待在新生儿重症监护室。分娩后，我出现大出血。我从来没有想过我的甲状腺会引起孕期的所有这些问题，直到我在甲减妈妈网站上看到了《300种甲状腺功能减退症状……是真的》(300+Hypothyroidism Symptoms…Yes REALLY)这篇文章。我的很多症状都符合，但在关于生殖这一项中，我有八种不同的症状——出血、母乳喂养等问题。

全套甲状腺功能检查

要评估甲状腺功能,需提供你的完整病史、体格检查、症状评估和甲状腺实验室全套检查。如果孩子父亲也有常见的症状和风险因素,那么他也应该进行甲状腺功能评估。

请注意,《怀孕指南》提出妊娠女性的 TSH 参考范围较非妊娠人群要窄,参考范围上限也较低。鉴于许多内分泌专家和产科医生可能不了解《怀孕指南》,出于安全考虑,建议甲状腺疾病患者获取实验室检查结果,以查看自己的检测项目是否全面,以及结果是否为最佳水平。如果实验室检查没有规定妊娠女性在孕期各阶段的特定 TSH 参考值,则应采用以下参考值:

妊娠早期:(0.1~2.5)mIU/L

妊娠中期:(0.2~3.0)mIU/L

妊娠末期:(0.3~3.0)mIU/L

达娜的经历

我充分相信我的医生训练有素、知识渊博,他们会知道如何治疗我的妊娠期甲状腺功能减退症。我对妊娠期甲状腺疾病了解不充分,因此未能为自己和宝宝的权益坚持自己的想法。在妊娠头三个月里,我的 TSH 水平仍然高于本书推荐的 2.5mIU/L,高达 10.0mIU/L。我感到很不舒服,但不知道该怎么办。但我的医生说一切都很好,只要 TSH 没有高于 10.0mIU/L,就关系不大。

等等……倒回去……是的,你没看错。

我的医生认为怀孕期间 TSH 低于 10.0mIU/L 的水平就不用担心,因为她并没有意识这么高水平的 TSH 给妊娠带来的危险,而我也不知道。

她显然没有阅读《怀孕指南》,结果,我流产了。

实验室应该为你进行全面的甲状腺测试。主流医学认为,TSH 检测是确定甲状腺功能的金标准。《怀孕指南》还提到了检测游离 T4。然而,与这两项实验室检验相比,全面的甲状腺功能检验要复杂得多。虽然一些传统医生仍然存有争议,但许多全科医师认为对甲状腺功能减退症的全面检测还应包括游离 T3、反 T3、甲状腺过氧化物酶抗体(TPOAb)和甲状腺球蛋白抗体(TgAb)。

请查看你的实验室检验结果,不能仅是正常,必须是**最佳水平**。实验室结果处于正常范围不一定意味着你的甲状腺功能处于最佳状态。我们每个人都是独一无二的,因此不能一刀切。下面列出的甲状腺实验室检验项目清单和**最佳**范围为许多全科医师所采用,适用于妊娠期甲减患者。该清单有助于诊断妊娠期甲状腺功能减退症。对于已经确诊和正在接受治疗的甲状腺功能减退症患者来说,也可帮助她们确定所使用的治疗方案是否是最佳治疗方案。第二章详细介绍了甲状腺实验室检验项目及其指征。

- TSH——通常为 1.0mIU/L 或以下
- 游离 T4——参考值的前 50%
- 游离 T3——参考值的前 50% 或前 25%
- 反 T3——参考值低限
- TPOAb——在参考值内
- TgAb——在参考值内

卡罗琳的经验表明,医生通常不了解建议的孕期 TSH 范围。在尝试六个月后,她怀孕了。

> 在怀孕的头几个月里,我感到很累,体重增加了 11kg。我当时没有多想。在妊娠早期产检时,我告诉医生,我感觉喉咙里有一个肿块。医生给我做了甲状腺全套检查,并告诉我,我有甲状腺肿大。在我等待检验结果期间,我开始出血。我做了超声波检查,宝宝的心跳每分钟只有 78 次,宝宝生长测量推迟了 2 周。他们告诉我,我一定是算错日期了。我的 TSH 结果出来了,是 5.8mIU/L,我的医生开始给我使用左甲状腺素。但我还是持续在出血,我又复查了一次超声波检查,宝宝的胎心更加缓慢。我问过医生这是怎么回事,但医生告诉我要冷静下来。我出血变得更严重了,我最终被送进了急诊室,超声显示我的子宫已经是空的。我问我的妇产科医生甲状腺功能减退是否与流产有关。他说我的 TSH 只有 5.8mIU/L,所以我的想法不太可能。他说这可能是染色体异常。

如果出现过度治疗的症状,请联系你的医生,过度治疗的症状包括:感到紧张不安、心悸、体重减轻、失眠、心跳快速或不规则、出汗过多、腹泻、震颤、肌肉无力、食欲增加、气短和怕热。

TSH 检验结果低于正常可能意味着患者过度治疗,但并不尽然。如果你正在服用的甲状腺激素替代药物剂量适当,你的症状会完全缓解,同时 TSH 水平得到抑制(结果低于正常值)。单独的 TSH 检验不是评价治疗是否充分的可靠指标。请咨询全科医师,以确定你的最佳剂量。

如果你以前曾服用抑制剂量的药物治疗甲状腺癌,只要 TSH 不为 0,即使 TSH 水平非常低,只要能检测到,就应继续使用该抑制剂量。

如果你发现服用甲状腺激素替代药物后出现甲状腺功能亢进的症状,请咨询你的医生,检验你的肾上腺素和铁的水平。确保在孕前检验你的肾上腺功能(理想情况下使用 24 小时唾液测试)和铁水平(全套的全铁检验将评估铁蛋白、血清铁、总铁结合能力和转铁蛋白饱和度),必要时进行治疗。治疗方案参阅第四章。

妊娠期间的药物剂量变化

与你的医生提前做好计划,在你确认怀孕的那一天开始增加你的甲状腺药物用量。一些全科医生建议,一旦你确认怀孕,每周增加两片左甲状腺素。如果你服用复合 T4/T3 或甲状腺片,请咨询医生需要增加的剂量。

在确认怀孕前,请提前准备好甲状腺实验室检验申请表并保存好该表。

尽早在受孕后 7 天就开始早孕检验,因为 TSH 会在受孕后 2 到 3 周就急剧上升,因此需要增加药物用量。

> **达娜的经历**
>
> 　　在我流产后,我有幸看到了玛丽·邵蒙(Mary Shomon)的《甲状腺功能减退症患者的健康生活》(Living Well with Hypothyroidism)。她的书太棒了,我和她预约了一次关于甲状腺的单独咨询。我和她通了电话,我会永远记住玛丽的建议。她告诉我去买我能找到的最大盒的早孕试纸。她建议我尽早确认自己是否怀孕,并尽快与我的医生联系并进行甲状腺功能检测。我按照她的指示,出去买了许多盒早孕试纸。一旦我开始备孕,我的目标是尽早确认我是否怀孕。如果我等到怀孕 8 周后才在产前检查时做甲状腺检查的话,我想我就不会有我的儿子哈德森。

一旦你确认你怀孕了,马上打电话告诉你的医生。

在你确认怀孕的当天或尽快进行甲状腺功能检验。甲状腺激素替代药物的剂量可能需要在妊娠早期多次增加才能达到健康怀孕所需的最佳剂量。怀孕 4 至 6 周时,甲状腺功能减退的妊娠女性通常需要在孕前剂量的基础上将药物剂量增加 30% 至 50%。已经失去甲状腺功能的妊娠女性应增加更多,例如那些已接受放射性碘治疗或全甲状腺切除术的患者。

凯西早在婴儿时期就被诊断为甲状腺功能减退,并接受治疗多年,在她 35 岁那年第一次怀孕。

我一直追问我的妇产科医生什么时候检查我的甲状腺激素水平，但他们迟迟不做。最后他们让我问我的家庭医生。为安全起见，医生把我的剂量增加了 50μg。当我孕 32 周加 5 天的时候，我醒来时发现有见红，原来是胎盘早剥。我只能做紧急剖宫产手术，我的儿子在新生儿重症监护室里待了几周。医生也感到很奇怪，他们查问我是否吸毒以及是否被配偶虐待——他们也不知道为什么会发生这种情况。

确保在怀孕期间定期监测甲状腺激素水平，在怀孕早期约每4周检查一次，在孕 26 周至 32 周至少检查一次。

如果你在怀孕期间发现自己有新的症状或症状加重，请随时与你的医生联系。

妮可和她的丈夫开始备孕，鉴于她已经三十多岁了，备孕六个月后，她去看了不育专家。

我已经在服用治疗甲状腺功能减退症的药物，并且我体重超重。我做了两次人工受孕，但都失败了。不夸张地说，我们都筋疲力尽了。在休息了一段时间之后，我们决定尝试自然受孕，但并不抱太大的希望，因为医生告诉我我的卵子"老了"。但我们成功了！我们喜出望外，没有言语可以描述。当时我已经四十岁了。我一直在遵照医嘱服药，同时积极监测我的甲状腺功能。在发现自己怀孕后（孕 5 周），我立即就去看了内分泌专家。她确认我怀孕后就立即增加了我的药物剂量。她说，怀孕期间轻微甲亢要比甲减好。妊娠早期，我每个月都去看她，后来变为每两个月一次。我的药物剂量增加了一倍，但激素水平保持在最佳状态。我的孕期一切顺利，最后生下一个足月、健康的男婴。

检查自己的身体，看是否有清单中列出的症状。如果你出现新症状或症状加重，请立即联系你的医生。一定要关注身体发出的信号，并主动要求医治。在你生命中的这段时间，你可以过度保护自己和宝宝，即使这意味着一次又一次地打电话到医生的办公室。如果你的医生拒绝听你讲述症状或重新评估你的治疗，请不要犹豫，立即咨询另一位医生。

珍妮弗的月经周期不规律，她有过一次流产并被诊断为甲状腺功能减退，现在她在每次例假不准时的时候，都会进行早孕测试。

我终于怀孕了，但我同时也非常担忧：我很害怕我会再次流产。我立即联系了我的医生，他让我去看妇产科医生。我很幸运，因为我的妇产科医生在治疗妊娠期甲状腺功能减退症方面有着丰富经验,他认真地检查了我的甲状腺激素水平。他比我的初级保健医生检查得更仔细!他给我做了 TSH、游离 T4 和游离 T3 检测。他两次增加了我的左甲状腺素剂量。我的孕程很艰辛,我出现妊娠剧吐,连水都喝不下。我经常会把刚服下的药吐出来。经过 6 次住院(期间医生经常忘记给我服药)和多个夜间急诊,我的妇产科医生决定将一根导管插入我的胳膊,用一个微量泵将药物静脉注射给我,这种治疗一直持续到我分娩。我的彩虹宝贝健康诞生啦,现在她已经十四个月大,活泼、漂亮,她给我们的生活带来了很多欢乐!

达娜的经历

晨吐?恶心?中毒?没有一个词能准确描述我在怀孕期间那种难受的感觉。我甚至对家人说:"我感觉孩子有问题,感觉他在我的肚子里像中毒了一样。我觉得我身体里有毒。我的身体在大声告诉我,这次怀孕非常不对劲。我感到越来越疲惫,便秘更严重,皮肤干燥、皲裂,感觉整个人都不舒服,像是中毒了一样。我知道身体一定是某方面出问题了。我好多次打电话给医生,告诉他们说我感觉不舒服,但每次他们都忽略了我说的症状。我也担心医生嫌我烦人,毕竟医生知道得更多嘛,我这样想。

几天后,我流产了。

在我怀我的第二个儿子的时候,大约 6 周左右,同样发生了中毒一样的不适症状。这一次我的本能告诉我,这就是我的甲状腺功能减退症没有得到最佳治疗的信号。我急忙给我的新甲状腺医生打电话。她再次增加了我服用的甲状腺药物的剂量,这已经是我在妊娠早期第二次增加剂量了(孕 3 周时,早孕检测结果为阳性的当天,我就增加了剂量)。幸运的是,那种糟糕的像中毒一样的感觉消失了。

当我就本书采访营养学家金·舒特(Kim Schuette)的时候,我才恍然大悟。她解释道:"当肝脏不能有效地清除多余的激素时,常常会出现晨吐。这种情况通常可能是因为肝脏和甲状腺功能不足。甲状腺激素水平低下时通常会导致肝脏清除毒素的功能受损。

嗯……我比自己所意识到的更好地了解我的身体。

一定要仔细倾听你的直觉。毕竟,你才是你自己身体的最好专家。

甲状腺激素替代药物

第五章介绍了各种甲状腺激素替代药物治疗方案，包括左甲状腺素（合成甲状腺原氨酸/T4）、碘塞罗宁（合成三碘甲状腺原氨酸/T3）和甲状腺片（天然 T4/T3 激素联合药物）。

虽然《怀孕指南》表明，妊娠女性能服用的唯一甲状腺激素替代药物是左甲状腺素（合成 T4/甲状腺原氨酸），但我们建议咨询全科医生、整体医学医生或替代医学医生，他们会研究所有治疗方案并找到最适合你的药物。我们采访过的大多数专家都解释说，怀孕期间，使用 T4/T3 联合药物以及甲状腺片优化甲状腺功能是安全的。他们倾向于给每个患者服用最适合的联合药物。

梅丽莎首次怀孕时服用左甲状腺素，但经历曲折，后来怀孕的时候，她改为服用甲状腺片。她说：

> 在我第一次怀孕期间，我正在服用左甲状腺素。我感到疲惫不堪，体重增加很多，在 36 周时就早产了。我的宝宝需要在新生儿重症监护室里待几天，很幸运，他健健康康的。产后，我掉了很多眉毛，也没法减轻体重，还感到特别累。我被诊断为桥本氏甲状腺炎，并改为服用甲状腺片（Nature-Throid）。后来，我又在 2012 年和 2015 年生下了两个儿子，这期间的孕程都非常顺利和轻松。两次孕期前后，我都一直服用甲状腺片。药物完全能提供我的身体所需要的甲状腺素。两个男孩都足月生产，产后恢复也很快。这三次怀孕的不同之处在于，在我诊断为桥本氏甲状腺炎后，我的精力、体力得到迅速恢复。虽然我现在刚生完老三半年，但我觉得我精力非常充沛。

最好在怀孕前找到最适合你的甲状腺药物类型和剂量。一位好的医生需要几个月的时间仔细调整剂量，才能达到药物的最佳剂量水平。最好不要在怀孕过程中试验调整剂量，因为这时候宝宝的生长依赖于母体供给的甲状腺激素。

如果你对新的甲状腺药物发生过敏反应，请赶快联系你的医生。不同品牌的药物所用的填充剂、辅料和色素不同，你的身体有可能对其中的某些成分过敏。

在可能的情况下，为确保剂量一致，最好选择品牌左甲状腺素，而不要选择通用非专利左甲状腺素。如果由于成本考虑或保险原因，你必须使用通用非专利左甲状腺素，请注意以下几点：

● 如果你服用某种通用非专利左甲状腺素后甲状腺功能稳定,请注意查看该药的制药商。虽然你的医生不能开具特定药厂生产的左甲状腺素,但可以请你的药剂师为你配同一家药厂生产的左甲状腺素(但要提醒你的是,这对于大型连锁药店和邮购药店来说更难,甚至可以说不可能)。

● 一次性开具大量的药物,比如三个月的药量,但要确保药物在使用期间不会过期。如果你不能确保配得到同一药厂生产的药物,请密切注意你的症状,如果你在重新配药后发现病情加重,请咨询你的医生并检查甲状腺功能水平。

甲状腺药物:实用贴士

正确服用甲状腺药物

● 始终仔细检查你的处方,确保药物和剂量无误。其次,当你的医生在处方上写"按照处方配药"或"不允许替代药物"时,要确认通用非专利药物未被换成品牌药。

● 早晨起床时空腹服用甲状腺药物或按照医嘱服药。

● 服用药物后,等待至少一个小时后再进食和喝咖啡(包括无咖啡因咖啡)。

● 服用甲状腺药物后,间隔至少 3 至 4 小时再服用维生素或营养补充剂,包括孕妇维生素、铁剂和钙剂。

● 服用甲状腺药物后,间隔至少 3 至 4 小时再服用抗酸药。

● 服用甲状腺药物后,间隔至少 3 至 4 小时再饮用含钙的强化饮料(如橙汁或非乳制奶)。

● 保持一致的饮食习惯,如果你开始或停止高纤维饮食,请复查甲状腺功能。

● 如果怀孕期间感到恶心,必须一起床就吃东西。那么,最好在吃东西一小时后再服用药物。

● 向你的医生咨询服用甲状腺药物的时间。通常医生会建议早上起床空腹服用左甲状腺素,但有些全科医师也会建议将一天的复合甲状腺素或甲状腺片剂量分为数次服用,可能会嘱咐分两次服药。

● 还可以向医生询问是否能在睡前服用甲状腺药物,不过,一些服用 T3 或甲状腺片的患者如果晚上服药,可能会入睡困难。

● 如果你改变甲状腺用药的方法,请在几周后复查甲状腺功能。

记住每天服药

● 使用分药盒装入一周的药量或使用 PillPack 服务。

- 考虑使用带提示功能的电子分药盒,铃声或 LED 光会提醒你服药。
- 每天在同一时间服用药物,比如每天起床后或洗脸后。
- 将药物放在显眼的位置,例如,闹钟旁边。
- 创建电子邮件或文本提醒文件,提醒你服药。
- 考虑签约文本、呼叫或电子邮件提醒服务。
- 使用在线电子药物安排表。
- 使用提醒应用程序提醒你服药。
- 包括在日历上设置提醒,提醒你服药。
- 写笔记提醒自己。
- 戴一块设有闹钟的手表。
- 请一位亲人提醒你每天服药。

妥善存放甲状腺药物

- 查看药品说明书上的贮藏说明和/或向你的药剂师确认药物的存放信息。
- 将甲状腺药物存放在阴凉、干燥的地方。浴室不是存放药物的理想地方。
- 旅行时请随身携带药物并带上有药房原始标签的原包装,不要放在行李箱中。
- 如果你是乘车旅行,请随身携带药物,不要放在行李箱内。不要将药物长时间放在高温环境中。
- 询问你的药店,夏季的周末或节假日药店关门时是否关闭空调。
- 如果你从邮购药房订购药物,请选择次日送达服务。
- 如果你在夏季出现异常症状,请与你的医生联系,并重新测试你的甲状腺激素水平。
- 如果怀疑你的药物已因高温失效,请重新配药。

桥本氏甲状腺炎

确保检测甲状腺过氧化物酶抗体(TPOAb)和甲状腺球蛋白抗体(TgAb)水平。

如果你的抗体水平升高,但还未服用甲状腺激素替代药物,请你确保在怀孕中期之前每4周至6周做一次甲状腺检查,然后妊娠第26周至32周之间至少检查一次,必要时可开始甲状腺激素替代治疗。

关于患桥本氏甲状腺炎的情况下免疫系统的保养方法请咨询具有替代医学意识的医师,例如功能医学医师。询问妊娠期间和哺乳期间治疗方法的安全性。孕期安全的自身免疫性疾病治疗方法参见第四章自身免疫性疾病相关内容。

可多吃乳糖发酵的食品和饮料,如克菲尔酸奶、酸奶、泡菜、红茶菌和甜菜汁乳酸发酵饮料,和/或服用优质的复合菌株益生菌。

在食物中加入富含可溶性纤维的食物和/或服用益生菌。如果你开始吃高纤维食物,需复查甲状腺水平,因为高纤维食物可能会改变甲状腺激素替代药物的吸收水平。

通过少食多餐来平衡血糖。保证每餐摄入一定量蛋白质以及健康的脂肪。避免摄入糖和精制碳水化合物。

研究服用低剂量纳曲酮(LDN)调节免疫系统。非营利组织低剂量纳曲酮研究中心(LDN Research Trust)的网站提供了世界各地 LDN 处方医生和 LDN 药剂师名单。

每天以硒代蛋氨酸的形式补充 200μg 硒,但每天摄取的硒不应超过 400μg。

考虑采用可能有助于恢复桥本氏甲状腺炎的饮食,包括 AIP 古法饮食、肠道与心理综合征饮食(GAPS)和特定碳水化合物饮食(SCD)。

梅兰妮在她三十四岁的时候被诊断患桥本氏甲状腺炎。

> 我体内的抗体水平非常高(上千),我的内分泌医生说我不应该尝试怀孕,因为婴儿最终会流产或有神经方面的问题。我心情抑郁,难过了好几个星期。我开始服用 Synthroid(甲状腺激素替代药物),但我也研究在下次就诊之前开始无麸质饮食。虽然医生嘲笑了我想要尝试无麸质饮食的想法,但我还是尝试了。虽然我的抗体没有减少到我期望的数值,但抗体水平确实下降了。不久我就怀上了双胞胎。两个宝宝都非常聪明,他们不满一岁就会唱 ABC。我换了医生,但我很想把孩子带到他的办公室,告诉他,在告诉别人不要尝试怀孕之前,自己先多做点研究。

其他注意事项

请注意,在柜台购买的用猪、羊或牛的甲状腺制成的非处方甲状腺营养补充剂不是甲状腺处方药物,但这些药物仍可能会对你的甲状腺健康产生相当大的影响。在咨询你的医生前请勿服用此类补充剂。

请不要自我治疗。

如果你的医生拒绝听取你的症状叙述或不为你开处适当的检测,请考虑使用其他甲状腺药物,或者你有以下几种选择:

- 提供甲状腺功能减退的风险和症状清单，以支持你的要求。
- 如果你的医生查看了你的检查清单后，还是拒绝为你做甲状腺检查，请要求医生在清单上签上名字和日期，写明他/她拒绝给你做检查，复印该清单，并将清单放在你的病历中。同时自己保留一份带有医生签名的清单复印件。将复印件连同检测批准申请一起发送给健康维护组织（HMO）或保险公司的顾客联络人。
- 可以考虑去直接面对患者的实验室进行检测服务。可访问本书的网站 http://www. ThyroidPregnancyBook. com，获得相关建议。
- 如果你的医生认为，即使是在孕期，TSH 达到 4.0mIU/L 也没什么问题，或者拒绝为你检查甲状腺抗体，请带上一本《怀孕指南》，让他参考特定孕期的 TSH 参考值（你可以在 http://www. ThyroidPregnancyBook. com 找到完整指南的链接）。
- 找一位思想开明的甲状腺医生，他/她会对你进行全面的甲状腺实验室检查，探索治疗方案并找到最适合你的治疗方案，他/她还会倾听你讲述症状。有关资源的资料请参阅附录 A，可以帮助你找到当地最好的甲状腺医生。

在怀孕和哺乳期间，始终咨询你的医生或药剂师是否可以服用某种补充剂。尽量选择那些不含麸质、乳制品和大豆的补充剂。

（陈芸芸　译）

第十一章

你的健康怀孕计划：
甲状腺功能亢进症和葛瑞夫兹氏病

风险和症状

如果你有高危因素和常见的甲亢/葛瑞夫兹氏病症状，但是当前没有确诊，那你急需进行甲状腺功能筛查和评估。我们在本章列出了一份风险/症状清单，你也可以访问本书网站（http://www. ThyroidPregnancyBook. com），查找到更详细的清单。你可以先做个自我评估，打印出来，带着检查表到医生办公室，让医生记录下你的症状。2011 年《美国甲状腺协会孕期和产后甲状腺疾病诊断与治疗指南》(简称《怀孕指南》)鼓励医生采用病例发现的办法来鉴别有妊娠期甲状腺疾病风险的女性，但是，鉴于全球超过一半的甲状腺疾病患者没有诊断，这个方法并不可靠。最终还是取决于你是否了解并坚持妊娠期甲状腺疾病的正确检测和治疗。

如果你还没有确诊，这份风险/症状检查表能帮助你鉴别症状。如果你已经确诊并已经开始了甲状腺功能亢进症/葛瑞夫兹氏病的治疗，你可以用这份检查表来评估你的甲状腺治疗是否最优。

甲状腺功能亢进症/葛瑞夫兹氏病风险症状检查表

我有以下甲状腺功能亢进的风险因素：

☐ 我有甲状腺疾病家族史
☐ 我曾经监测甲状腺，以观察甲状腺功能是否改变
☐ 我曾经诊断有甲状腺肿或甲状腺结节
☐ 我当前有结节性甲状腺肿/甲状腺肿大和/或甲状腺结节
☐ 我曾因甲状腺功能亢进症接受过治疗
☐ 我在既往妊娠期间患上产后甲状腺炎或者甲状腺功能亢进
☐ 我曾患一过性甲状腺炎
☐ 我有自身免疫性疾病家族史
☐ 我患有另一种自身免疫性疾病

☐ 我现已怀孕或者在过去九个月内生过一个孩子
☐ 我有流产史
☐ 我曾因甲状腺功能亢进/葛瑞夫兹氏病接受放射性碘治疗
☐ 我曾因葛瑞夫兹氏病/甲状腺功能亢进症服用抗甲状腺药物
我有下列甲状腺功能亢进的症状：
☐ 我的心脏感觉像漏跳了一拍，心跳加速，感觉到有心悸
☐ 我的脉搏异常的快
☐ 即使是休息或卧床的时候，我的脉搏都很快
☐ 我的血压高
☐ 我的手发抖和/或有手颤
☐ 别人觉得冷的时候我却觉得热，我感到不正常的发热发烧
☐ 我出汗多或过度
☐ 我体重不正常地下降
☐ 我体重下降或不变，但是吃得多
☐ 我觉得我有大量的精力需要释放
☐ 我有腹泻或便溏或大便次数增多
☐ 我的眼睛干燥/视物模糊/明显的"凝视"或眼球突出
☐ 我的皮肤看起来或觉得松弛
☐ 我感觉肌肉无力，特别是上肢和大腿
☐ 我入睡困难，易惊醒，或半夜醒来后难以再次入睡
☐ 我感到疲倦，筋疲力尽
☐ 我很难集中精力
☐ 我的头发干枯毛糙易断、易脆、脱落
☐ 我的皮肤粗糙、干燥、有皮屑松弛
☐ 我的声音嘶哑或变粗
☐ 我的关节、手部和脚部感觉疼痛
☐ 我的月经周期不规则（提前、推后、量少或不来月经）
☐ 我难以怀孕
☐ 我已经有一次或以上的流产史
☐ 我感到抑郁
☐ 我坐立不安、紧张、易怒或焦虑
☐ 我经历恐慌发作

特别注意事项

不管出于何种原因,当你有甲状腺功能亢进或甲状腺毒性症状时,绝不要计划怀孕。在尝试怀孕前,确保你的甲状腺功能达到最佳水平。

确保已经明确你的甲状腺功能亢进症的病因。参阅下文"甲亢状态"一节(第161页)。在怀孕前确诊并确定治疗方案。甲状腺功能亢进的常见原因包括:

- 葛瑞夫兹氏病
- 毒性腺瘤和毒性结节性甲状腺肿
- 妊娠剧吐致一过性甲状腺功能亢进(THHG)
- 妊娠早期 HCG 升高
- 桥本氏甲状腺炎的功能亢进期
- 无痛性甲状腺炎
- 妊娠一过性甲状腺毒症(GTT)
- 为治疗甲状腺功能低下过量服用甲状腺激素替代药物导致的人为甲状腺功能亢进

如果你在甲亢期间怀孕或在怀孕期间发展为甲亢,需要尽快确诊并明确治疗方案。如果你在怀孕期间被诊断出葛瑞夫兹氏病或者出现不受控制的或严重的甲亢,咨询围产期医生,这类产科医生擅长高危妊娠的诊疗。这类医生有时也被称为"母胎医学"或"高危妊娠"专家。

诊　　断

坚持进行临床评估,以检查是否有甲状腺肿大;眼睛症状,例如眼球外突;体重下降;脉搏加快;或者血压升高。

了解甲亢诊断所用的血液学检测:

- TSH ≤ 0.01mIU/L
- 游离 T4 升高(注:应该检测游离 T4,而不是总 T4)
- 游离 T3 升高
- 甲状腺刺激免疫球蛋白(TSI)[有时也叫做 TSH 受体抗体(TRAb)]升高

注:对于非妊娠患者,放射性碘摄取(RAIU)检查可用于评估甲亢的病因。但 RAIU 在怀孕期间绝不能使用。

孩子的父亲如果有常见症状和高危因素,或者他有甲亢/葛瑞夫兹氏病病史,也应该进行甲状腺评估。

治　疗

如果你怀孕时伴有轻度或亚临床甲亢但几乎没有症状，你的医生会建议你可以延迟到怀孕后再治疗。对于中度或重度甲亢，则需要治疗。

放射性碘

妊娠和哺乳期间，绝不能接受放射性碘治疗。至少等到哺乳结束4周后再接受治疗。

在放射性碘治疗后，要等待六个月到一年并且甲状腺功能稳定后再尝试怀孕。

抗甲状腺药

使用抗甲状腺药物几乎是怀孕期间一线治疗方案。丙硫氧嘧啶（PTU）、甲巯咪唑（MMI）和卡比马唑对妊娠女性都有效。

与其他药物相比，PTU极少会导致先天出生缺陷，因此，通常建议妊娠早期服用PTU。

妊娠早期结束后，大约孕13周时，停用PTU，改为MMI，以降低PTU相关的肝病风险。

换药两周后复查甲状腺功能。

在妊娠早期服用MMI或者在妊娠中期和妊娠末期服用PTU只适用于对其他抗甲状腺药物过敏、敏感或该药产生副作用时。

如果你在妊娠早期确诊有甲亢，先服用最低可能剂量的PTU，然后每两周复查甲状腺功能，直到甲状腺功能恢复正常。

《怀孕指南》建议怀孕期间采用抗甲状腺药物治疗，使游离T4达到参考值高限或稍高于参考值，TSH处于参考值低限。但是，最佳甲状腺治疗因人而异。

要避免剂量过高，例如PTU每天超过200mg，或者MMI每天超过30mg。

确保在甲状腺功能恢复正常后每两周到四周监测一次甲状腺功能。

如果你有以下任何症状，立刻联系你的医生：

- 疲劳
- 乏力
- 腹痛
- 没有食欲
- 皮肤出现皮疹或瘙痒
- 易发瘀斑
- 皮肤或眼白变黄，这种情况叫做黄疸
- 持续性咽喉发炎

● 发热

β-受体阻滞剂

β-受体阻滞剂通常用于非妊娠患者。

如果你的血压或心率非常快，即心悸，可以短期服用 β-受体阻滞剂，妊娠期间服药时间不超过两周。

怀孕末期不要服用 β-受体阻滞剂。

手术

如果你没有怀孕并且对抗甲状腺药物不耐受或 RAI 治疗不起效，那么可以手术切除甲状腺，又称为甲状腺切除术。

怀孕期间除非必要，一般不考虑手术。怀孕期间手术的指征如下：

● 你对抗甲状腺药物过敏或该药物对你产生副作用。

● 你需要服用极高剂量的抗甲状腺药物（MMI 超过 30mg 或 PTU 超过 300mg）。

● 抗甲状腺药物对你的病症不起效。

● 你的胎儿因抗甲状腺药物表现出甲状腺功能失调的证据（例如，胎心减慢或骨骼发育缓慢）。

如果怀孕期间需要手术，建议在妊娠中期实施手术。

萨曼莎曾由于甲亢流产两次，她的第三次妊娠注定不会顺利，因此，手术是最好的选择。

> 因为这次怀孕期间我有甲亢，还有高血压，每周都要调整药物剂量，在孕 24 周时紧急做了甲状腺全切除术，出现胎盘早剥、肾功能衰竭，因此，不得不在孕 35 周做了急诊剖宫产手术。感谢我医疗组的七个医生和强大的母婴医疗医生，我美丽的女儿现在 5 岁了。她身体健康，没有受到不良作用的影响。并且，我现在的甲状腺功能减退对我的影响很小。

手术前，向你的医生咨询关于短期服用碘化钾溶液以及检测抗体水平。

甲状腺手术可能出现两个并发症：

● 损伤喉返神经，导致暂时性或永久性声音嘶哑或失声。罕见情况下，如果双侧喉返神经都损伤，则必须切开气管。

● 损伤甲状旁腺，导致血钙降低。

确保手术后经常监测你的甲状腺功能，以确定甲状腺激素替代剂量是否达到最佳。

如果你以前因葛瑞夫兹氏病接受过治疗，或者当前被诊断为葛瑞夫兹氏病，需持续监测你的抗体。

关于找到一位好的甲状腺医生的提示、对甲状腺手术结果的期望以及恢复过程,参阅第七章。

碘治疗

针对使用碘疗法代替抗甲状腺药物、RAI 和手术治疗孕前和妊娠期甲亢的问题,咨询全科医生。

低剂量纳曲酮(LDN)

针对使用低剂量纳曲酮治疗孕前和妊娠期葛瑞夫兹氏病的问题,咨询全科医生。

甲 亢 状 态

确保甲亢的病因已确定。

葛瑞夫兹氏病

确定你的医生采集了你的家族史和病史,讨论了你的症状,并进行了临床检查,以查找典型症状,例如结节性甲状腺肿、脉搏快和眼相关症状。

了解诊断所用的实验室检验项目:

● TSH 值小于 0.01mIU/L

● 游离 T4 升高(要注意,应检测游离 T4 而不是总 T4)

● 游离 T3 升高

● 甲状腺刺激免疫球蛋白(TSI)抗体升高

对于非妊娠患者,放射性碘摄取(RAIU)检查可用于诊断。但是,RAIU决不能在怀孕期间使用。

阅读前文"治疗"一节。

包括 TSI 检测在内的甲状腺功能全套检测应该在妊娠中期孕 20 周至 24 周期间进行。

如果你的 TSI 水平已经下降,你的医生会逐渐减少你的剂量。大多数医生会在孕 32 周之后才停止抗甲状腺药物治疗。

如果你的 TSI 水平升高,应检查胎儿是否有甲状腺功能失调,"胎儿和新生儿甲亢"一节(第 165 页)将会详细阐述。

毒性腺瘤/毒性结节性甲状腺肿

对于非妊娠患者,可使用放射性碘摄取(RAIU)检查进行诊断。然而,RAIU 不能用于妊娠女性。

怀孕期间,通常可以根据以下标准进行诊断:

● 血液检查显示甲亢,但是甲状腺抗体为阴性

● 症状

- 可见结节或可见的甲状腺增大
- 触诊颈部可以感觉到单个或多个结节
- 超声显示一个或多个结节

怀孕期间,抗甲状腺药物是首选治疗方法。如果甲亢未能得到控制、对你或孩子造成了危害,或者结节影响了你的呼吸或吞咽功能,建议手术治疗。

考特尼有过一次流产,第二次怀孕她顺利生下了一个儿子,她想给她儿子添个弟弟或妹妹。

> 当我儿子十八个月大时,我们开始备孕,我很快就怀孕了。我注意到这次怀孕与前两次不同。我一直感觉恶心,一天要吐一次。我开始出现严重心悸和眩晕。静息平躺的时候,我的心率都能达到每分钟150次,这真的吓到我了!我的医生给我开了治疗心脏的药。孕12周时,孩子没了。距离现在已经一年了。自从我的孩子没了,我一直都对医生不满意。最终,我找到了一位能够听我讲述的医生。我曾经看过一位耳鼻喉外科医生,因为我的内分泌医生都不听我陈述。他们发现我的甲状腺里长了结节,但是他们说是良性的。因为我的甲状腺功能一直都在正常参考范围,所以他们不给我用药。这位耳鼻喉科医生建议切除我的甲状腺,我同意了。他给我做了手术,发现至少有12个良性结节。我只是希望在我失去两个孩子前,当我告诉医生我感觉不舒服时,有医生会仔细听我述说。这种感觉并不像他们想的那样是我臆想出来的。

孩子出生后以及断奶后,如果你的甲状腺结节持续导致甲亢或明显症状,你的医生可能会建议放射性碘治疗或手术。

妊娠剧吐致一过性甲亢

如果你在怀孕期间出现妊娠剧吐,即持续性呕吐,你需要检查一下甲状腺功能,包括TSI水平。在一些病例中,这种状态与一种短期甲亢相关,因此,按照逻辑,这种甲亢被称作妊娠剧吐致一过性甲亢(THHG)。

THHG通常表现为游离T4轻度升高,游离T3水平正常。

对于怀孕女性,有一些因素可以将THHG和其他类型的甲亢区别开来:

- 出现严重的呕吐,不是甲亢的典型特点
- 明显的体重减轻,这不是怀孕的特点
- 没有典型葛瑞夫兹氏病的症状,包括甲状腺肿(甲状腺增大)和眼相关症状
- 没有其他典型的甲亢症状,例如心动过速(心率超过每分钟100次)、腹泻,肌肉无力或震颤

一些 THHG 患者不需要甲亢相关治疗，甲状腺功能异常会在妊娠中期结束时自动缓解。

如果你的症状严重，你需要在妊娠早期接受短期的抗甲状腺药物治疗，通常服用 PTU。如果你同时被诊断有葛瑞夫兹氏病，你应该根据临床需要进行抗甲状腺药物治疗。你也许需要住院接受静脉输液和营养补充。对一些严重病例，也可以使用甲氧氯普胺（胃复安）、抗组胺药和抗反流药等药物。

如果你的症状轻微，治疗方法通常包括饮食改变、休息和使用抗酸剂。也可以考虑替代治疗，包括针灸、使用薄荷和生姜等草药和催眠。

HCG 升高

HCG 升高型甲亢通常在孕 13 周发生。如果你有这种情况，你应该在整个妊娠期间每月进行甲状腺功能监测，直至甲状腺功能恢复正常。

这种情况通常不需要治疗，因为这种病症会在妊娠中期和末期自行痊愈。

桥本氏甲状腺炎/甲状腺功能亢进期

如果你在妊娠期间被诊断为桥本氏甲状腺炎并伴有甲亢症状，你需要检查你的 TSH、游离 T4、游离 T3、TPOAb、TgAb 和 TSI 水平。

你可能需要降低甲状腺激素替代药物的剂量。需要每两周复查一次甲状腺功能，因为你的甲状腺功能也许很快会转变为甲状腺功能低下，这时，你需要再次增加药量。

如果你没有接受甲状腺激素替代药物治疗，根据你的甲状腺激素水平升高的幅度和症状的严重程度，你的医生也许会建议接受短期抗甲状腺药物治疗。然后，每两周复查一次甲状腺功能，因为你的甲状腺功能会在数周内转变为甲状腺功能减低，这时，你就需要减少抗甲状腺药物的剂量，甚至完全停止服用。

无痛性甲状腺炎

无痛性甲状腺炎通常表现为 TSH 水平降低、游离 T4 升高和甲状腺抗体阴性。在整个妊娠期间都需要监测你的甲状腺功能。该病基本不需要治疗。

妊娠一过性甲状腺炎（GTT）

如果你没有甲亢病史、没有甲状腺肿病史、没有甲状腺抗体，但是 TSH 水平降低、游离 T3 和游离 T4 水平升高，那么诊断为妊娠一过性甲状腺炎（GTT）。

GTT 通常不需要治疗。严重 GTT 的情况极少，这种情况下，游离 T4 超过参考值范围,TSH 水平低于 0.1mIU/L,你可能需要服用一个疗程的抗甲状腺药物。

人为甲亢

你的医生会降低你的甲状腺激素替代药物的剂量,这是由于过量服用治疗甲状腺功能减低的药物所致。你应该数周后重新检测甲状腺激素水平,继续调整你的药量,直到甲亢痊愈,血液学检查结果恢复正常。

甲状腺危象

如果你怀疑自己开始出现甲亢危象,你必须立刻去看急诊,因为这种情况能迅速加重并危及生命。你必须在数小时内接受治疗,以避免出现中风和心脏病发作等并发症。

未治疗的葛瑞夫兹氏病和/或甲亢是甲状腺危象独有的风险因素,尤其是妊娠女性。即使患者已确诊葛瑞夫兹氏病并接受治疗,有些其他特定因素也会增加甲亢危象的风险:

- 感染:肺部感染、喉部感染或者肺炎
- 血糖改变:糖尿病酮症酸中毒、胰岛素致低血糖症
- 最近接受甲状腺手术
- 突然停服抗甲状腺药物
- RAI 治疗甲状腺
- 甲状腺的过度触诊(触摸或推拿)
- 严重的情感压力
- 甲状腺激素过量
- 妊娠和分娩毒血症

甲状腺危象的症状包括:

- 发热,体温高至 37.7℃,甚至最高到 41.1℃
- 心率过快,最高达每分钟 200 次
- 心悸、胸痛、气短
- 高血压
- 混乱、谵妄甚至精神错乱
- 极端虚弱和疲劳
- 极度的不安、紧张、情绪波动
- 反射亢进
- 呼吸困难
- 恶心、呕吐、腹泻
- 近期体重大幅下降

- 大量出汗、脱水
- 恍惚或昏迷

甲状腺危象应用抗甲状腺药物、碘阻断剂和 β-受体阻断剂进行紧急处理，并且对任何加重甲状腺危象的潜在非甲状腺疾病或感染进行治疗。

甲亢的自然治疗方法

妊娠期甲亢需要精心治疗。自然疗法可能耗时较长，包括草药在内的一些治疗方法在怀孕期间可能并不安全。然而，在你怀孕之前，最好咨询有经验的医生，研究自然疗法方案。

咨询全科医生，根据你的个人情况，讨论在怀孕期间安全的自然疗法。你的医生可能会推荐以下疗法：

- 多吃致甲状腺肿的食物
- 补充硒、镁、ω-3 脂肪酸、维生素 D、B 族维生素、碘、锂和左旋肉碱
- 服用柠檬香蜂草（*Melissa officinalis*）、夏枯草、刺五加、西番莲和益母草等草药
- 减少压力

如果你被诊断患有葛瑞夫兹氏病，请咨询一位专攻免疫系统的全科医师。他或她可能会研究自身免疫性疾病的根本原因，包括食物过敏（特别是麸质）、肠漏症、血糖失调、慢性炎症、环境毒素、慢性感染、过敏、肠道菌群失调、肾上腺功能不全和营养缺乏，包括维生素 D 和硒水平过低。

关于治疗潜在自身免疫性疾病的更多信息，请参阅第九章中的"自身免疫"一节。

胎儿和新生儿甲亢

以下情况，你的孩子有甲状腺功能失调的风险：

- 过去你曾患葛瑞夫兹氏病，并接受过放射性碘治疗或甲状腺切除术（无论放射性碘治疗或甲状腺切除术已经过了多久）。
- 你在怀孕期间患上葛瑞夫兹氏病并接受抗甲状腺药物治疗。
- 你在怀孕期间患上葛瑞夫兹氏病，并接受了手术治疗。

如果你既往或现在患有葛瑞夫兹氏病，确保你咨询儿科内分泌学家、母胎医学专家、围产期医生或专注于胎儿和新生儿甲状腺问题的高危产科医师，以确保你的宝宝在出生前后给予恰当的检测和治疗。

如果你既往或现在患有葛瑞夫兹氏病，你要告知你的妇产科医生、内分泌医师、主治医师、小儿科医师和医院的护士。

孕期甲状腺功能监测

如果你过去或现在有葛瑞夫兹氏病病史,确保孕 20 周至 24 周时检测 TSI 水平。

如果你在孕期患上葛瑞夫兹氏病/甲状腺功能亢进,或有葛瑞夫兹氏病病史,确保你的宝宝在孕 18 周至 22 周期间做胎儿超声时筛查胎儿是否有甲状腺功能失调,此后每 4 到 6 周复查一次或根据临床指征复查。筛查包括评估胎心率(胎心率超过 160 次/min 提示胎儿患甲状腺毒症),以及超声检查胎儿是否有甲状腺肿大、甲状腺肿、生长迟缓、胎儿水肿或骨成熟加速的征象。

如果你未出生的宝宝被确诊为甲状腺功能亢进,医生可能会给你开抗甲状腺药物甲巯咪唑,无论你是否有甲亢,均需帮助宝宝在出生前恢复正常的甲状腺功能。

新生儿甲亢

如果在妊娠末期你的甲状腺抗体升高或新生儿疑似有甲亢,确保你的儿科内分泌专家在孩子出生后立即检测新生儿的 TSH 和游离 T4 水平。

注意新生儿的甲状腺功能亢进症状。新生儿甲状腺功能亢进的症状和体征包括:

- 头围异常的小
- 前额异常突出,皮下积液达到危险程度(称为胎儿水肿)
- 肝脏和/或脾脏增大
- 低出生体重
- 早产
- 皮肤温暖湿润
- 高血压
- 心跳快
- 心律不齐
- 易激惹、多动、不安、睡眠不好
- 甲状腺肿大(甲状腺肿)
- 由于甲状腺肿压迫气管导致呼吸困难
- 食欲过度或正常,但体重增加缓慢
- 眼睛外突、凝视
- 呕吐
- 腹泻

如果你发现你的孩子有上述任何症状,立刻进行检查。

新生儿甲亢一经确诊,应该立即开始治疗。通常使用抗甲状腺药物以

及 β-受体阻滞剂,如普萘洛尔,以帮助控制肌肉和心脏活动过度。在某些情况下,可以给予卢戈氏(Lugol)碘液和碘化钾,以抑制甲状腺激素的释放。如果你的宝宝甲亢严重,医生可以开处糖皮质激素药物。

你的宝宝应该每周检查一次甲状腺功能,以监测病情进展。一旦病情好转,药物的用量就该逐渐减少,最终停止。这通常发生在 3 到 12 周之间,因为你的抗体从宝宝的血液循环中消失了。但是,在一些罕见病例中,新生儿甲状腺功能亢进会持续长达六个月或更长时间。

胎儿和新生儿甲状腺功能减退

如果你在怀孕期间正在服用抗甲状腺药物,有两个关键风险因素会增加你的宝宝患上胎儿或新生儿甲状腺功能减退的风险:

- 怀孕期间对甲状腺功能亢进控制不良
- 高剂量的抗甲状腺药物

如果你的医生证实胎儿甲状腺功能减退是你的治疗引起的并发症,他们可能会降低你的抗甲状腺药物剂量。

作为产后"跟贴检测"(heel-stick test)的一部分,在美国出生的婴儿在出生时自动接受甲状腺功能减退检测。但是,如果你有任何危险因素,或者你的新生儿表现出以下任何一种新生儿甲状腺功能减退的症状,你应该确保你的孩子不仅要做跟贴检测还要做更详细的甲状腺功能全套检测:

- 表情呆滞
- 面部浮肿
- 舌头增厚
- 舌头伸在嘴外
- 窒息发作
- 便秘
- 黄疸
- 喂养差
- 过度嗜睡或昏睡
- 缺乏肌肉张力
- 身高异常短
- 肌肉张力降低
- 不见生长
- 哭声嘶哑
- 颅骨囟门过大

如果诊断为新生儿甲状腺功能减退,你的宝宝应该立即开始甲状腺激素替代药物治疗。定期随访是必要的,因为如果甲状腺功能减退是暂时的,婴儿最终能够停止服用甲状腺药物。但是如果甲状腺已经永久性受损,那么需终生接受甲状腺激素替代治疗。

你的甲状腺功能监测时间表

由于甲亢/葛瑞夫兹氏病患者以及她们的孩子在妊娠期间需要接受大量检验和复查,我们创建了一份推荐时间轴,你可以和你的医生讨论。如果症状加重或出现新症状,请立即打电话给你的医生,哪怕是在进行预约检查之前。如遇甲状腺危象,立即去看急诊。

孕前

过去或现在有甲状腺功能亢进/葛瑞夫兹氏病病史的女性需检测 TSH、游离 T4、游离 T3 和 TSI 水平。有高风险和常见甲状腺功能亢进/葛瑞夫兹氏病症状但目前没有诊断的女性(和男性)也应该在孕前检测甲状腺功能。

放射性碘摄取(RAIU)检查,如果需要,在怀孕前是安全的,但在怀孕期间不安全。

在怀孕前,可选择 RAI 和手术治疗。怀孕期间,RAI 不安全。仅建议在妊娠中期进行手术。

放射性碘治疗后需等待六到十二个月,且要甲状腺激素水平稳定后再备孕。

要咨询全科医生自然疗法相关问题,孕前是理想的时间。

妊娠试验阳性

检测 TSH、游离 T4、游离 T3 和 TSI。

如果你在服用另一种抗甲状腺药物,尽快在妊娠早期换成 PTU。

如果你妊娠早期被诊断为甲状腺功能亢进/葛瑞夫兹氏病,开始使用 PTU 和每两周检测一次,直到甲状腺功能恢复正常。

孕 5 周

复查甲状腺激素 TSH、游离 T4 和游离 T3 的水平。甲状腺激素水平恢复正常后,继续每 2 到 4 周复查一次。

孕 7 周

复查甲状腺激素 TSH、游离 T4 和游离 T3。

孕 10 周

复查甲状腺激素 TSH、游离 T4 和游离 T3。

孕 13 周

复查甲状腺激素 TSH、游离 T4 和游离 T3。

将 PTU 换成 MMI。

孕 14 周

如果需要的话，建议在妊娠中期进行手术(从上一次月经开始后孕 14 周到孕 27 周)。

确保术后经常监测你的甲状腺激素水平，包括 TSI，以使甲状腺激素替代药物达到最佳剂量。

孕 15 周

复查甲状腺激素 TSH、游离 T4 和游离 T3(将 PTU 改为 MMI 后两周)。

孕 18 周

复查甲状腺激素 TSH、游离 T4 和游离 T3。

如果你有妊娠期葛瑞夫兹氏病/甲状腺功能亢进或有葛瑞夫兹氏病病史，确保孕 18 到 22 周期间做胎儿超声时检测你宝宝的甲状腺功能是否异常，然后每 4 至 6 周复查一次或根据临床指征复查。

孕 22 周

如果你既往或现在患有葛瑞夫兹氏病，在孕 20 周至 24 周期间，复查甲状腺激素 TSH、游离 T4、游离 T3 以及 TSI 水平。

进行胎儿甲状腺功能异常筛查。

孕 26 周

复查甲状腺激素 TSH、游离 T4 和游离 T3 的水平。

如临床需要，进行胎儿甲状腺功能异常筛查。

孕 30 周

复查甲状腺激素 TSH、游离 T4 和游离 T3 的水平。

如临床需要，进行胎儿甲状腺功能异常筛查。

如果在妊娠末期你的抗体升高或者你的新生儿疑似甲状腺功能亢进，提前联系你计划生产所在医院的儿科内分泌学家、母胎医学专家、围产期医生或专攻胎儿和新生儿甲状腺问题的高危产科医生，确保你的新生儿出生后立即接受检测。

孕 34 周

复查甲状腺激素 TSH、游离 T4 和游离 T3 的水平。

如临床需要，进行胎儿甲状腺功能异常筛查。

孕 38 周

复查甲状腺激素 TSH、游离 T4 和游离 T3 的水平。

如临床需要,进行胎儿甲状腺功能异常筛查。

婴儿出生

确保你的宝宝出生后在医院接受跟贴检验,以诊断是否有新生儿甲状腺功能减退。

如果在妊娠末期你的抗体升高或者你的新生儿疑似甲状腺功能亢进,请儿科内分泌学家、母胎医学专家、围产期医生或专攻胎儿和新生儿甲状腺问题的高危产科医生在你的孩子出生后立即检测他/她的甲状腺功能。

新生儿出生数周后,观察新生儿是否有甲状腺功能异常的迹象。

（于文斌　译）

第十二章

你的健康怀孕计划：
甲状腺炎、甲状腺肿、结节和甲状腺癌

甲 状 腺 炎

在非妊娠患者中，通常使用放射性碘摄取（扫描）检查来鉴别甲状腺炎的类型；但是，怀孕期间不能做这项检查。怀孕期间甲状腺疾病的诊断是通过症状、临床检查、血液学检查和影像学检查来完成的。在某些情况下采用细针穿刺活检，怀孕期间该检查被认为是安全的。

无痛性甲状腺炎/静息性甲状腺炎/淋巴细胞性甲状腺炎

这种情况，你很可能不需要治疗，因为这往往是短期的、一过性的。

如果你正在服用以下任何可引发无痛性甲状腺炎的药物，如干扰素-α、白细胞介素 2、胺碘酮或锂，请告知你的医生。

德奎文氏甲状腺炎/肉芽肿性甲状腺炎/疼痛性甲状腺炎/亚急性甲状腺炎

这种类型的甲状腺炎通常首先出现甲状腺功能亢进，持续 4 至 6 周，接着甲状腺激素水平开始下降，约 4 周后达到正常水平，然后继续下降至甲状腺功能减退阶段，这一阶段也持续约 4 至 6 周。

在非妊娠患者中，用非甾体抗炎药如阿司匹林或布洛芬治疗疼痛或肿胀。由于在怀孕期间不推荐使用这些药物，可考虑使用非药物治疗，如热敷或冷敷。

如果你在怀孕期间出现明显甲状腺功能亢进症状，可以使用 β-受体阻滞剂，但服药时间不超过两周。在怀孕末期不能服用 β-受体阻滞剂。

怀孕期间甲状腺功能减退期可能需要甲状腺激素替代药物，以确保你的 TSH 在相关孕期对应的适当参考值内。有关孕期甲状腺功能减退治疗的考量，请参阅第五章。

确保你的诊断包括在你的病历中，并申请每年做一次全面的甲状腺功能全套检查，作为每年体检的一部分。

急性化脓性甲状腺炎

这种类型的甲状腺炎通常是由于感染了可能导致甲状腺脓肿的细菌引

起的。

治疗步骤包括：

● 甲状腺超声检查，确定是否有脓肿需要治疗。怀孕期间超声检查是安全的。

● 细针抽吸（FNA）甲状腺肿块，培养抽吸物，以识别感染。怀孕期间FNA 被认为是安全的。

● 血液学检查，以评估甲状腺功能（TSH、游离 T4 和游离 T3），并寻找感染的征象。

● 开处可治疗特定感染类型的抗生素（有些抗生素在怀孕期间被认为是安全的）。

● 肿块或包块引流。

● 极少数情况下采用手术引流或切除腺体。

产后甲状腺炎

产后甲状腺炎有几种不同的典型病程：

● 轻度甲状腺功能减退，通常在分娩后约二至六个月开始，然后恢复正常；

● 轻度甲状腺功能亢进，通常在分娩后约一至四个月开始，然后恢复正常；

● 轻度甲状腺功能亢进，分娩后一至四个月开始，持续约 2 至 8 周，后转为轻度甲状腺功能减退，可持续数周或数月，然后恢复正常。

要区分产后甲状腺炎的甲状腺功能亢进期与葛瑞夫兹氏病，需要检测甲状腺刺激免疫球蛋白抗体（TSI），在葛瑞夫兹氏病中，这种抗体通常为阳性，还需要评估葛瑞夫兹氏病的临床体征，包括甲状腺肿和眼病/甲状腺眼病。

如果需要进行放射性碘摄取（RAIU）检查，而你正处于哺乳期，需要使用碘-123 或锝代替碘-131。在检查后的数天内，将母乳吸出并丢弃，之后就可以恢复母乳喂养。

甲状腺功能亢进期通常不建议服用抗甲状腺药物。可以和你的医生讨论服用最低剂量的 β-受体阻滞剂如普萘洛尔，以缓解症状。母乳喂养期间普萘洛尔被认为是安全的。

如果你处于甲状腺功能减退阶段并出现严重症状或者你打算再次怀孕，需要每 4 至 6 周进行一次甲状腺全套检查，包括检测 TSH、游离 T4、游离 T3、甲状腺过氧化物酶抗体（TPOAb）和甲状腺球蛋白抗体（TgAb）水平。如果你的甲状腺水平没有达到最佳并且你有甲减症状，应该考虑接受治疗。

考虑到患有葛瑞夫兹氏病病情有所缓解的女性和前次妊娠后出现甲状腺功能亢进的妇女患产后甲状腺炎的风险更高，因此，需要在产后三至六个月进行甲状腺功能筛查。

如果你以前有产后甲状腺炎的病史，请确保你每年接受甲状腺检查，以评估是否有永久性甲状腺功能减退。

在怀孕之前，以硒代蛋氨酸的形式每天补充 200μg 的硒，并坚持补充到产后一年。一些研究表明，补充硒可能有助于 TPOAb 阳性的女性预防产后甲状腺炎。查看你的产前维生素，确定所含硒的剂量，如果需要，可以单独服用硒补充剂，达到每天补充 200μg 硒。每天摄取的硒不得超过 400μg。

甲状腺肿/甲状腺肿大

你的医师将评估甲状腺肿的原因，以确定治疗过程。可能原因包括：
- 碘缺乏症
- 桥本氏甲状腺炎
- 葛瑞夫兹氏病
- 多结节性甲状腺肿
- 大结节
- 甲状腺炎
- 甲状腺癌

诊断性检查包括：
- 血液学检查——TSH、游离 T4、游离 T3、TPOAb、TgAb 和 TSI
- 尿碘检测
- 超声检查
- 细针抽吸（FNA）活检
- 放射性扫描可用于非妊娠患者，不能用于妊娠女性

如果由于疼痛、呼吸或吞咽困难而需要进行手术，手术应该安排在妊娠中期或产后进行。甲状腺切除术将导致你甲状腺功能减退，需要终生服用甲状腺激素替代药物。

结节/肿块/囊肿

咨询擅长甲状腺疾病和甲状腺结节方面的内分泌专家。

进行甲状腺超声检查。

如果在妊娠期间发现大于 1cm 的结节,应在孕期进行活检,如果有甲状腺癌家族风险或超声发现有可疑结果,则应在孕期对 5mm 至 1cm 的结节进行活检。

如果结节没有引起身体症状、没有癌症的可疑特征和/或已经活检证实为良性,大多数医生建议定期超声检查,监测结节。如果它们的大小保持不变,继续定期检查。

和你的医生讨论关于妊娠期间采用经皮乙醇注射(PEI)方法治疗良性囊性结节(有液体)。

如果需要手术切除良性结节,建议手术在妊娠中期或分娩后进行。

如果良性甲状腺结节分泌甲状腺激素(称为"毒性"结节),在怀孕或哺乳期间不能进行 RAI 治疗。有关妊娠和哺乳期安全的甲状腺功能亢进治疗方法详见第十一章。

和你的医生讨论射频热消融术治疗。

应全面评估怀孕期间发现的所有结节,包括血液学检查和超声检查,如果有甲状腺癌的可疑特征或家族史,采取细针抽吸(FNA)活检。

对不能确定的甲状腺结节考虑 Afirma 甲状腺细针抽吸(FNA)活检分析。

甲状腺癌专家珍妮弗·西博思(Jennifer Sipos)分享了她的看法:

> 怀孕期间最大的问题是:如果细针抽吸活检结果为恶性肿瘤,那我们该怎么办?对于在怀孕期间诊断为甲状腺癌的大多数患者来说,我们会等到她们分娩之后再进行手术。我们通常会对患者说:"在你分娩之前,我们不会进行任何手术来治疗这种癌症,所以,我们是否要知道怀孕期间该结节是否为肿瘤,以及你是否愿意承受着可能是肿瘤的潜在压力度过孕期?或者你是否想等到分娩之后再进行细针抽吸活检?"如果我处于你这种情况,在怀孕期间我可能只是观察结节,等到分娩之后再进行细针抽吸活检。

如果你的 FNA 活检确定你患有甲状腺癌,请确保你的医生不仅是一名内分泌科专家,而且是甲状腺癌方面有特长的内分泌甲状腺专科医生。

甲 状 腺 癌

检查

怀孕期间甲状腺癌的检查通常包括:

- 血液学检查包括测定 TSH、游离 T4、游离 T3 和 Tg 水平
- 如果你有甲状腺髓样癌或多发性内分泌肿瘤(MEN)2 的家族史,检查

降钙素水平

- 甲状腺超声检查
- 细针抽吸活检
- 放射性摄取检查，通常用于非妊娠患者，不能在妊娠期间进行

甲状腺癌风险和症状清单

☐ 我有甲状腺癌家族史

☐ 我有颈部放疗史

☐ 我曾暴露在辐射或核事故中，特别是在孩童时期

☐ 我的颈部有一个肿块或结节，特别是在颈部前面喉结区域

☐ 我的脖子肿大

☐ 我的颈部淋巴结肿大

☐ 我的声音嘶哑，说话困难或者声音改变

☐ 我出现吞咽困难或窒息感

☐ 我出现呼吸困难

☐ 我的颈部或喉咙疼痛或者戴领带、高领、围巾或项链时有不适感

☐ 我出现非过敏或疾病原因导致的持续或慢性咳嗽

☐ 我的甲状腺不对称

甲状腺癌的类型

乳头状癌和滤泡性癌

对于在怀孕期间发现的分化好的甲状腺癌，2011年《美国甲状腺协会孕期和产后甲状腺疾病诊断与治疗指南》（简称《怀孕指南》）中指出，手术通常可推迟到分娩后。然而，应每三个月进行一次颈部超声检查以评估是否有结节生长过快或淋巴结转移，如果出现这些情况可能需要手术。然而，你的医生可能建议增加你的甲状腺激素剂量，以将 TSH 抑制在正常范围以下，即（0.1~1.5）mIU/L，以帮助预防癌症扩散。

对于妊娠期转移性或晚期乳头状和滤泡性甲状腺癌，你需要咨询甲状腺癌专家，讨论用于非妊娠患者的放射治疗、药物和化学治疗的安全性和潜在担忧的问题。

虽然手术通常会推后到分娩后进行，但是，如果怀孕期间需要进行手

术,通常建议在妊娠中期进行。

选择外科医生

　　谈到选择你的外科医生时,请确保你选择在甲状腺外科方面有丰富经验的医生。

- 询问他或她每年进行多少例甲状腺手术(最少应该超过 100 例)
- 考虑转到擅长甲状腺外科的大学附属医院或医疗中心。
- 外科专家可以是头颈部外科医生或者是肿瘤外科医生。找一位专门从事内分泌外科的医生。

甲状腺激素替代药物治疗

　　所有接受甲状腺全切除术的患者和大部分接受甲状腺次全切除术(切除部分甲状腺)的患者将需要终生甲状腺激素替代治疗,药量通常为抑制剂量,将 TSH 控制在正常范围以下,以预防癌症复发。有关怀孕期间甲状腺功能减退的治疗,请参阅第五章或第十章。

甲状腺髓样癌

　　对于甲状腺髓样癌,如果原发癌巨大或出现广泛淋巴结转移,建议在怀孕期间进行手术。手术通常在妊娠中期进行,但是基于肿瘤分期和侵袭性,如果立即手术的必要性超过其风险,可以在怀孕期间的任何时候进行手术。

　　髓样癌通常采取切除甲状腺和受累淋巴结的方式进行治疗。不使用 RAI 治疗,因为这种类型的癌症不会摄取碘。术后需要随访并给予甲状腺激素替代治疗。

　　以下专家也涉足甲状腺髓样癌的治疗:

- 专门从事内分泌外科的头颈外科医生或肿瘤外科医生
- 内分泌科医生
- 放射科医生
- 晚期肿瘤内科医生

肿瘤内科医生斯科特·C·雷米克(Scot C. Remick)博士建议:

　　如果是复杂的甲状腺病例,重要的是利用大型医疗中心的多学科诊疗,协调得出最佳的治疗方案。看看是否有任何试验,并协调不同的治疗方法。这不一定需要你立即前往大学中心或国立癌症研究所(National Cancer Institute, NCI)指定的癌症中心。许多著名的大型社区医院也有多学科的肿瘤专家委员会。

对于妊娠期晚期甲状腺髓样癌，请咨询甲状腺癌专科医生。

甲状腺未分化癌

甲状腺未分化癌的治疗通常包括全甲状腺切除术。由于这是一种侵袭性很强的癌症，可能会累及气管，患者可能还需要气管切开术。关于怀孕期间这类甲状腺癌的放射治疗、药物或化学治疗，需要甲状腺癌专家给出进一步的建议。

术 后 随 访

甲状腺切除术导致患者甲状腺功能减退，这意味着他们将需要终生服用甲状腺激素替代药物。

所有甲状腺癌患者都需要接受血液学检查，定期监测甲状腺功能水平，以确保甲状腺激素替代剂量在最佳状态，并且，必要时，将 TSH 水平抑制在正常范围以下。随访也可包括：

- 体格检查
- 颈部超声检查
- RAI 扫描——在妊娠期间或母乳喂养期间不做
- 血液检查检测 Tg 水平
- TgAb 检测
- 头部／颈部／胸部 MRI——妊娠或母乳喂养期间通常不做

如果你想了解更多关于甲状腺切除术后生活的信息或者其他问题，请联系甲状腺癌生存者协会(ThyCa)。联系信息详见附录 A。

妊娠甲状腺癌康复者伴甲状腺功能减退症的治疗

根据《怀孕指南》，顽固性甲状腺癌患者怀孕期间 TSH 可维持在 0.1mIU/L 以下。在过去患有高危肿瘤但目前没有甲状腺癌的女性中，TSH 水平应抑制在 0.1mIU/L 至 0.5mIU/L 之间。在没有甲状腺癌征象的低危患者中，TSH 水平可以保持在正常范围(0.3～1.5)mIU/L 的低限。

一般情况下，甲状腺癌术后接受甲状腺激素替代治疗的妊娠女性与由于其他疾病导致甲状腺功能减退的女性相比，孕后药物剂量增加量较小。指南建议，这些女性在怀孕期间应该每 4 周检测一次 TSH 水平，直到孕 16 至 20 周，在孕 26 至 32 周期间再复查一次 TSH。

在 RAI 之后等待半年至一年，确保甲状腺激素替代治疗达到最佳，并确认甲状腺癌症状缓解,之后再尝试怀孕。

如果一名女性曾患有分化型甲状腺癌并接受治疗并且其 Tg 水平检测不到,那么,怀孕期间无需特别监测。但是,对于接受过治疗的分化型甲状腺癌患者,如果 Tg 水平高或者有任何肿瘤存在的证据,该指南建议在妊娠期间每三个月进行一次超声检查。

（李秋梨　译）

第十三章

你的健康怀孕计划：产后

产后是女性最容易患上甲状腺疾病或原有甲状腺疾病加重的时期。如果你目前没有确诊但有甲状腺疾病的症状，你应强烈要求做全面的甲状腺功能检查，包括游离 T4、游离 T3、反 T3、TPOAb 和 TgAb 水平。你要安排在产后一整年里定期监测甲状腺功能，通常至少每三个月检查一次。

只要你在用母乳喂养孩子，你就需要在产后继续服用孕妇维生素，并且可能需要服用更长时间。

在产后，要求进行全面营养评估，包括维生素 D、铁蛋白、维生素 B$_{12}$、镁、碘和硒。按照医生的建议，继续补充所缺营养。

照顾好自己。产后对每个妈妈来说都是一段充满挑战的时期，但是对甲状腺疾病患者来说，激素的改变会让这一时期变得更加复杂，而且在很多情况下症状会加重。尽量多休息。向朋友和家人寻求帮助。至少在头三个月里，请人帮忙解决家务、洗衣服、做饭、打扫卫生等问题。如果条件允许，你可以雇佣一位陪产妇或月嫂。不要因为接受或出钱获得帮助而感到内疚。

甲状腺功能减退症/桥本氏甲状腺炎

如果你有或曾有甲状腺功能减退症，你需要在产后两周内检测甲状腺功能，包括 TSH、游离 T4、游离 T3、反 T3、TPOAb 和 TGAb 水平，并在必要时调整药物剂量。

首次甲状腺功能检查后 8 周内复查甲状腺功能，此后每 8 周复查一次，直到你的甲状腺功能稳定在最佳水平。

> **达娜的经历**
>
> 我的第一个儿子本杰明出生后的第一年是我一生中最富有挑战性的一年。我的甲状腺功能减退症状很严重，但直到那年快过完我才确诊。我不知道自己正在与一种会夺取我精力的健康问题作斗争，

我感觉自己是个糟糕的母亲。那一年,我每天都在挣扎着保持清醒。我不知道自己怎么熬过了那段艰难的日子。

当我怀上第二个儿子的时候,我掌握的知识更多了。我为产后做好了准备。我提前雇了一个帮手,在产后头几个月里帮助我做家务和照看孩子,这样,我可以补补觉。我事先打电话给母乳咨询师,预约就诊。我在出院回家那天租了一个医院级的电动吸奶器。我让我的医生在我分娩前给我开好化验申请单,以便我产后几天就能去化验我的甲状腺功能。我在冰箱里准备好了饭菜,并列出一份外卖清单。在我产后头几周里,我的家人从镇上飞过来陪我。在我带着孩子从医院回家的那天,我的针灸师已经在我家楼下的大厅等我,给我治疗,使我恢复健康,并增加我的母乳分泌。

要说我对患有甲状腺疾病的产后女性有什么建议的话,那就是,善待自己。

桥本氏甲状腺炎患者需要确保 TSH 水平在参考范围低限,保持在 1.0mIU/L 左右,以避免分娩后几个月内抗体突然升高的风险。

如果你在怀孕前或怀孕期间 TPOAb 升高但由于甲状腺激素水平正常而没有得到治疗,你有产后患甲减的风险。利用第十章中提供的检查表,确保定期监测你的甲状腺功能,并观察是否有产后症状。

甲状腺功能亢进／葛瑞夫兹氏病

如果你患上产后甲状腺功能亢进症,甲巯咪唑(他巴唑,MMI)是首选治疗药物。如果你是母乳喂养,每天最多服用 MMI 20~30mg,哺乳后分次服用,这种剂量对你和宝宝是安全的。

由于丙硫氧嘧啶(PTU)可能增加肝毒性,因此在妊娠期间属于次选抗甲状腺药物,每日剂量不超过 300mg。

如果你对抗甲状腺药物过敏或敏感或者药物治疗对你的甲状腺功能亢进症无效,可行 RAI 治疗或手术。哺乳期采用 RAI 治疗是不安全的。

向具有替代医学意识的保健医生咨询,看是否有自然疗法可以降低自身免疫并治疗甲状腺功能亢进症,这些疗法包括使用营养补充剂、草药、低剂量纳曲酮以及饮食改变,这样,不需要 RAI、手术或抗甲状腺药物,你的病情就能得到缓解。关于这些治疗方法在哺乳期间的安全性,你需要咨询医生。使用自然疗法的话,需要长达十八个月的时间才能调节并控制葛瑞夫兹氏病/甲亢。关于甲状腺功能亢进症的检测和治疗的详细介绍，详见第六章。

爱玛的孕程很艰辛，孕期和产后都出现很多甲状腺疾病相关症状，她及时得知自己患上了甲状腺功能亢进症：

> 我给我的宝贝女儿哺乳的那段时间很糟糕。真希望没有发生。我产后快满 6 周的时候，我试图跟我的家庭医生预约产后 6 周检查，但他们告知我要再过 4 周才能帮我安排，并要我到时候再打电话。我开始感到越来越不舒服了。事情变得不对劲。我感觉筋疲力尽。情况也变得越来越糟，当我再次打电话预约时，他们告诉我还得再等等！那时，我的宝宝已经 10 周大了。我害怕我得了产后抑郁症，我需要做血液检查，以帮我弄清我出了什么问题！医生做了血液检查，给我开了 β-受体阻滞剂，几天后我就进了急诊室。我觉得整个人都不对。我变成了一个爱大喊大叫、情绪易激动、几近精神错乱的疯婆子！我对着我可怜的丈夫又吼又叫，没有任何人能做些什么。几天后，我接到医生打来的电话，告诉我需要立即开始服药，不能再等了！原来，我差点就出现甲状腺危象！我的甲状腺激素水平非常高。甲状腺检测不是孕期和产后的必要检测项目，这让我很郁闷！我可能会因此死了，我的孩子也可能会死掉。即使没有失去孩子的可能性，这也可能毁掉我们的生活。一想到还有其他人在经历着这种事情而不知道要怎么办，我就感到很伤心。

产后甲状腺炎

产后甲状腺炎有三种典型的潜在病程：
- 轻度甲状腺功能减退，通常在产后两到六个月开始，然后恢复正常
- 轻度甲状腺功能亢进，通常在产后一到四个月开始，然后恢复正常
- 轻度甲状腺功能亢进，在产后一到四个月开始，持续约 2 到 8 周的时间，然后变为轻度甲状腺功能减退，甲减可以持续数周或数月，然后恢复正常

为区分产后甲状腺炎的甲亢期和葛瑞夫兹氏病，需要确保检测甲状腺刺激免疫球蛋白（TSI）抗体，葛瑞夫兹氏病患者的 TSI 通常是阳性，此外，还要评估葛瑞夫兹氏病的临床体征，包括甲状腺肿和眼病/甲状腺眼病。

如果必须采取放射性碘摄取（RAIU）检查但你又正在哺乳期，必须用碘123 或锝代替碘-131。在检查后的数天内，将母乳挤出并丢弃，然后就可以

恢复母乳喂养了。

产后甲状腺炎的甲亢期通常不建议用抗甲状腺药物治疗。可以和你的医生讨论关于服用最小剂量β-受体阻滞剂如普萘洛尔的问题,以缓解症状。哺乳期服用普萘洛尔是安全的。

如果你处于产后甲状腺炎的甲状腺功能减退期并伴有严重症状,或者如果你打算尝试再次怀孕,你需要做完整的甲状腺功能全套检查,包括检测TSH、游离T4和游离T3水平,每4到6周复查一次。确保检测TPOAb和TgAb,以区分产后甲状腺炎和桥本氏甲状腺炎。桥本氏甲状腺炎患者的TSH会上下波动,伴随甲状腺功能减退和甲状腺功能亢进的症状。如果你的甲状腺功能没有达到最佳状态并伴有症状,那么就应该考虑接受治疗。

患有葛瑞夫兹氏病但病情已经缓解的女性和前一次怀孕后出现甲亢的女性患产后甲状腺炎的风险更高。如果你因为上述其中一种原因有较高风险患上产后甲状腺炎,你需要在产后三个月和六个月进行甲状腺功能筛查。

如果你有产后抑郁症(PPD)的既往病史,确保每年接受甲状腺功能检查,以评估永久性甲状腺功能减退的可能。

请在孕前开始以硒代蛋氨酸的形式每天补充200μg硒,并一直补到产后第一年。一些研究表明,补充硒可能帮助TPOAb阳性的女性预防产后甲状腺炎。查看你的孕妇维生素,确定其中所含硒的剂量,如果需要,服用单独的硒补充剂,达到每天补充200μg的硒。但是,每天摄入的硒不得超过400μg。

产后抑郁症

如果你有产后抑郁症(PPD)的症状,马上联系你的医生。

迫切需要检测甲状腺功能,包括游离T4、游离T3、反T3、TPOAb和TgAb水平,按照本书前文讨论的内容寻找甲状腺治疗方法。如果你的医生不给你检查,立即找一位愿意给你做检查的医生。附录A列出了一份资源名单,可帮助你找到一位好的甲状腺医生。

但是,要注意,如果你没有确诊有甲状腺问题,你的医生在给你做全面的甲状腺功能评估之前,不会自动假设你有产后抑郁症。

海莉的第一个儿子出生后,她的身体出了问题,十年后,她才知道其实是甲状腺问题:

> 我觉得症状已经悄悄地潜伏了好几年了!老实说,我以为我要死了。我儿子三个月大的时候,我病得很厉害。我的家庭医生确信我患上了产后抑郁症,但幸运的是,我工作后一直都与有各种心理问题的人打交道,我知道我没有产后抑郁症。我不同意他们

的诊断,直到我的健康顾问建议做血液检查,原来我患上了甲状腺功能减退。虽然我患有甲减,但我后来又陆续生了四个更漂亮的孩子。所有都是母乳喂养,一切都完美顺利。我知道我非常幸运,内心充满希望!

达娜的经历

　　产后检查时,我坐着,但感觉疲惫不堪,眼睛几乎睁不开。我告诉医生感觉过度疲劳、体重快速增长、脱发、脚部皲裂、便秘、月经异常的多,还有失眠,医生递给我一张抗抑郁药处方,并告诉我我得了产后抑郁症。我看着她,感觉难以置信。我毕业于哥伦比亚大学,获得心理咨询硕士学位。我知道她错了。

　　几个月后我因为极度疼痛的肾结石进了急诊室。万幸的是,急诊室医生对我进行了全面的实验室测试。那天,我被诊断为甲状腺功能减退。

　　如果你的甲状腺功能处于最佳水平,但你仍经历产后抑郁,有一些推荐检查和治疗方案可供与你的医生讨论,这些检查和治疗方案包括:

● 完整的激素水平评估,包括黄体酮、雌激素和皮质醇水平。

● 检测是否贫血,包括全血细胞计数(complete blood count,CBC)和铁全套检查[铁蛋白、血清铁、总铁结合力(TIBC)和转铁蛋白饱和度]。

● 检测维生素 D,最好检测 25-OH 维生素 D。

● 服用优质益生菌。康萃乐(Culturelle)和百欧酷(Bio-Kult)是两个不错的品牌。

● 通过饮食排除法来识别食物的敏感性。典型的致敏食物包括麸质/谷物、乳制品、大豆、鸡蛋、糖、茄科植物和坚果。将这些食物从饮食中排除一段时间后,慢慢地逐个重新加入到饮食中,然后评估你的反应。

● 补充 ω-3 脂肪酸。推荐服用挪威小鱼(Nordic Naturals)等可信赖品牌的 EPA-DHA 联合补充剂 2 000mg 至 3 000mg。

● 服用维生素 B 补充剂。

● 服用生物源性黄体酮。

　　如果你有任何伤害自己或伤害孩子的想法,立即寻求帮助! 打电话给110、自杀热线、你的医生或儿童虐待预防热线。

母乳喂养困难和相关问题

如果现在你还没有确诊甲状腺疾病,但遇到母乳分泌不足,你需要咨询医生进行甲状腺功能检测,包括 TSH、游离 T4、游离 T3、TgAb 和 TPOAb 水平。如果你的甲状腺功能未达到最佳,按照前面所讨论的那样接受治疗。

如果你已经在服用甲状腺激素替代药物但你的母乳量仍然较少,咨询你的医生进行甲状腺功能检测,包括 TSH、游离 T4、游离 T3、TPOAb 和 TgAb。如果你的甲状腺功能未达到最佳,按照前面所讨论的那样接受治疗。

母乳喂养期间服用医生开的甲状腺药物并定期检测,通常至少每三个月检测一次,以确保你没有过度用药。在药物剂量适当时,只有少量甲状腺激素替代药物进入母乳,不会对婴儿造成不良影响。治疗和维持最佳甲状腺功能对成功进行母乳喂养至关重要。

如果你有甲状腺功能亢进,哺乳期女性推荐服用 MMI,剂量不应超过每天 30mg,母乳喂养后分次服用。

如果你在母乳喂养期间服用抗甲状腺药物,确保定期监测婴儿的甲状腺功能,最好每三个月检查一次。

在哺乳期间不要做放射性甲状腺扫描。如果必须要做,坚持用放射性锝代替放射性碘。如果你正在母乳喂养期间,你可以在注射锝后 30 小时内"泵出并倒掉",即,将母乳吸出然后丢弃。之后,你又可以安全地进行母乳喂养了。

哺乳期间不能做放射性碘(RAI)治疗。在接受 RAI 治疗后至少 4 到 8 周停止母乳喂养。

尽管甲状腺功能达到最佳水平,但如果你的乳汁分泌仍然不足,请咨询经认证的哺乳咨询师。可以在当地医院、分娩中心或通过当地国际母乳会(La Leche League)找到哺乳咨询师,和/或参加当地的母乳会。

你可以考虑采取以下额外建议,来帮助增加母乳分泌:

- 保持摄入充足的水分。
- 频繁哺喂。
- 采取换边哺喂,也被称为"拍嗝和换边"哺喂。先让孩子吸吮一侧乳房,直到吸吮强度减弱并开始想睡觉。然后把婴儿换到另一侧乳房。在每次喂奶时,确保婴儿在每侧乳房进食两次。
  - 尝试双倍哺乳,给孩子喂奶,直到他或她满足;使婴儿保持直立和清醒；拍嗝，10 到 20 分钟后再喂一次。

- 在哺乳期间尝试与宝宝亲密接触。
- 吸奶。有些女性每次喂奶后都会用吸奶器吸几分钟。你也可以在两次喂奶之间将母乳吸出。如果你的宝宝不能有效地从乳房中吸出母乳，你也可以用吸奶器吸出母乳，然后用奶瓶或滴管把母乳喂给婴儿。
- 确保你营养良好。食用煮熟的热食，如炖菜、粥和骨头汤，以及富含铁的食物，如肉类和深绿色蔬菜。
- 请教专门从事女性保健的针灸医生。

向你的医生、哺乳咨询师、营养师或草药医师咨询关于尝试一种草药催奶：

- 葫芦巴——可以买到胶囊制剂，也可以作为茶饮用，但不像胶囊那样有效。常用剂量是 2 至 3 粒（580mg~610mg），每日三次。
- 圣蓟草——最好选择酊剂，每次 20 滴，每天二到四次，据说这是增加母乳分泌的最佳剂量（注意：如果你对菊科植物过敏，不要使用圣蓟草，不能超过推荐剂量，因为过量服用可引起恶心和呕吐）。
- 紫花苜蓿——有时推荐单独服用或配合葫芦巴和圣蓟草服用。
- 其他用于催乳的草药包括荨麻、蜀葵根、覆盆子叶、茴香、葛缕子、马鞭草和香菜。可以考虑 Traditional Medicinals 有机催奶茶或维蕾德（Weleda）催奶茶等品牌。

向你的儿科医生或内科医生咨询药物甲氧氯普胺（胃复安）。常用剂量是 10mg 到 15mg，每天三次，通常服用不超过 4 周。

如果不能增加母乳，可以用配方奶作为补充或纯配方奶喂养。使用添加 DHA（二十二碳六烯酸，又称脑黄金）的婴儿配方奶粉。由于担心给婴儿全大豆饮食会影响其激素分泌，因此，不要使用大豆配方，除非你的宝宝对其他任何形式和品牌的配方奶粉都过敏。

艾莉森怀孕前认为自己有甲状腺功能减退，但她没有诊断。然而，母乳喂养困难是一个迹象：

> 大约怀孕前一年左右，我由于工作关系在健康展览会上做了一次血液检查，我的 TSH 水平升高，但我不知道那意味着什么。我那时 20 多岁，对自己的健康不够关注，因此没有去看医生。老实说，我再也没想过这个问题。话虽如此，我第一次怀孕时，问题层出不穷，在我看来，这些问题足以让我申请这种简单的甲状腺血液检查。我可以给你写一本关于怀孕的书，但是对我来说，一个医生能够或者至少应该检查一下我的甲状腺的最大提示就是我在母乳

喂养方面的问题。

　　我立刻试着给儿子喂奶,但是不知道我到底有没有母乳。回家后的头两个星期,虽然我尝试着母乳喂养,但我儿子的体重减轻了。我买了一台吸奶器,不能吸出足够的奶来喂饱他。我基本上是在昼夜不停地抽,花了比建议多一倍的时间,却仍装不满一小瓶。几周后,我患了严重的乳腺炎,因为发热只能卧床休息,吸出的母乳都是血红色的。这时,我放弃了母乳喂养,开始给孩子喂配方奶。终于,我的宝贝的体重开始增长了。想到自己让孩子饿着,我觉得很糟糕。我觉得,乳房天生就是用来哺乳的,但我却做不到母乳喂养,这是我作为一个女人和一个母亲的失败。当我的儿子六个月大的时候,我预约了我的肠胃科医生,是他而不是我的妇产科医生注意到了我的脖子,对我做了我的第一次正式甲状腺功能检测。我第二次怀孕时一直服用左甲状腺素片,整个孕程都感觉很好,但是,我还是母乳不足。至少这一次我知道了原因,并在一开始就使用配方奶作为母乳的补充。

　　如果你试了各种方法仍然不能母乳喂养,你要明白这是一个与健康有关的问题,而不是努力不够。只要选择合适的配方奶,倾注你的爱,你的宝宝同样会健健康康的!

玛丽的故事

　　当我怀上我女儿的时候,我尽我所能来确保我的甲状腺功能稳定。我的宝宝出生健康,尽管她是臀位,这需要安排剖宫产(臀位分娩即使是对治疗过的甲减母亲来说也是有风险的)。在产后最初几天,我没有感觉涨奶。我有一点母乳,也给孩子喂了奶,但她仍然烦躁,睡得不好。我咨询了我的陪产妇,她是哺乳专家,她说,我的女儿没有吃够,有可能是我的母乳不足所致。我去咨询了我的妇科诊所的哺喂医生——她是一位经过认证的哺乳咨询师。她建议我每天多吸几次母乳,以刺激母乳分泌,并服用葫芦巴。我用医院级的吸奶器来吸奶,但仍然母乳不足。几天后,宝宝每天换下的湿尿布很少,看起来她非常不高兴,我们在婴儿检查时发现,她的体重不增反减。那时,医生建议用配方奶作为补充。我对自己和自己的身体感到生气和沮丧,但还是开始给孩子喂配方奶。我们用滴管喂她,这样,她就不会因为奶瓶太舒服而出现"乳头混淆"了。最终,我因为每天长时间的哺喂和每天多次吸奶而变得精疲力竭，尽管如此，每次吸出的母乳还是只有一点点，我意识到，比起关心宝宝，我在操心母乳喂养上面花的时间更多。六个月以来，我每天吸奶，一小时只能吸出一盎司（1 盎司=28.350g），只能给宝宝一小瓶母乳，这时，我知道是该停下来了。我认为，最重要的是要明白，不管你做什么来优化你的甲状腺、催奶，不管你咨询了多少专家，一些女性就是没有足够的母乳。与其把自己弄得精疲力竭或感到内疚，还不如选一种安全健康的配方奶粉，把时间花在关爱和愉快地陪伴你的孩子上！

脱　发

如果你有明显脱发（定义为每天超过 150 到 200 根）和/或外边缘眉毛脱落，你需要咨询你的医生，检测你的 TSH、游离 T4、游离 T3、TPOAb、TgAb、TSI（如果你怀疑有甲亢）和铁蛋白水平。对于脱发的女性，铁蛋白水平应该在参考范围高限。

如果你的甲状腺功能和铁蛋白处于最佳水平而你仍然严重脱发，那么，你可以：

● 添加头发维生素，例如"库珀皮肤科专家全面配方"（Cooper Complete Dermatologic Formula）。

● 添加月见草油补充剂，每日约 1 500mg。如果你在哺乳期，最好在服用前咨询你的医生关于月见草油的安全性。

● 尝试赖氨酸补充剂。怀孕期间赖氨酸被认为是安全的。

● 检查营养缺乏，包括维生素 D、B_{12}、碘、锌和镁。

● 检查是否性激素失衡，包括睾酮和羟基睾酮（dihydroxytestosterone，DHT）。

● 服用 ω-3 脂肪酸补充剂。

● 使用 24 小时唾液皮质醇试验检查是否有肾上腺疲劳。

● 使用米诺地尔（Rogaine）。虽然医学界认为该药不会对哺乳期女性造成危险，但米诺地尔会进入母乳。如果你是母乳喂养，你应该避免服用这种药物。

● **注：妊娠或哺乳女性不得服用治疗脱发的处方药非那雄胺（Propecia），因为它能导致胎儿出生缺陷和婴儿的健康问题。**

如果你的甲状腺药物品牌或剂量改变后开始脱发，请告知你的医生。

如果你继续脱发,咨询专治脱发的皮肤科医生。

要了解详细的治疗方案,可以读玛丽·邵蒙(Mary Shomon)和布伦特·哈德格拉夫(Brent Hardgrave)合著的《专治脱发》(*Hair Loss Master Plan*)。

减 肥 困 难

如果你没有诊断出甲状腺疾病,但遇到怀孕后减肥困难,你需要咨询你的医生,检测你的 TSH、游离 T4、游离 T3、TPOAb 和 TgAb 水平。如果你的甲状腺功能没达到最佳水平,你可以按照本书前文讨论的内容寻找治疗方法。

如果你已经确诊并正在服用甲状腺激素替代药物,但还是遭遇减肥困难,你需要咨询你的医生,检测你的 TSH、游离 T4、游离 T3、TPOAb 和 TgAb 水平。如果你的甲状腺功能没有达到最佳水平,你可以按照本书前文讨论的内容寻找治疗方法。

买一本玛丽·邵蒙(Mary Shomon)的《甲状腺饮食革命》。

如果你接受最佳甲状腺治疗后仍然难以减轻体重,你需要检测反 T3 和瘦素水平。

向全科医师咨询关于提高瘦素水平的治疗方法,包括二甲双胍治疗。如果反 T3 升高,与你的医生讨论在治疗方案中加入 T3 甲状腺素,如果你已经开始服用 T3 甲状腺素,那么就和医生讨论增加剂量。

检测空腹血糖和糖化血红蛋白,看是否有血糖升高和胰岛素抵抗的情况。

每晚保证七到八个小时的睡眠时间。

增加有氧运动,但要注意不要过度劳累。过于剧烈的运动会引起肾上腺疲劳,反而影响甲状腺功能。

尝试高强度间歇训练(high-intensity interval training, HIIT),包括短时间的高强度锻炼30到60秒,中间间隔一到两分钟进行低到中等强度的活动。

通过增加负重或阻力运动增强肌肉,如举重、健身带或瘦身操(T-Tapp)。

每天每公斤体重喝 31.3g 到 62.5g 的水。

限制自己一天吃两餐到三餐,避免吃零食。晚上八点以后不再进食。

吃饭时要全神贯注。细嚼慢咽。每顿饭和零食前要做三次深呼吸,每吃一口做一次深呼吸。

增加你的纤维摄入量。每餐随餐服用车前草胶囊。纤维补充剂的服用时间要与你的甲状腺药物间隔两到三小时。如果你开始采用高纤维饮食或补充剂养生疗法,复查你的甲状腺功能。

尝试无麸质饮食。

避免糖、加工食品、过敏原、精制糖、精制碳水化合物和高果糖玉米糖浆。

吃具有抗炎作用的膳食脂肪(多脂鱼、牛油果、橄榄、橄榄油)。

每天补充益生菌和益生菌丰富的食物(红茶菌、大酱、韩国泡菜、克菲尔酸奶和酸菜)。

摄入足够的蛋白质(肉类、鱼和蛋)。

尽量减少或不吃甜食和甜点,包括无酒精饮料。

尽量减少或不吃蜂蜜、糖蜜、人工甜味剂和所有形式的糖,包括水果。

尽量减少或避免摄入咖啡因。

尽量减少或避免饮酒。

(于文斌　译)

第十四章

你的健康怀孕计划：生育困难

当你极度渴望怀上一个孩子时，不孕不育会给你带来一段悲伤的经历。我们在本书第三章中提到了为诊断你所患甲状腺疾病而进行的工作，这些都是成功怀孕的关键。但是，在某些情况下，你需要做更多的努力才能怀上孩子。

进行彻底的甲状腺功能检查和甲状腺抗体检测

就像本书第三部分通篇提到的那样，做一次全面的甲状腺功能检查对患有甲状腺疾病又想怀孕的女性来说必不可少。检测应该包括以下项目：

- 促甲状腺激素(TSH)
- 游离 T4
- 游离 T3
- 反 T3
- 与桥本氏甲状腺炎相关的甲状腺过氧化物酶抗体(TPOAb)
- 与桥本氏甲状腺炎相关的甲状腺球蛋白抗体(TgAb)
- 与葛瑞夫兹氏病相关的甲状腺刺激免疫球蛋白(TSI)

然而，值得注意的是，用常规血液学检查手段检测甲状腺抗体时，每5个实际上抗体呈阳性的女性中，就有一个无法被检测出来。如果你的甲状腺功能处于最佳状态，但仍无法顺利怀孕，那么，你就有可能是患有桥本氏甲状腺炎或者葛瑞夫兹氏病而不自知。若你患有自身免疫性甲状腺疾病，那正如第九章中所解释的那样，调节免疫系统将是治疗计划中的一个重要组成部分。

如果你检测出抗体阴性但是有体征和症状提示患自身免疫性甲状腺疾病，你可能需要做更加敏感的甲状腺抗体检测，即酶联免疫吸附测定法(ELISA)或凝胶法，没有查出抗体阳性的自身免疫甲状腺疾病患者中，有一部分可用这两种方法查出。

探讨其他自身免疫激素之间的联系

自身免疫性甲状腺疾病与许多自身免疫性疾病有关，你也应该检查看自己有没有这些疾病：

- 早发性卵巢功能不全，也被称为卵巢早衰
- 子宫内膜异位症
- 多囊卵巢综合征

自然疗法医师菲欧娜·麦卡洛克（Fiona McCulloch）解释道：

> 早发性卵巢功能不全（POI）与免疫失调或自身免疫密切相关。研究发现，多达50%的POI患者体内至少有一个自身免疫因子。体外受精失败和习惯性流产往往也与免疫失调和凝血障碍有关，后者也可能包含免疫成分。研究发现，自身免疫性疾病患者，例如桥本氏甲状腺炎、狼疮、风湿性关节炎、乳糜泻和1型糖尿病患者，都有较低的生育率。子宫内膜异位症能产生作用很强的自身免疫和炎症因子。一项针对3 680名子宫内膜异位症患者的研究发现，这些患者的甲状腺疾病与风湿性关节炎和狼疮等自身免疫性疾病的发病率都有所上升。另一项研究发现，患有子宫内膜异位症的女性存在异常的多克隆B细胞激活，这是自身免疫性疾病的典型特征。多囊卵巢综合征也能产生很强的免疫因子。所有患有多囊卵巢综合征的女性都有一种慢性全身性炎症，这与脂肪组织炎症反应和胰岛素抵抗有关。这类炎症可以导致整个免疫系统失调，并影响卵巢中卵子的发育。多囊卵巢综合征还会导致流产风险增加。

尽管一项又一项的检测结果提示"正常"，史黛西和丈夫仍然多年都没有怀上孩子：

> 我感到极度疲惫，体重增加，手脚刺痛，还有瘙痒和湿疹。更别提我总是感觉很冷，头发和眉毛也变得稀疏了。有一天我踢到了脚趾头，疼得很厉害，我以为趾头可能断了。于是我到诊所去看了医生，我以前从未看过这位医生。他问起我的整体健康状况，我眼泪汪汪地向他诉说起来。他问我的家人是否有甲状腺疾病。是的！我的妈妈、姑姑、姨妈、外婆、奶奶都有。他给我开了实验室化验单，认为我有必要去看一下甲状腺专家，也正是这名甲状腺专家诊断出我有桥本氏甲状腺炎。我立即开始服用甲状腺药物和用来促进生育的二甲双胍。他联系了我的妇产科医生，并给我制定了

一个计划。他们介绍我去看不孕不育医生,开始促排卵治疗。接下来的三个月里,我都在接受甲状腺功能检查,调节甲状腺药物剂量,去看不孕不育医生,做一些检测。在三个月的促排卵、打针、吃药和调整之后,我已经准备好了。我和丈夫已经备孕五年了,我觉得我再也没有心潮澎湃的感觉了。但这次,在备孕第三个月的时候,我发现自己怀孕了!三个月后,我开始严重抽筋,剩下的孕程都是在床上度过的。我的甲状腺功能失衡了,医生们改变了我的服药剂量。现在,我的儿子聪明健康。我备孕了五年都没有成功,却没有医生诊断出我有桥本氏甲状腺炎。如果我没有踢到我的脚趾,不知道会不会有医生能找出我的问题所在。

进行不孕不育检查

虽然甲状腺治疗可能是治疗不孕症的一个简单而具有突破性的解决方案,但你也一定要进行基本的不孕不育检查。

基本的不孕不育检查项目应该包括:

- 病史
- 体格检查
- 血液检查
  - 卵泡刺激素(FSH)
  - 黄体生成素(LH)
  - 雌二醇
  - 黄体酮
  - 催乳素
  - 脱氢表雄酮
  - 睾酮
  - 抗苗勒管激素
  - 全套甲状腺功能检查
- 超声检查
- 窦卵泡计数
- 输卵管检查
- 男性精液分析

在月经周期的第3天,检测 FSH、LH 和雌二醇。

在月经周期的第21天,检测黄体酮。

这可能看起来很荒谬,甚至令人震惊,但许多医生,包括不孕不育专家,

都不会给不孕不育患者做常规甲状腺功能检查！永远不要想当然！坚持做一套全面的甲状腺功能检查，把它作为血液检查的一部分。

你也要确保你的伴侣做一次全面的医学检查，其中包括全面的甲状腺功能检查和男性激素检测。是的，男性也会患甲状腺疾病，并且在某些情况下，甲状腺疾病也会影响他们的生育能力。

应该什么时候进行不孕不育检查？

你会注意到，下列图表是按年龄划分的。年龄是影响生育能力的一个主要因素。在 30 岁以后，生育能力每年将下降 3% 到 5%，而在 40 岁以后，生育能力会下降得更快。随着女性年龄的增长，流产率也会上升。

	月经周期规律		月经周期不规律（但在备孕）
	35 岁以下	35 岁以上	任何年龄
非甲状腺疾病患者	备孕一年不成功的，进行基本不孕不育检查	备孕 6 个月不成功的，进行基本不孕不育检查	立即进行基本不孕不育检查
甲状腺疾病患者	备孕 6 个月不成功的，进行基本不孕不育检查	立即进行基本不孕不育检查	立即进行基本不孕不育检查

不孕不育专家休·梅尼克（Hugh Melnick）博士谈了一些看法：

我认为，任何患有甲状腺疾病的女性，即使对未来某个时刻有个孩子的可能性不感兴趣，也应该在 30 岁前检查一下生育能力。这种检查很简单，去看医生的时候就可以完成，就诊时间安排在月经期间。检查项目包括经阴道超声检查，卵巢和子宫以及血液检查。利用超声可以估计出卵巢中剩余卵子的数量。这就是所谓的窦（静息）卵泡计数。一般来说，看到的卵泡越多，怀孕的可能性越大。

最重要的血液检测项目是抗苗勒管激素（antimullerian hormone，AMH）检测。AMH 水平越高，卵巢中的卵子就越多。当窦卵泡计数和 AMH 水平较低时，怀孕的预测结果就不太好。其他激素检测包括卵泡刺激素（FSH）、黄体生成素（LH）和雌二醇（雌激素）。FSH 和 LH 水平适度升高以及雌激素水平正常对怀孕而言并不是有利征象，经常预示着在不久的将来有可能出现卵子质量问题。

　　尽管许多女性可能会对检查自己的生育能力感到担忧,但是从这个测试中获得的信息对于做出一些人生非常重要的决定是非常宝贵的。例如,我遇到过一些患者,她们刚 30 岁出头,就意外地发现自己的卵子储备很低,她们立即决定趁着剩余卵子的质量还好的时候赶快怀孕。

妇产科医师托马斯·莫拉切夫斯基(Thomas Moraczewski)认为:

　　年近 40 岁和 40 岁出头的女性想要怀孕时,"卵子质量"变得至关重要。男性每天都产生精子,精子的生长期有 90 天,但女性生下来时就携带所有卵子。有一些营养补充剂可以有助于提高卵巢质量。可以选择费尔黑文健康(Fairhaven Health)公司的产品,这家公司专门生产生殖相关产品(fairhaven health. com)。

以下营养补充剂可供你考虑:

●沃卵宝(*Ova Boost*):这种营养补充剂可以提高卵子质量。适用于所有备孕的女性,尤其是大龄女性以及患有多囊卵巢综合征的女性。这种补充剂里含有 2000mg 肌醇、甲基叶酸、N-乙酰-5-甲氧基色胺和抗氧化剂。每日4 粒。

●助孕茶(*Fertili Tea*):这种茶里含有助于生育和激素平衡(红莓叶、圣洁莓、斗篷草、荨麻叶、绿茶、薄荷叶)的植物性产品。每天喝 2 到 3 杯。

●助孕维生素(*Fertil Aid*):有助于月经周期规律和激素平衡的维生素和草本精华。每天 3 粒。

●助孕排毒素(*Fertile Detox*):帮助身体排毒系统消除有害化学物质的混合补充剂。男女均可服用。每天 3 粒。

有助于增加卵子细胞能量和血流量的单独营养补充剂包括:

●辅酶 Q10:200mg。

●精氨酸:500mg。

●肌醇:促进激素平衡、提高胰岛素敏感性和支持排卵。剂量:每天2 000mg。品牌:Pregnitude。注意:不要与 SSRI 抗抑郁药或抗惊厥药同服。

●维生素 D:测量血清水平,但大多数女性每天需要 6 000IU。

进行全面的不孕不育检查

　　如果基础不孕不育检查没有查出需要治疗的问题,以及/或者你有多次流产史,你应该考虑更全面的不孕不育检查。包括:

●宫腔镜检查

●腹腔镜检查

- 子宫内膜活检
- 宫颈黏液检测
- 染色体分析/染色体核型分析
- 感染检测包括：
  - 脲原体
  - 支原体
  - 淋病
  - 衣原体
  - 梅毒
  - 弓形虫
  - 巨细胞病毒
  - 乙型肝炎和丙型肝炎病毒
  - 艾滋病病毒

进行免疫学检测

如果你患有桥本氏甲状腺炎或葛瑞夫兹氏病，你正在接受的甲状腺治疗达到最佳，且绘制了月经周期和最佳受孕期的图表，并备孕了一年（不足30岁）或六个月（超过30岁）但是依旧没有怀孕，那么你应该要求进行免疫学检测。

患有自身免疫性疾病，如桥本氏甲状腺炎或者葛瑞夫兹氏病，但未接受治疗的女性更容易患上其他自身免疫性疾病。一旦免疫系统开始错误攻击自身的某个部位，那么很可能也会攻击其他部位，包括生殖系统，甚至是植入的胚胎。

对于有以下适应证或危险因素的女性，也建议进行免疫学检测：

- 35 岁以后有过两次流产
- 35 岁以后两次体外受精失败
- 35 岁以前有过三次流产
- 35 岁以前三次体外受精失败
- 使用生育药物刺激后的一个月经周期内产生的卵子数较少（少于 6 个）
- 有胎盘发育但怀孕 6 周仍无法在超声下看到胎儿的萎缩性卵胚
- 既往的自身免疫/免疫测试结果中，抗核抗体或类风湿因子检测呈阳性
- 既往的妊娠中有胎儿宫内发育迟缓
- 当尝试生第二个小孩之前已经有一胎存活或发生过大于一次的流产

- 诊断出其他的自身免疫性疾病,例如:
  - 1型糖尿病
  - 多发性硬化症
  - 乳糜泻
  - 艾迪生病
  - 库欣综合征
  - 斑秃病
  - 干燥综合征
  - 类风湿性关节炎
  - 恶性贫血
  - 系统性红斑狼疮
  - 结节病
  - 硬皮病
  - 白癜风
  - 银屑病

免疫生育能力检测

如果你的免疫生育能力检测结果呈阳性,那就一定得咨询全科医师,按照第九章"自身免疫"一节的内容调节免疫系统。

抗核抗体(ANA)

抗核抗体(antinuclear antibodies,ANA)可以攻击人体内外来入侵者的细胞核。免疫系统可能会错误地将卵子定位为入侵者,并攻击它的细胞核。这种情况常见于系统性红斑狼疮、干燥综合征和硬皮病患者。治疗药物包括糖皮质激素、低剂量的阿司匹林或抗凝肝素。

抗卵巢抗体(AOA)

即免疫系统错误地产生抗体来攻击卵巢。这种情况通常发生在甲状腺疾病、艾迪生病和子宫内膜异位症患者中。治疗药物可能包括地塞米松或泼尼松等皮质类固醇。

抗精子抗体(ASA)

这是一种机体产生的、以精子为靶标的抗体。男性和女性都要接受抗精子抗体测试。治疗方法可能包括皮质类固醇、宫腔内受精(IUI)或体外受精(IVF)的胞浆内精子注射,即每个卵子都注射一个精子。

抗磷脂抗体(APA)

人体的所有细胞,包括血细胞和细胞膜都含有磷脂。抗磷脂抗体附着在磷脂上,使细胞变得有黏性,凝集在一起,从而形成凝块,造成血流不畅。

胎盘或子宫内膜的血流量减少会降低胚胎的氧供给和营养素供给。治疗药物可能包括每日低剂量的阿司匹林或抗凝药，如华法林或肝素。

自然杀伤细胞(NK 细胞)

自然杀伤细胞是免疫系统中的一个有益成分，它可以保护机体免受外来入侵者的侵害，如肿瘤细胞和病毒感染细胞。但是，如果自然杀伤细胞出现异常，它们则可能会错误地攻击妊娠期的胚胎。医学界对于自然杀伤细胞升高会导致一些女性流产的观点存有争议，但我们觉得值得研究。治疗方法包括使用泼尼松等类固醇药物、静脉注射免疫球蛋白或注射脂肪乳剂。向全科医生咨询关于减少炎症反应的自然疗法，例如解决食物敏感问题、检测是否有维生素 D 缺乏、避免摄入高糖和精制碳水化合物、添加富含抗氧化剂的食物以及服用 ω-3 脂肪酸和姜黄素等营养补充剂。

需要手术治疗不孕不育的时候

有一些情况，比如囊肿、瘢痕组织、粘连和纤维瘤，需要通过手术来矫正解剖方面或结构方面对怀孕造成的障碍。一些治疗不孕症的手术包括：

- 输卵管吻合术(输卵管结扎或绝育手术)
- 输卵管重建术
- 子宫内膜异位症的手术治疗
- 子宫肌瘤切除术
- 粘连/瘢痕组织的手术治疗
- 子宫和阴道先天缺陷的重建手术
- 卵巢囊肿的手术治疗
- 修复或切除输卵管积水/受损输卵管
- 子宫内膜息肉切除术
- 输卵管插管，以疏通输卵管

尝试服用辅助生殖药物

并不是每个人都能自然受孕。如果你已经遵照本书建议的步骤备孕了，但还是没有成功，那么你还可以求助多种辅助生殖技术(ART)，包括生殖药物。生殖药物对那些不排卵或排卵不规律的女性特别有帮助，对多囊卵巢综合征患者也有帮助。

生殖药物也通常用作辅助生殖技术方案的一部分，该方案中包括宫内受精(IUI)或体外受精(IVF)等技术。生殖药物也可用于男性不育。你需要与不孕症专家讨论这些药物的副作用和风险。

氯米芬（舒经芬）

氯米芬柠檬酸盐,常用品牌名 Clomid 和雪兰芬（Serophene）,可用于刺激排卵。氯米芬 5 天为一疗程,从月经周期的第 3~5 天开始服用。

促性腺激素

促性腺激素也能促排卵,以注射方式给药。除非病人对氯米芬不敏感,否则通常不使用促性腺激素。

Follistim 和果纳芬（Gonal-f）都属于合成重组卵泡刺激素（follicle-stimu-lating hormone, FSH）,与人类 FSH 的结构完全相同。品牌名称美诺孕（Menopur）和 Repronex 为 FSH 和 LH 的混合物,是用绝经女性的尿液提取提纯制成的。该药需每日注射,通常 7 到 12 天为一疗程,从月经周期第 2 天或第 3 天开始使用,以刺激卵巢产生多个卵子。通过血液检查和 B 超监测卵泡。卵泡发育到足够大的时候,停止用药,然后医生会给你注射一针人源绒毛膜促性腺激素（HCG）,诱使卵泡排出卵子。由于排卵通常在注射 HCG 后 36 小时左右发生,因此,应在注射后 12 至 36 小时内同房。

使用生殖药物的女性面临着出现卵巢过度刺激综合征（ovarian hyperstimulation syndrome, OHSS）的风险,较严重者可能需要住院治疗。你可以向医生咨询需要关注的警示信号,包括恶心、呕吐、腹痛、腹胀、呼吸短促、腹泻、深色尿、干渴以及体重快速增加。

在经历了几次令人心碎的流产之后,阿什利被诊断为甲状腺功能减退:

> 确诊后,我悲伤的心情稍稍得到了宽慰,因为我知道是什么夺走了我腹中的胎儿。我没做错什么。但是,知道我的身体出了问题还是让我很恼火。医生给我开了左甲状腺素并开始治疗,以使我的激素水平恢复正常,这似乎持续了几个月的时间。在经历了几个月的悲痛和治疗之后,我们决定和我的医生谈谈,确保我的身体能够再次怀上孩子。在医生同意之后,我们开始备孕。这两年半是我生命中最难熬的一段。我没有意识到生育是如此复杂。它需要日历、祈祷、排卵测试等等。在备孕一年后,我的医生开始为我做更多的检查。我没有排卵,于是,我开始服用了一种调节月经的药物。在月经之后,医生开了促排卵的药物,然后会进行排卵测试,以确定这些药物是否起效。这一整年里,我的手臂被扎了无数针,同时,我还要继续坚持检查我的甲状腺功能、检查是否有排卵。我所服用的所有药物中都含有大量激素。就这样过了快三年,就在我快要放弃的时候,我清楚地看到了验孕棒上"怀孕"的字样。我平生从没像当时那样又哭又笑、又是手舞足蹈、又是拥抱、又是

感谢上帝。整个怀孕的过程都是在打针中度过的。我曾梦到我失去了这个孩子。当我知道是个男孩的时候,我的内心终于平静下来。我开始准备,想象着有一天,我将把这个小小的奇迹抱在我的臂弯里。这一天终于来了,一切都很美好,仿佛世界上只有我和这个我渴望已久的小人儿。

尝试利用辅助生殖技术

宫内受精(IUI)

宫内受精(IUI)是一种不孕治疗技术,它将精子在不性交的情况下放入女性的子宫中。因为男性一次射入阴道的精子中,每2 000个精子只有一个能游到输卵管,所以,直接受精有助于提高受孕概率。IUI也可以配合生殖药物使用。

体外受精(IVF)

体外受精是最常用的不孕症治疗手段。这项技术中,女性的卵子和男性的精子在实验室的培养皿中结合。女性需注射生殖药物,刺激卵巢产生多个卵子,也就是所谓的"超数排卵"。在某些情况下,醋酸亮丙瑞林被用于降低卵子提前排出的概率。通过超声检查和血液检测确定卵泡是否足够大,然后注射HCG。在注射HCG 36小时后,在超声引导下将穿刺针经阴道壁刺入卵巢,取出卵子。最优质的卵子和精子同时放在培养皿里进行受精。采用卵母细胞胞浆内单精子注射技术可以直接将精子注入卵子。

卵子捐献

如果你不能用你自己的卵子受精,那么,可以使用捐献卵子,在卵子与你的伴侣的精子结合受精后植入你的子宫。

卵子或胚胎冷冻

如果你计划以后再生孩子并且希望延长你的生育能力,那么你可以选择卵子或胚胎冷冻,这又被称为卵母细胞冷冻保存。

> **重要提示**:各种研究表明,在甲状腺抗体为阳性或患有轻微甲状腺功能减退的女性中,甲状腺激素替代药物治疗会提高这些辅助生殖技术的功效。要确保你的甲状腺治疗在整个过程中达到最优。而且要记住,用于刺激卵巢的药物可能会干扰甲状腺药物,所以在接受任何辅助生殖治疗的时候,要定期复查甲状腺功能。

探索自然生育方法

有许多自然方法也可以帮助克服不孕症。

草药

使用草药提高生育能力具有悠久的传统。如果你有意用草药促进生育能力,请咨询专门治疗不孕症的草药医师,他/她会根据你的情况给你具体的指导和药方。在怀孕和哺乳期间,有关草药的安全性,一定要咨询技能熟练的医生。有几个关键事项需要牢记:

- 圣洁莓(黄荆)具有平衡激素的作用,它能降低泌乳激素水平,升高孕激素水平。它有助于延长黄体期(从排卵开始到月经开始前)。用于治疗闭经(无月经)、月经失调、性欲低下、宫颈黏液少、多囊卵巢综合征和子宫囊肿,传统上用于防止黄体酮水平低导致的流产。在整个月经周期中服用都是安全的,但如果你怀孕了就要停止服用。

- 胡麻花属-荚莲属的植物被认为具有滋补子宫的作用,对有流产史的女性有益。

- 红三叶草花,富含钙和镁元素,具有一定稀释血液的功效,也被认为能使宫颈黏液更有利于延长精子的存活时间。

- 刺荨麻被认为会使子宫内膜变厚,并改善受精卵的着床环境。

- 红莓叶是一种能够促进生殖健康的常用补药,它能强化子宫内膜,延长黄体期。可用于治疗子宫内膜异位症和子宫肌瘤。整个月经周期内都可以服用,但如果怀孕了就要停止服用。

- 益母草用于治疗闭经、痛经、子宫肌瘤、卵巢囊肿、卵子发育不良和子宫内膜异位症。月经期最好不要使用益母草。益母草会导致轻微宫缩,因此,怀孕期间不能服用。

- 董曲根是一种很受欢迎的草药,它能帮助子宫有效地利用雌激素,增加子宫的血液循环,调节月经周期,改善卵子健康,以及治疗子宫内膜炎、卵巢囊肿和子宫肌瘤。它具有抗凝功效,所以不宜在月经期服用。一旦你排卵了就要停止服用,经期和整个妊娠期间也应停止服用。

- 黑升麻帮助缓解痛经和调节排卵。可用于治疗闭经(无月经)、子宫脱垂、子宫肌瘤、卵巢囊肿和子宫内膜炎。从月经周期第一天开始服用,一直到排卵。

- 野山药能促进黄体酮分泌,这对黄体期短的女性有帮助。传统上用于治疗流产。只能在排卵后服用,否则它可能会阻止排卵。不要在怀孕期间使用。

● 人参通过提高睾丸激素、治疗阳痿、增加精子数量、提高精子活力和增强性欲来帮助解决男性不育问题。

● 有生育问题的男性可以服用锯棕榈，帮助改善男性阳痿、睾丸萎缩和性欲低下。

● 夜樱草油有助于增加宫颈黏液和平衡雌激素。备孕女性在排卵后不应该服用该药，因为它会促进子宫收缩。

● 地百合能强健子宫壁，促进卵泡生长，调节月经。用于治疗子宫脱垂、宫颈黏液少、子宫出血、子宫内膜炎、多囊卵巢综合征、男性阳痿、流产和闭经。只能在月经周期的前半段期间服用，即从月经期到排卵。不能在怀孕期间服用。

达娜的经历

我还差几个月就满 40 岁了。我的甲状腺经治疗达到了最佳状态，但月复一月的备孕后，我仍然没有怀孕。我认为有一些关键的事情改变了最后的结果。首先，我记录了我的月经周期，并使用了排卵预测工具。我注意到我的排卵周期并不理想。我的排卵周期不规律，黄体期较短，并且我的早晨基础体温低于正常值（这是甲状腺功能减退的常见问题）。我开始定期针灸并服用我的针灸师苏珊·康纳尔（Suzanne Connole）开出的中药，几个月后，我亲眼看着我的生育图表越来越正常。然后，我读了萨米·戴维（Sami David）和吉尔·布莱克维（Jill Blakeway）合著的《制造宝宝》（*Making Babies*），并在我的医生指导下开始服用以下助孕营养补充剂。过了一个月，我怀孕了：

● 每日 30mg 辅酶 Q10，以改善盆腔血液流动。

● 低剂量阿司匹林，以改善血液循环。

● 蜂王浆是蜂王每天的食物，蜂王每天可以产下数百个卵，蜂王浆通常又被称为蜜蜂的生殖药！我每天吃一茶匙 Y. S. 有机蜂场（Y. S. Organic Bee Farms）生产的新鲜蜂王浆。它还可以用于增加男性精子数量。

● 叶绿素是一种高碱性食物。宫颈黏液必须是碱性，而不是酸性，以使精子能够存活。我将液体叶绿素加在我的早餐奶昔里一起服下。

● 喝红树莓叶茶来强健子宫壁，延长黄体期。我在怀孕前喝了这种茶，在怀孕期间停了，产后又恢复饮用。

● 在排卵之前，我还在我的下腹部放了一个热水瓶，以促进血液流向子宫。

中医

中医治疗不孕症的传统由来已久。中医通常将针灸和草药治疗结合在一起,以帮助解决机体失衡并恢复健康。中医很讲究个体化治疗,所以你需要找一个训练有素、信誉良好、熟练掌握这门古老艺术和科学的中医来针对你的情况进行治疗,以帮助调节月经周期和激素,平衡内分泌系统,加强整体体质,以使你的身体为妊娠做好准备。

中医也被用来帮助改善整体的健康状况,这使得生殖技术更加有效。

然而,中医并不是一种快速治疗方法。在年轻女性中,可能需要数月的治疗才能取得一些效果。年近四十的女性、吸烟的女性和那些接受更广泛的生育治疗如生殖药物、激素补充剂、辅助生殖技术的女性或有激素问题的女性都需要六个月到一年的时间才能看到一些效果。

纽约市针灸师苏珊·康纳尔(Suzanne Connole)认为:

> 现在,大多数的生育诊所都认为针灸可以提高体外受精和其他辅助生育技术的成功率。一些诊所甚至把它作为胚胎移植治疗的一部分。这都基于德国一项关于生育和不育的研究结果,该研究显示,在胚胎移植前后进行针灸的试验组成功率为42%,而对照组仅为26%。这些数据具有重要意义,使许多医生在针灸治疗其患者方面进行了更深入的思考。

> 根据我执业12年得到的临床经验以及我的同事们的临床经验,针灸和中医的作用不仅限于此,我们鼓励病人和医生在开始体外受精治疗之前先接受中药治疗。我们已经观察到,在体外受精开始前我们能做的治疗越多,女性的身体越强壮、越平衡,她的身体对药物的反应就越好。此外,除了补充黄体酮外,西医在怀孕早期几乎做不了什么。虽然很难用研究来量化,但我们已经观察到,很多流产风险较高的女性或者经历过多次流产的女性都足月生产。

改变生活方式

为了提高生育能力,你需要改变一些基本的生活方式:

● 戒烟——吸烟有损生育能力,增加流产的风险,并且如果你怀孕了,吸烟不仅会损害你自身的健康,还会伤害到你未出世的孩子。怀孕期间还应该避免吸入二手烟。

● 避免吸食毒品,如大麻、可卡因和迷幻药。

● 注意药物使用。应向医生咨询抗生素、抗抑郁药、抗组胺药、抗炎药、降压药、止咳药、消肿药、利尿剂、止痛药、安眠药、类固醇和抗真菌药物等药物的使用。

- 避免饮酒。
- 限制咖啡因摄入。
- 保证充足的睡眠。
- 尽量减少或避免接触化学品，例如家用清洁剂和个人护理产品中所含的化学成分。

控制体重和锻炼

体重和锻炼对于生育能力来说都至关重要。在体重方面，你要使体重尽可能保持在正常范围，以获得最强的生育能力。体重过重或体重过轻，尤其是超重15%的人，生育能力可能会受到损害。

锻炼过度，比如参加马拉松或铁人三项训练，成为一名职业运动员或体操运动员，或参加耐力运动，可能会导致闭经、月经不调或激素水平改变，从而使怀孕变得非常困难。当你想通过锻炼保持身体健康、柔韧性、有氧健康和肌肉力量时，你需要避免过度锻炼，从而提高你的生育能力。

身心疗法

许多专家都指出压力在生育方面起到的作用。正如我们在本书中所讨论的那样，生活在压力或焦虑状态下，不仅会导致严重的激素失衡，而且直接影响你的身体发挥最佳功能，包括你的生育能力和生殖能力。

一些替代医学医生建议采用身心疗法来减压和放松，以帮助提高生育力。总的来说，身心疗法和放松训练的目标是使头脑冷静下来，达到一个平和的状态，应对压力，身心放松，产生"松弛反应"，表达和消除不良情绪，改变消极思想以及控制身体机能，比如呼吸。

有许多身心疗法可供选择，你需要去探索那些是你最感兴趣的疗法，下面列出了一些推荐疗法：

- 心理治疗和心理咨询
- 生物反馈
- 引导想象
- 催眠
- 瑜伽
- 太极
- 冥想
- 正念减压法
- 祈祷/精神治疗
- 创新疗法——音乐疗法、艺术疗法、舞蹈疗法

- 吐纳功
- 互助组
- 灵气疗法/能量疗法
- 气功
- 用光盘或者 mp3 引导冥想。我们特别推荐的是"一光一灵"（One Light One Spirit）推出的"激素平衡"（Hormonal Balance）疗法。

（孙传政,王士琪　译）

展望未来　　　　　　第四部分

第十五章

救救我们的孩子

马丁·路德·金曾问过:"如果有人站出来说,要适可而止,会发生什么呢?"

发生的是,一位女士采取了行动。

我们都被布兰达的故事所触动:

> 我患有甲状腺结节和甲状腺肿大,多年来都没有接受治疗。我怀孕时,医生说我的甲状腺功能正常。怀孕五个月时,检查显示胎儿完全脊柱裂,并且我的小男孩只有部分大脑,不能存活。我不得不终止妊娠。后来,我的"轻微"甲状腺问题仍然没有得到治疗。医生们一直在推卸责任。我的身体出现了各种各样的问题,最终,我不得不切除子宫,而我还是没有因为甲状腺问题得到治疗。终于,在多年反复被告知我只有轻微甲状腺问题之后,我终于在去年开始接受治疗了。最后我做了活检,结果显示桥本氏甲状腺炎。我失去了孩子,但为什么没有一位医生把桥本氏甲状腺炎与我的孩子出现畸形的原因联系在一起?这个问题总是萦绕在我的脑海。如果我接受治疗了会怎么样?也许我的孩子现在就会在我身边了。

布兰达和她的孩子应该有更好的结局。他们应该行动起来。

在写这本书的过程中,我们采取了行动。希望你们改变主意,采取行动——帮助你们自己、你们的孩子以及世界各地的妇女和儿童。

因为这种问题该适可而止了,我们需要做出改变。

很多夫妇花费大量金钱,接受有创生育检测和治疗,最后还是没有怀上孩子。

数以百万计的怀上了孩子的幸运夫妇却因流产失去孩子,伤心痛苦。

在怀孕后期,有的家庭可能会经历死胎的痛苦。出现子痫前期和胎盘早剥的母亲们往往冒着自己和胎儿的生命危险坚持着,但这种情况下,胎儿通常会早产。臀位生产和剖宫产的母亲们虽然想要跟孩子建立亲密关系,却因为自己需要产后恢复而不能实现。

在分娩之后,产后出血会危及一些新妈妈的生命。一些新妈妈患上了产后抑郁,很难会感觉到开心幸福。一些妈妈想尽了各种办法,却仍无法实现母乳喂养,没法让孩子获得母乳带给他们的生命最健康开始的母乳。

然后是婴儿……我们的宝宝。婴儿早产会导致很多健康问题,这对父母来说是很恐怖的事情,并且经常需要经历数月昂贵的住院治疗。低出生体重的婴儿不得不在医院里多待一段时间。有些婴儿有出生缺陷,最糟糕的是,有些婴儿出现原本可以避免的先天智力缺陷,随着年龄的增长,我们会发现这些孩子出现认知问题、发育问题和学习障碍,有些儿童会被诊断为自闭症或多动症。

其中大部分都与未确诊的甲状腺疾病有关。并不是每一个病例都归咎于甲状腺问题,但很多病例都与之有关,因此,不能继续对甲状腺问题漫不经心、缺乏理解,不能继续明显忽视类似重要的信息。

科学研究表明,妊娠期甲状腺疾病未经治疗或治疗不当会增加上述所有风险。这就是为什么必需的、最根本的改变是在孕期进行普遍的甲状腺功能筛查。

常规的甲状腺功能筛查在妊娠期必不可少

在美国或世界上大部分地区,孕前或早孕期间常规甲状腺功能筛查目前还不是孕期的标准医疗项目。令人惊讶的是,孕期的甲状腺功能筛查仍然很少见。在某些情况下,实际上不鼓励甲状腺功能检查。这是什么原因呢？我们认为,这主要是由于经济决策。每年约有 500 万妇女怀孕,希望继续妊娠,并生下健康的宝宝。如果开展普遍筛查,这些女性都需要进行甲状腺功能筛查,而健康维护组织和保险公司并不愿承担这笔费用。

这样,责任就落到了女性头上,她们要自己去寻求和争取做甲状腺功能筛查和评估。这本书旨在帮助那些被主流医学忽视的女性,指导她们恢复健康,生下健康的孩子。但是,在我们的建议对你有所帮助之前,只有你才能根据自己的具体情况得到你需要的检查。如果你只从这本书中得到一点益处,那应该就是:**你需要请求甚至是强硬要求甲状腺功能检测**。

在美国,甲状腺疾病患者多达 6 000 万人,其中大多数是女性,而她们中的大多数都没有被诊断出来。她们并没有意识到自己的健康状况会影响生育能力,将胎儿甚至自己的生命置于危险之中,这是一个悲剧。

令人悲哀的事实是,确诊的甲状腺疾病患者得到的治疗相对于她们生育能力、成功妊娠和产后健康来说都非常不足。许多内分泌医生和产科医生都没有读过美国甲状腺协会和内分泌学会的《怀孕指南》,并且对妊娠甲状腺疾病患者及其胎儿护理的复杂性和标准知之甚少。争取全面甲状腺功能检测和最佳的治疗责任落在了患者肩上。一切取决于患者掌握的知识和她们为争取自身和胎儿的权益所做的努力。

在强烈要求妊娠期常规甲状腺功能筛查之前，还有多少胎儿不得不遭受不必要的伤害呢？尽管可靠、便宜、方便的甲状腺功能实验室检测可以避免这些伤害，但还是有无数的胎儿失去了生命，还有一些受到终生伤害。

就在你读这本书的同时，各科学学会正在争论是否所有孕妇都应该接受甲状腺功能障碍筛查。越来越多的研究表明，母体的甲状腺疾病与妊娠不良结果，包括后代神经认知发育受损之间存在关联。而争论的结果却是，目前只有有限的证据，还需要更多的研究。**是的**，当然，我们需要进行更多的研究，但是我们**现在**就需要更多的证据。要让世界各地数不清的女性甲状腺疾病患者和她们的孩子们继续等待更多的研究吗？

内分泌学家进行的一项调查发现，74%的人认为应该开展孕期常规甲状腺功能筛查。但制定指南的专业学会却"不推荐"这么做。

美国内分泌学会是世界上时间最长、规模最大、最活跃的内分泌专家组织，代表着全球超过 18 000 名医生和科学家。由于其成员未能就所有初孕女性的筛查建议达成一致，他们建议仅对高危女性进行有针对性的筛查。美国内分泌学会在其《怀孕指南》中公开说明，这种病例发现方法会遗漏30%或以上的临床或亚临床甲状腺功能减退症患者。**这是不可接受的**。

我们鼓励每位女性在确认怀孕后立即要求并进行甲状腺功能筛查。

三个时间点甲状腺功能筛查流程是最理想的基本筛查方案：

- 孕前
- 确认怀孕后尽快
- 产后 6 周检查时

我们谈论的不仅只是检测 TSH，这只是甲状腺功能检查的第一步，我们认为，必须至少检测 TSH、游离 T4、游离 T3 和 TPOAb 水平，才能确诊影响生育、妊娠和产后健康的最常见甲状腺问题。

孕妇维生素需要包含碘和甲基叶酸

在怀孕和哺乳期间需要更多的碘是公认的。很简单：每天 150μg 碘。那么，为什么一些孕妇维生素都不含碘或者含量低于要求剂量呢？许多不含碘的孕妇维生素属于处方维生素！这太离谱了！

在 2015 年初，美国可靠营养品协会（Council for Responsible Nutrition, CRN）建议，所有针对孕妇的维生素应含 150μg 碘。这是一项重要举措，但要花多长时间才能实施？维生素生产厂家会采纳吗？

同时,我们也知道在怀孕前和怀孕期间服用叶酸对于预防胎儿神经系统疾病是多么重要。与此同时,一半的人口都患有一种名为亚甲基四氢叶酸还原酶(MTHFR)基因缺陷的疾病,这使得他们很难吸收叶酸。呼吁对MTHFR基因突变进行大规模筛查是不现实的,但有一个简单的解决办法:所有的孕妇维生素都应该加入甲基叶酸,这样所有的女性都能适当地吸收它。

与此同时,要经常检查孕妇维生素的标签或访问本书网站 http//:www. ThyroidPregnancyBook. com,上面列出了一份含有足量碘和甲基叶酸的孕妇维生素清单。

坚持全面的甲状腺功能评估

传统医学将 TSH 检测作为诊断甲状腺疾病的金标准,但如果你读过这本书的任何章节,你就知道这是不够的。全科医生把游离 T4、游离 T3、反T3、TPOAb 和 TgAb 也列入全套甲状腺功能筛查中,但主流医生很少做这些检测。

如果你不知道你有甲状腺问题,你就得不到治疗。如果你不知道你是否有甲状腺相关抗体,你就不会去深入了解可能有助于缓解炎症和自身免疫性疾病的免疫调节疗法。如果你还没有做过超声检查,你就不知道你是否有可疑的甲状腺结节——并且,鉴于甲状腺癌的发病率在不断上升,甲状腺癌的早期检测也十分重要。

每次都要复印你的实验室检验结果,检查检验项目是否都正确,并确定你的激素水平处于最佳状态而不只是正常。

克丽第三次怀孕的时候,她的 T4 处于正常值低限,而 TSH 达到4.99mIU/L。

> 我的医生没有给我结果,所以我认为甲状腺功能检测结果一定是正常的。在我产后四个月时,我的初级保健医生要求我做甲状腺功能检查,因为我的体重增加了很多。我的 TSH 是275mIU/L,而 T4 和 T3 非常非常低!! 怪不得我感觉糟透了!

特蕾茜在怀孕 25 周时流产了:"医生们认为这是药物滥用造成的,但是我没有服用任何药物。为找出原因,我做了一项又一项检查,最后诊断出我有甲状腺功能减退症,那时我的 TSH 超过了 300mIU/L。就这样才诊断出我的问题。"

劳拉·凯第二次怀孕将近 20 周时,去看了一位孕产胎儿专家,想看看孩子的性别:

我们听到医生说孩子没有胎心时,一下就懵了。直到今天,他们还说他们不知道为什么会这样。回忆起这次怀孕,我当时可以说是疲惫不堪。我睡了8个小时醒来后,给我一岁半的孩子放卡通片,然后又倒在沙发上睡两个小时。我连洗碗或者最平常的工作都做不了。我跟我的医生说了这种情况,她只是说这在孕期很正常。流产后,我尽了最大的努力减肥(这样每当我照镜子的时候,我就不会经常想起这件事)。我采用古方饮食,早上跑步,晚上做交叉健身(CrossFit)锻炼,一周至少四次。流产一个月后,我预约了产科医生复诊,检查中,我得知我一磅都没有减掉。我知道我的身体有问题。我要求检查甲状腺功能,但医生告诉我:"你没事,你的TSH在正常值范围之内(当然是3.9mIU/L,而4.0mIU/L则是正常上限)"。我开始看自然疗法医生。她建议我做一个完整的甲状腺功能全套检查。这次检查中,我被诊断出患有桥本氏甲状腺炎,抗体水平超过1 000IU/ml。在那个时候,我确信是桥本氏甲状腺炎夺走了我的孩子。我拼命研究这种病,阅读了数百名有类似经历女性的有关博文。确诊患桥本氏甲状腺炎后,我感到非常愤怒,我换了我的产科医生,告诉我认识的每个准妈妈,怀孕时一定要做完整的全套甲状腺功能检查。

我们需要研究不同治疗方案的医生

我们的目标是在怀孕前尽可能地保持甲状腺健康。这意味着你选择的医生要对包括自然疗法在内的所有治疗方案都持开放态度,从而找到适合你的治疗方法。

甲状腺健康就像一块由许多相互关联板片拼成的大拼图。一大群患者在网上寻找他们症状持续存在的答案。值得庆幸的是,许多人找到了我们,他们了解到,甲状腺健康需要的比主流医学使用的甲状腺功能测试和治疗方法更多。

我们对下面这些治疗要求感到愤怒:

甲状腺功能减退症治疗的金标准是仅含T4的左甲状腺素类药物,它对一些人有效,但对其他人无效,许多医生拒绝考虑其他替代药物,包括合成T4/T3联合制剂或是甲状腺片。

虽然有很多人都认为有效的替代疗法包括抗甲状腺药物和自然疗法,但甲状腺功能亢进症和葛瑞夫兹氏病患者还是被急急忙忙地送往医院接受放射性碘治疗(RAI),将他们的甲状腺腺体消融,使其终生甲状腺功能减退。

有些患甲状腺结节的病人,结节性质还未确定,就被急忙送去做外科手术,而没有被告知可以做 Afirma 检测来确诊或排除甲状腺癌。成千上万不必要的甲状腺手术——以及终生甲状腺功能减退——本是可以避免的。

准备接受 RAI 的甲状腺癌患者要忍受长达数周的严重甲减症状,因为要确保 RAI 实现最大疗效,他们要停服甲状腺药物,使他们的 TSH 升高。即使他们被告知可以选择适谪进(Thyrogen),这种促甲状腺素 α 注射液可以快速提升他们的 TSH 水平,而不需要几个星期的折磨,但这种药往往过于昂贵或"供不应求"。有趣的是,大型学术中心却有足够的适谪进供给他们的病人。

主要营养元素对于合成甲状腺激素至关重要,这些元素包括维生素 D 和 B_{12}、铁、碘、锌、硒和镁。对甲状腺疾病患者来说,全面营养评估必不可少,但在主流医疗机构中却很少做这类检查。

甲状腺、肾上腺和性激素之间的关系错综复杂。当其中一个失衡的时候,另外两个也会失去平衡。许多甲状腺疾病患者的黄体酮水平较低,可能导致流产,但孕激素并不是常规检测项目。由于我们现代紧张的生活方式,肾上腺功能障碍变得很常见,但很少得到关注和治疗。全科医生会使用 24 小时唾液皮质醇检测法检测患者孕前的肾上腺功能,但主流医学很少检测肾上腺素。传统医学甚至不认为肾上腺疲劳是一种病。

桥本氏甲状腺炎和葛瑞夫兹氏病不仅仅是甲状腺疾病,它们还属于自身免疫性疾病。在主流医学中,免疫功能障碍常常被忽视,但它是自身免疫治疗的一个重要部分。全科医生调查研究后指出,自身免疫性疾病的根本原因包括食物敏感性、慢性感染、肠漏、血糖不稳定、中毒和营养缺乏,包括缺乏维生素 D 和硒。

许多执业医师,包括不孕不育专家,都不会例行检查不育患者有没有甲状腺疾病。他们让不孕症患者赶快接受体外受精等辅助生殖技术治疗,而不是先进行全面的甲状腺功能检测并考虑自然受孕。辅助生殖技术把女性和她们的孩子置于危险之中,更不用说高昂的费用。例如,在美国,体外受精的平均费用为 1.2 万美元,这还不包括生育药物的费用,后者的费用通常为每个周期 3 000 美元到 5 000 美元(1 美元=6.745 2 元人民币)。

充分了解你可以选择的所有治疗方案,在找到能帮助你的人之前,不要犹豫,多咨询几位医生,二位、三位、四位、甚至十位都可以。

关于妊娠期 T4/T3 和甲状腺片的研究已经落后

说到治疗方案,我们需要一项双盲、同行评议的研究,比较服用 T4/T3、甲状腺片或左甲状腺素对女性妊娠结果和对孩子的影响。

不幸的是,没有人会设计和开展这项研究。因为这有关伦理,我们不会对孕妇进行这种试验。但是我们可以做回顾性研究。招募使用这三种治疗方式的医生,制定孕期监测和检测方案,并对受试者的孩子进行随访。评估受试者的流产率、早产率、先兆子痫发病率、其他妊娠并发症的发病率、母乳喂养问题、产后抑郁以及其他产后问题的发生率。根据生长时间表评估受试者孩子的状况,过些时候,诊断这些孩子是否有注意力缺陷多动障碍和自闭症。我们会发现,甲状腺片或 T4/T3 联合治疗对母亲和/或婴儿有更好的效果,这将彻底改变目前的治疗标准。

医生需要倾听和学习

我们极力劝说医生不要只看患者的甲状腺功能实验室检测结果,还要倾听女性诉说她们的症状。被认为是"正常"的结果可能并不是患者的"最佳"状态。尽管有明显的症状,但很多患者因为检查结果处于临界值而没有得到治疗。实验室检查结果并不能反映我们的全面情况。

桑迪健康怀孕两次,当她的孩子们分别为 2 岁和 4 岁时,她又怀孕了。

> 所有事情都不对劲了。我的心脏跳得很快,他们甚至认为年仅 27 岁的我有心脏病。他们开始给我做血液检查,结果发现我的甲状腺已经停止工作了,我的 TSH 水平高达数百! 在我的一生中,我从来没有这么难受过。我出现先兆子痫,并且我的儿子在 37 周就出生了。数年之后,我再次怀孕了,但在孕 5 周时就流产了。那时候,我的 TSH 是 10mIU/L,医生告诉我,我的甲状腺与流产没有任何关系。一年后,我又怀孕了,孕 6 周时又流产了,检查发现我的 TSH 是 5mIU/L,医生还是说甲状腺和我的流产没有任何关系。从那时起,我一直在阅读相关资料。我所读到的所有资料上都写明,妊娠早期的 TSH 应该在 2.5mIU/L 以下,孕期才能健康! 为什么医生不知道这些呢? 为什么我去就诊的时候,他们不做血液检查来检查我的 TSH 水平呢?

2013 年 2 月,美国临床内分泌学家协会发布消息称,作为其全年提高甲状腺疾病认知活动的一部分,该协会将面向公众开展孕期甲状腺功能紊乱教育。

这是一个好的开始,但还远远不够。一篇新闻稿根本不能产生预期的影响,对孕期甲状腺疾病缺乏认识的情况仍然很普遍。

我们需要通过美国甲状腺协会和内分泌学会等全国甲状腺组织和全球甲状腺组织更好地向患者和医生,包括家庭医生、妇产科医生、内分泌学家和不孕症专家,宣传甲状腺疾病患者的《怀孕指南》。

我们需要医生随时了解关于甲状腺疾病的最新指南,包括阅读《美国甲状腺协会孕期和产后甲状腺疾病诊断与治疗指南》(2011)和《孕期和产后甲状腺功能障碍的管理:内分泌学会临床实践指南》(*Management of Thyroid Dysfunction during Pregnancy and Postpartum: An Endocrine Society Clinical Practice Guideline*)(2012),简称《怀孕指南》。也许少数医生会读这本书!

赋予力量,发出你的声音

几乎没有甲状腺疾病患者知道《怀孕指南》,因此他们在跟医生沟通时就无法获得充分信息。要记住的是,你不能想当然地认为医生会对妊娠期甲状腺疾病有充分认识。做点研究,你对甲状腺疾病的了解会比医生还多。

我们知道,以前的教育要求女孩子要做到以下:

好女孩要心地善良。

好女孩要遵规守法。

好女孩要彬彬有礼、尊重权威。

好女孩不会抱怨、吹牛,也不会吸引别人注意自己。

好女孩要以他人优先。

好女孩不会挑战现状,也不会坚持自己的权利。

你是"好女孩"吗?你在努力发出自己的声音吗?

是时候忘记做一个好女孩了,反之,我们要善待自己,做个好妈妈,倡导维护自己的权益!对于孕期甲状腺疾病的情况,为自己和宝宝发表意见非常重要。

我们希望在世界上建立起一支由知识丰富的甲状腺患者组成的队伍,他们将为自己和他们的孩子大声疾呼,并帮助改变现状。

我们非常赞同不孕症专家休·梅尼克(Hugh Melnick)博士所说的:

自我 1968 年入读医学院以来,我看到了症状性甲状腺机能减退症的治疗方法从"古老乡村医生"的甲状腺片治疗转变为 ATA 医疗机构倡导的仅根据 TSH 水平使用 T4 的单一疗法。幸运的是,治疗的钟摆现在又摆回到了"老派"方法上,即用甲状腺片对症治疗。首先,从帮助甲状腺功能减退症患者的角度来讲,我完全赞成

"老派"治疗方法！我们必须大大感谢和认可促使钟摆摆回到正确方向的女性们,她们通过书本和博客讲述她们的故事,她们患有甲状腺功能减退,却又遇到无知而且对此心不在焉的医生,她们把在此期间得到的宝贵经验和教训分享给大家。许多病人因为血液测试正常而被拒绝治疗,或者因为医生相信 TSH 水平和 T4 单一疗法而没有注意到患者的症状急需治疗,从而导致患者的症状和痛苦被漠视。她们将这些患者遭遇到的问题公之于众。这些女性才是诊断和治疗甲状腺功能减退症的真正专家,我们作为医生有很多东西要向他们学习。

你能做什么?

联系甲状腺疾病研究组织,包括美国甲状腺协会、内分泌学会和美国临床内分泌学家协会,并争取孕期常规甲状腺功能筛查。在本书的网站 http//：www.ThyroidPregnancyBook.com 上,你会找到一些信函范文,指导你如何给这些组织写信。

给你的健康维护组织(HMO)和健康保险公司写信,告诉他们关于你的甲状腺问题没有确诊的故事以及你的流产、早产或对孩子影响的故事。同样,我们网站上有范文供你参考,作为你的起点。

写信给国会议员,请求保护患有甲状腺疾病女性的孩子。

联系有意支持人们做出改变来保护孩子的媒体人和单位,并向他们宣传这本书。

访问本书网站,了解我们为倡导患者权益所做的工作,了解更多孕期甲状腺疾病的知识。

在医生的办公室大声说出你的想法。如果你没有得到你需要的帮助,不要犹豫,换一位医生,听听他/她的意见。绝不妥协。

与你的社交圈里的人和团体分享这本书,因为你认识的人当中,很有可能有人正在和甲状腺疾病抗争。

告诉你的家人、女儿、朋友、同事,你认识的每个可能怀孕或已经怀孕的人,要在怀孕早期进行全面的甲状腺功能检查。

教育不学无术的医生——例如,那些认为 TSH 水平为5mIU/L对备孕或怀孕没有影响的医生。给他们带一本《怀孕指南》(指南可打印版本的链接见附录 A 第 1 页)。再给他们带上一本你正在阅读的这本书!

保留希望

多年来,我们一直认为有必要写这本书。现在,本书已经到了结尾部分,我们花了很多时间思考如何写这最后一章,思考我们最后要说点什么……用一个什么词来总结我们内心所想……我们发现,我们想说的是:

心怀希望。

达娜的经历

我的二儿子出生那天,我觉得我见证了一个奇迹。

医生告诉我说我不可能拥有的孩子出生了。

我有了两个漂亮的男孩,本杰明和哈德森,而我本人,达娜·特伦蒂尼,从悲伤的深渊走向了快乐。

我知道有希望,因为希望已经发生在我身上。

(孙传政,罗娟章　译)

附录 A
资源与信息支持

　　本章节提供了不少资源,以帮助您获取更多信息支持,更多资源可访问本书的官网(http://www.ThyroidPregnancyBook.com),您可以在该网站上找到现有组织机构的名单以及联系方式、当前网址和在线资源链接,您可以使用这些资源查询到本书中提到的著作、产品和服务、受访专家和其他有用资源。

下载网址:

本书

http://www.ThyroidPregnancyBook.com

甲状腺功能检测预约

http://www.ThyroidPregnancyBook.com/tests

2011 年 ATA 妊娠和产后甲状腺疾病诊疗指南

http://www.ncbi.nlm.nih.gov/pmc/articles/PMC3472679/

2012 年妊娠和产后甲状腺功能障碍的管理:内分泌学会临床实践指南

http://press.endocrine.org/doi/abs/10.1210/jc.2011-2803 (参见全文)

2007 年妊娠和产后甲状腺功能障碍的管理:内分泌学会临床实践指南

http://press.endocrine.org/doi/pdf/10.1210/jc.2007-0141

作　者

达娜·特伦蒂尼(Dana Trentini)

HypothyroidMom

http://www.hypothyroidmom.com

脸书:https://www.facebook.com/HypothyroidMom

推特:https://twitter.com/HypothyroidMom

玛丽·邵蒙(Mary Shomon)

Thyroid.About.com

http://thyroid.about.com

Thyroid-Info.com

http://www.thyroid-info.com

Thyroid support from Mary Shomon：

脸书：https：//www.facebook.com/thyroidsupport

推特：https：//twitter.com/ThyroidMary

玛丽·肖蒙的其他著作：

《美丽内外》(*Beautiful Inside and Out*)(与 Gena Lee Nolin 合著)

《甲状腺饮食革命》(*Thyroid Diet Revolution*)第 2 版

《更年期甲状腺疾病治疗方法》(*The Menopause Thyroid Solution*)

《甲状腺功能减退症患者的健康生活》(*Living Well with Hypothyroidism*)
第 2 版

《葛瑞夫兹氏病和甲状腺功能亢进症患者的健康生活》(*Living Well with Graves' Disease and Hyperthyroidism*)

《自身免疫性疾病患者的健康生活》(*Living Well with Autoimmune Disease*)

《慢性疲劳综合征和纤维肌痛患者的健康生活》(*Living Well with Chronic Fatigue Syndrome and Fibromyalgia*)

《甲状腺激素新进展》(*The Thyroid Hormone Breakthrough*)

《头发管理蓝图》(*The Hair Loss Master Plan*)(与 Brent Hardgrave 合著)

激素的常规管理

激素基金会(Hormone Foundation)

http：//www.hormone.org

本网站的教育资料依据于内分泌学会的临床和科学专业知识,该学会是世界上规模最大的内分泌学专家委员会,成员包括 18,000 多名内科医生和专家。

你和你的激素(You & Your Hormones)

http：//www.yourhormones.info

该网站由内分泌学会负责运营管理,向患者、父母和师生提供激素和激素相关疾病的信息。

内分泌、甲状腺和自身免疫性疾病

美国自身免疫相关疾病协会(American Autoimmune Related Diseases Association)

http：//www.aarda.org

美国自身免疫相关疾病协会(AARDA)是一家非营利性卫生机构,致力于教育、公众意识、研究和患者服务领域,以有效、符合道德规范和高效的方式开展和促进合作,以根除自身免疫性疾病,减轻患者痛苦以及降低自身免疫性疾病带来的社会经济影响。

美国甲状腺协会(American Thyroid Association,ATA)

http://www.thyroid.org

美国甲状腺协会是一家国际会员制医学学会,致力于增进对甲状腺疾病和甲状腺癌的理解与认识,为此类疾病的预防、诊断和治疗提供指导,该全球性组织由来自全球 43 个国家的 1,700 多名委员组成。

自身免疫性的妈妈(Autoimmune Mom)

http://www.autoimmunemom.com

创始人凯蒂·克里瑞(Katie Cleary)在孕期罹患桥本氏甲状腺炎、反应性低血糖和 Pleva 病(一种罕见的自身免疫性皮肤病),她在查询自身免疫性疾病相关信息的过程中发现,即使是顶级的健康网站上,相关文章和博文的内容都较为肤浅,缺乏实质信息,受此困扰,她创建了 Autoimmune Mom。(译者注:克里瑞女士现已进入自身免疫性疾病治疗的第五年,她经验丰富,与读者分享如何在成为母亲的同时应对自身免疫健康问题。)

蝴蝶与凤凰(Butterflies & Phoenixes)

http://sarahjdowning.com

莎拉·唐宁(Sarah Downing)诊断为桥本氏甲状腺炎,她创建慢性病博客蝴蝶与凤凰(Butterflies & Phoenixes),向病友传播正能量与希望。

亲爱的药剂师(Dear Pharmacist)

http://suzycohen.com/articles/

药剂师苏西·科恩(Suzy Cohen)的联合专栏"亲爱的药剂师"每周阅读量达数百万次。苏西曾在 *Good Morning America Health*、*The Dr. Oz Show*、*The 700 Club*、*The View* 和 *The Doctors* 等节目中受访,她还撰写了《甲状腺健康》(Thyroid Healthy)一书。

亲爱的甲状腺(Dear Thyroid)

http://www.dearthyroid.com

这是一个甲状腺宣传网站,甲状腺疾病患者和甲状腺癌患者可以在这里放心地写下自己的情况,其核心是平等、尊重、互助。

内分泌学会

http://www.endocrine.org

内分泌学会成立于 1916 年,是一家内分泌及代谢领域的国际医学专业组织。

内分泌网络(Endocrine Web)

http://www.endocrineweb.com

内分泌网络为患者提供内分泌疾病相关的准确和最新信息,该网站以清晰、简洁的语言解释了这些疾病的原因、症状和治疗方法。

桥本氏甲状腺炎闺蜜指南(Girlfriends' Guide to Hashimoto's)

https://www.facebook.com/groups/girlfriendsguidetohashimotos

史黛西·罗宾斯(Stacey Robbins)是 *You're Not Crazy and You're Not Alone:Losing the Victim*,*Finding Your Sense of Humor*,*and Learning to Love Yourself Through Hashimoto's* 一书的作者,她创建了脸书群组,所有女性友人都聚集在这里,坦诚地相互交流自己与桥本氏甲状腺炎的故事。

桥本氏甲状腺炎信息台(Hashimoto's 411)

http://hashimotos411.com

该网站的用户多为对桥本氏甲状腺炎多有研究的患者,他们乐于并渴望与他人分享自己的知识和经验,无论是新诊断的患者,还是寻求新方法治疗自身免疫性疾病的患者。

幸福桥本(Hashimoto Happiness)

https://www.facebook.com/groups/179205325602875/

玛丽莎·拉维尔(Marissa Ravelo)创建了一个名为幸福桥本的脸书群组,以欢笑和希望相互支持。

健康甲状腺女士(Healthy Thyroid Lady)

http://www.healthythyroidlady.blogspot.com

卡罗尔·格雷(Carol Gray)曾被诊断患有葛瑞夫兹氏病,随后接受了RAI 治疗,此后出现甲状腺功能减退,她在《哇,你妈妈真是疯了》(*WOW,Your Mom Really Is CRAZY*)一书中讲述了如何应对甲状腺疾病。

甲状腺功能减退(Lavt stofskifte)

http://lavtstofskifte.info

丹麦记者 Helle Sydendal 代表丹麦状腺患者倡导关注甲状腺健康,她著有《从甲减到健康》(*From Hypothyroid to Healthy*)一书,在书中分享了达娜·特伦蒂尼(Dana Trentini)与甲状腺疾病的故事。

国家甲状腺功能减退研究院(National Academy on Hypothyroidism)

http://www.nahypothyroidism.org

国家甲状腺功能减退研究院是专业甲状腺医师组成的一支团队,肯特·霍尔托夫(Kent Holtorf)担任领导,他们致力于推广科学合理并经过医学验证的甲状腺功能减退症诊断和治疗相关概念和信息。

厌烦透顶(Sick to Death!)

http://sick2death.com

《厌烦透顶》(*Sick to Death*!)是一部正在制作的纪录片,由屡获殊荣的电影人玛姬·哈德利·韦斯特(Maggie Hadleigh-West)担任制片,影片围绕甲状腺疾病,试图了解和改变腐败的医疗政策,达娜·特伦蒂尼(Dana Trentini)和玛丽·邵蒙(Mary Shomon)将出演该片。

内分泌学会(Society for Endocrinology)

http://www.endocrinology.org

内分泌学会是一家会员制组织,总部位于英国,是由内分泌领域的相关专家、临床医生和护士组成的全球性团体,以小组形式为患者服务。

甲状腺癌基础知识(Thyroid Cancer Basics)

http://www.thyca.org/download/document/350/TCBasics.pdf

这是一份内容丰富的免费指南,内容涵盖甲状腺癌的基础知识,能够帮助新确诊甲状腺癌患者及其家人和朋友了解相关知识。

甲状腺癌康复者协会(Thyroid Cancer Survivors' Association,ThyCa)

http://www.thyca.org

甲状腺癌康复者协会是一家由甲状腺癌康复者及其家庭成员、医疗卫生专业人员组成的非营利组织,该网站提供关于甲状腺癌的最新信息,无论是在甲状腺癌筛查、治疗或终生监测阶段,患者及其家属和护理人员均可以获得网站提供的支持服务。

甲状腺保健(ThyroidChange)

http://www.thyroidchange.org

ThyroidChange 是一个致力于推进全球甲状腺保健的非营利组织,由患者、医学专业人员和其他个人组成的协作网络,针对甲状腺激素功能障碍诊断和治疗提供指南。

甲状腺疾病管理(Thyroid Disease Manager)

http://www.methoxymanager.org

甲状腺疾病管理网站由莱斯利·J.·德·格鲁特(Leslie J. De Groot)博士和来自世界各地的甲状腺专家建立,该网站提供甲状腺毒症、甲状腺功能减退、甲状腺结节、甲状腺癌、甲状腺炎以及人类甲状腺疾病和甲状腺生理各个方面的最新信息。

甲状腺疾病的每一天(Thyroid Disease One Day at a Time)

https://www.facebook.com/groups/392299214163296/

"甲状腺疾病的每一天"是一个为甲状腺患者成立的脸书群组。创始人贝丝·琼斯(Beth Jones)表示创建该群组的目的是为了"有时候能够谈谈自己的一天,或发泄情绪,无论好坏。"。

甲状腺妈妈(Thyroid Mom)

http://www. thyroidmom. com

布莱斯·克利福德(Blythe Clifford)有两个男孩,两个孩子均罹患先天性甲状腺功能减退症,布莱斯被诊断患有桥本氏甲状腺炎,她的丈夫则患有葛瑞夫兹氏病,她的博客"甲状腺妈妈"提高了大家对先天性甲状腺功能减退症的认识。

甲状腺王国(Thyroid Nation)

http://thyroidnation. com

丹娜·鲍曼(Danna Bowman)出于对尊巴的热爱,激发一系列"健康驱动"多米诺级联效应,最终在跳尊巴舞期间患上肾上腺功能减退和桥本氏甲状腺炎,以致需要治疗和帮助,并因此创办了该网站为各地甲状腺疾病患者发声及提供帮助。

苏格兰甲状腺请愿书(Thyroid Petition Scotland)

https://www. facebook. com/thyroidpetitionScotland

罗琳·克利弗(Lorraine Cleaver)是一名甲状腺和甲状旁腺功能减退症患者,她与桑德拉·怀特(Sandra Whyte)和玛丽安·代尔(Marian Dyer)共同向苏格兰议会发起请愿,要求升级甲状腺检查和治疗手段。

甲状腺药剂师(Thyroid Pharmacist)

http://www. thyroidpharmacist. com

药学博士兼美国临床病理医师协会高级会员(FASCP)伊莎贝拉·温茨(Izabella Wentz)对桥本氏甲状腺炎进行了两年的研究,决定将新知识与她的药学专业知识相结合,并在自己身上进行了试验,从中发现了造成自身疾病的根本原因,她创作了《桥本甲状腺炎:探寻病源并治疗的生活方式干预方法》(Hashimoto's Thyroiditis: Lifestyle Interventions for Finding and Treating the Root Cause)一书。

甲状腺与性健康(Thyroid Sexy)

https://www. facebook. com/thyroidsexy

曾出演电视连续剧《海滩游侠》(Baywatch)的女演员兼模特吉娜·李·诺琳(Gena Lee Nolin)公开了她治疗桥本氏甲状腺炎和甲状腺功能减退症的经历,并与玛丽·邵蒙(Mary Shomon)合著了《内外皆美:健康、幸福、迷人的生活,征服甲状腺疾病》(*Beautiful Inside and Out: Conquering Thyroid Disease with a Healthy, Happy, "Thyroid Sexy" Life*)一书。

甲状腺疾病康复者协作网（Thyroid Survivor Network）

http://www.thyroidsurvivornetwork.com

甲状腺疾病康复者协作网是一个患者团体,旨在加强意识,为包括甲状腺癌患者在内的甲状腺疾病患者提供支持。

英联邦甲状腺（Thyroid UK）

http://www.thyroiduk.org.uk/tuk/

英联邦甲状腺网站提供了大量信息和资源,倡导为英联邦甲状腺疾病患者提供有效诊断和适当治疗。

禅宗甲状腺（Zen Thyroid）

https://twitter.com/ZenThyroid

一名网名禅宗甲状腺（Zen Thyroid）的甲状腺疾病患者多年来经历过多次误诊后,不再信任医疗系统,认为是禅宗开启了她的康复之路。

推特:@ZenThyroid

甲状腺专家查询

美国抗衰老医学会保健专业人员名录（The American Academy of Anti-Aging Medicine Health-Care Professionals Directory）

http://www.a4m.com

这个非营利组织致力于推动衰老相关疾病的检测、预防和治疗技术进步,同时致力于推进延缓和优化人类衰老过程的方法研究。单击顶部导航栏中的"名录（Directory）",可进入全球抗衰老名录,查找抗衰老领域的医生、诊所、医疗保健、产品和服务。

美国临床内分泌学家协会数据库（American Association of Clinical Endocrinologists Database）

https://www.aace.com

该协会由内科、糖尿病和代谢领域的专业医师组成,点击顶部导航栏中的"Patients",然后在页面底部的"Resources"下点击"Find an Endocrinologist",以查找内分泌专家。

美国内分泌外科医师协会会员名单（American Association of Endocrine Surgeons Membership List（PDF））

http://www.endocrinesurgery.org

美国内分泌外科医师协会（American Association of Endocrine Surgeons）致力于提供甲状腺、甲状旁腺和肾上腺相关疾病,以及胰腺和胃肠道神经内分泌肿瘤领域的外科专业知识,单击左侧边栏中的"Find a Member",以查找在美国、加拿大及其他国家的医生。

美国整合医学会医疗服务提供者目录(American Association of Integrative Medicine Find-a-Provider Directory)

http://www. aaimedicine. com

网站目录按美国各州和疾病种类排列,资源覆盖整合医学、中西医结合疗法、自然疗法医学、妇女保健和激素替代疗法。单击主页上的"Find-a-Provider",以查找医疗服务提供者。

美国自然疗法医师协会在线名录(The American Association of Naturopathic Physicians Online Directory)

http://www. naturopathic. org

该网站主要提供自然疗法相关信息。单击顶部导航栏中的"Find a Doctor",进入美国自然疗法医生搜索目录。所涉专业包括肾上腺功能减退/内分泌学和慢性自身免疫性疾病。

美国整合医学委员会医师查询工具(American Board of Integrative Holistic Medicine Physicians Locator)

http://www. abihm. org

单击主页上的"Find an ABIHM Certified Physician",可以按所在州或省查找美国或加拿大的 ABIHM 认证医师,所涉领域包括生物同质激素疗法、内分泌学、环境医学、功能医学、疼痛管理和儿科。

美国医学高级医师协会+链接目录(American College for Advancement in Medicine Physician+Link Directory)

http://acam. site-ym. com

公认的整合医学教育和发展的领导者,单击顶部导航栏中的"Resources",选择"Find a Provider with Physician+Link",以查找美国和国际中西医结合医师,该网站还提供疾病分类选项,例如甲状腺疾病。

美国甲状腺协会甲状腺专家数据库(American Thyroid Association Thyroid Specialist Database)

http://www. thyroid. org

该组织致力于甲状腺生物学以及甲状腺疾病防治,单击"Find a Specialist",可以按美国所在州或国家和地区查找全球甲状腺内科医师和外科医师。

加拿大自然疗法医师协会查找工具(The Canadian Association of Naturopathic Doctors Locator)

http://www. cand. ca/

该网站提供有关加拿大自然疗法医师的信息,单击页面顶部,进入加拿大自然疗法医生名录,该名录按所在省份排序。

内分泌健康网内科医生转诊目录(Hormone Health Network's Physician Referral Directory)

http://www.hormone.org

该目录中包括内分泌学会的三千多名成员,点击顶部导航栏中的"Contact a Health Professional",然后选择"Find an Endocrinologist",以查找内分泌专家。

功能医学研究所医师查找目录(The Institute for Functional Medicine Find a Practitioner Directory)

https://www.functionalmedicine.org

功能医学运用全面整体的方法,从根本上解决疾病。单击顶部导航栏中的"Find a Practitioner",进入国内外 IFM 受训从业人员的名单。

国际整合医学协会会员搜索(International College of Integrative Medicine Member Search)

http://www.icimed.com

国际整合医学协会(ICIM,International College of Integrative Medicine)的官网上提供会员搜索功能,可以按照美国邮政编码以及州名查找成员,网站还提供国际成员名单。进入主页,点击"Find a Practitioner"。

纽约甲状腺中心外科医生转诊服务(NY Thyroid Center Surgeon Referral Service)

电话:212-305-0442,电子邮件:surgery@columbia.edu

甲状腺保健医师名单(ThyroidChange Doctor Lists)

http://www.thyroidchange.org

这个非营利组织致力于推进全球甲状腺治疗护理,单击顶部导航栏中的"For Patients",选择"Find a Doctor",可查看口碑较好的美国、澳大利亚、加拿大以及其他国家医生名单。

甲状腺顶级医生名单(Thyroid Top Doctors Directory)

http://www.thyroid-info.com

本书作者玛丽·邵蒙(Mary Shomon)在其网站上提供了顶级甲状腺医生名单,列出了美国和国际知名的医生,包括内分泌科医生、甲状腺专家、甲状腺外科医生、甲状腺科医生、综合内科医师以及其他患者高度推荐的医师。点击主页上的"Top Drs"。

妇女保健研究所医疗服务提供者查询网站(Women in Balance Institute Search Providers)

http://womeninbalance.org

　　WIBI 是一家非营利组织,旨在为四十岁以上、正在经历围绝经期和绝经期自然激素变化的女性提供确切可信的健康资源。点击首页上的"Our Health Provider Locator",即可查询到美国各地专门从事生物同质激素替代疗法和女性健康的专家。

不孕不育生殖医学

About. com 生育专栏(About. com Fertility)

http://infertility. about. com/

该网站提供真实可靠的专业知识,知识撰写者均为相关领域的专家。您可以访问该网站,了解如何提高生育能力、怀孕、识别不育症状以及如何进行不育治疗。

About. com 流产专栏(About. com Miscarriage/Pregnancy Loss)

http://miscarriage. about. com/

About. com 流产专栏为遭受流产的女性和家庭提供了可靠的建议,包括应对技巧、流产前兆等。

美国生殖医学学会(American Society for Reproductive Medicine)

http://www. asrm. org

美国生殖医学学会(ASRM,American Society for Reproductive Medicine)是一个致力于通过教育、研究和宣传来促进生殖医学发展的非营利组织,该网站为患者提供生殖相关案例,单击右侧列中的"Find a Healthcare Practitioner",可以查找医生目录。

宝贝中心——不孕不育专栏(BabyCenter—Infertility)

http://www. babycenter. com

宝贝中心每月全球访问量为 4,500 万人次,单击顶部导航栏中的"Getting Pregnant",获取有关备孕、尝试受孕和受孕困难的可靠信息。该网站还开放多个在线社区小组。

DailyStrength 不孕症支持小组(DailyStrength Infertility Support Group)

http://www. dailystrength. org

进入 DailyStrength 的不孕症支持小组主页,单击"Infertility"。

生育思考(Fertile Thoughts)

http://www. fertilethoughts. com

生育思考是一个专注于生育和不孕不育的社交网站,旨在为正在建立自己家庭的女性、男性、夫妇和单身人士提供帮助。

生育之友——英国(Fertility Friends—UK)

http://www.fertilityfriends.co.uk

生育之友是英国的一个不孕症网站,其成员所处的人生阶段各不相同,网站开设在线论坛。

不孕不育相关资源(Infertility Resources)

https://www.ihr.com

该网站提供关于不孕不育的详细信息,包括不孕不育医疗服务提供者、诊所等具体清单。

国际不孕不育信息宣传委员会(The International Council on Infertility Information Dissemination)

http://www.inciid.org

INCIID 是一家非营利组织,在其网站上提供教育资源,开办论坛。

专业护士小组(Nurses' Professional Group)

http://www.npg-asrm.org

NPG 由美国生殖医学学会的护士成员组成,单击顶部导航栏中的"Members",然后选择"Find an NPG Member",以查找生殖医学专业护士。

育儿之路(Path 2 Parenthood)

http://www.path2parenthood.org

P2P 网站作为非营利组织,进行教育宣传活动,并对消费者提供免费的在线图书馆,内容包括高清视频、每日博客、可下载资源目录,同时也提供电话指导和现场指导,以及免费电话支持热线。该网站为全免费网站。

国家不孕不育中心(RESOLVE:The National Infertility Association)

http://www.resolve.org

RESOLVE 是一家非营利性组织,其网络覆盖全国,旨在促进生殖健康、确保患有不孕不育症或其他生殖疾病的男性和女性可以公平获得各种家庭构成选项。RESOLVE 提供的服务包括教育材料、支持小组和服务热线。

生殖内分泌与不孕不育学会(Society for Reproductive Endocrinology and Infertility)

http://www.socrei.org

只有经过美国妇产科学委员会妇产科学专业认证和生殖内分泌学专业认证的医师才有资格成为 SREI 成员。单击顶部导航栏中的"Publications",选择"For Patients",可查询到 SREI 成员目录和其他资源。

生殖外科医师学会(Society of Reproductive Surgeons)

http://www.reprodsurgery.org

SRS 是美国生殖医学学会的会员论坛,专注生殖外科领域。单击顶部导航栏中的"Members",选择"Find an SRS Member"。

生殖研究学会(Society for the Study of Reproduction,SSR)

https://www.ssr.org

SSR 成立于 1967 年,注重医学专家之间的跨学科交流、召开会议和优秀研究论文发表,以促进生殖研究的发展。SSR 的出版刊物名为《生物繁殖》(Biology of Reproduction)。单击主页上的"Biology of Reproduction",提供在线答疑。

辅 助 生 殖

CDC 辅助生殖技术部(CDC Division of Assisted Reproductive Technology)

http://www.cdc.gov/art

疾病控制与预防中心(CDC)为患者提供辅助生殖技术(ART)相关资源。

辅助生殖技术学会(Society for Assisted Reproductive Technology,SART)

http://www.sart.org

SART 是一家致力于辅助生殖技术(ART)实践的美国专业机构,该网站为患者提供最新消息和资源。单击顶部导航栏中的"IVF Success",查找SART 成员诊所。

妊娠和生产

About.com 妊娠和生产专栏(About.com Pregnancy & Childbirth)

http://pregnancy.about.com

该网站提供可靠的妊娠相关建议,包括健康备孕、排卵期计算、超声预约和预产期推算等。

美国妇产科医师学会查询网站(American College of Obstetricians and Gynecologists Physician Finder)

http://www.acog.org

ACOG 是美国领先的专业团体,为女性提供医疗保健服务,单击"For Patients",查询女性医疗保健领域领先专家相关信息,单击"ACOG",进入

"Find an Ob-Gyn"界面。

宝贝中心(BabyCenter)

http://www.babycenter.com

该网站每月全球访问量为 4,500 万人次,单击顶部导航栏中的"Getting Pregnant",访问有关怀孕的可靠信息,该网站还开放多个在线社区小组。

胎儿健康基金会(Fetal Health Foundation)

http://www.fetalhealthfoundation.org

胎儿健康基金会专注胎儿呼吸窘迫综合征,其使命包括提供支持与信息、提供研究资金、提高认识,成为领先的医学信息网站。

携子之手(Hand to Hold)

http://handtohold.org

携子之手是一家非营利组织,将经验丰富的早产儿父母(Helping Hands)与需要帮助的父母进行配对,免费为需要帮助的父母提供服务。

两个人的希望——妊娠合并癌症(Hope for Two…Pregnant with Cancer)

http://www.hopefortwo.org

该网站为怀孕期间确诊患癌的妇女提供免费支持,它帮助在当前妊娠合并癌症的女性与有过类似经历的其他女性搭建起联系。

全国孕妇倡导者(National Advocates for Pregnant Women)

http://www.advocatesforpregnantwomen.org

非营利性组织 NAPW 致力于保障所有女性的人权和公民权利、健康和福祉,尤其是孕妇、已生育女性以及最容易受到国家控制和惩罚的女性,即低收入女性、有色人种女性和吸毒女性。

掌控自己的身体(Our Bodies Ourselves)

http://www.ourbodiesourselves.org

OBOS 是一家非营利组织,致力于开发和推广有关女孩和女性生殖健康以及性行为的循证信息。单击主页上的"Infertility"和/或"Pregnancy & Birth",获取相关信息。

为人父母(Parents)

http://www.parents.com/pregnancy

《为人父母》杂志内容涉及妊娠、孩子、健康、安全、食物以及与养育子女等主题。它也是《为人父母》(Parents)、《欢乐家庭》(FamilyFun)、《美国宝贝》(American Baby)和《拉丁父母》(Parents Latina)等杂志的在线主页。

先兆子痫基金会(Preeclampsia Foundation)

http://www.preeclampsia.org

先兆子痫基金会是一家由患者倡导成立的美国组织,为罹患先兆子痫和其他妊娠高血压疾病的人群提供教育和支持。教育材料经医学专家委员会审查,包括纸质、DVD 和在线等版本,其在线论坛每周 7 天、每天 24 小时为全球访客提供信息和支持。

Pregnancy. com

http://www. pregnancy. com

该网站由宝贝中心运营管理,提供有关怀孕的所有信息。

美国母胎医学学会(Society for Maternal-Fetal Medicine,SMFM))

https://www. smfm. org

母胎医生是额外接受过高风险、复杂妊娠疾病相关培训的产科医生。单击顶部导航栏中的"Find an MFM",查找该领域专家。

分娩(To Labor)

http://tolabor. com/

这是一个提供分娩助理和导乐的组织。单击顶部导航栏中的"Find A Doula",在线查找专业助产导乐师。

满怀期待(What to Expect)

http://www. whattoexpect. com

畅销书《满怀期待》(*What to Expect When You're Expecting*)的主页。

您的孕周(Your Pregnancy Week by Week)

www. yourpregnancybook. com

畅销书《您的怀周》(Your Pregnancy Week by Week)的主页。

产 后 健 康

梅奥诊所(Mayo Clinic)

http://www. mayoclinic. org

梅奥诊所提供有关产后护理的信息。单击顶部导航栏中的"Patient Care and Health Information",选择"Healthy Lifestyle"和"Labor and delivery, postpartum care"。

在线 PPMD 支持小组(Online PPMD Support Group)

http://www. ppdsupportpage. com

在线 PPMD 支持小组提供有关产后情绪障碍的在线资源和讨论论坛,点击顶部导航栏中的"Communicate",然后点击"Discussion Forum"。

产后进展(Postpartum Progress)

http://postpartumprogress. org

产后进展是一家同侪组织,致力于打造一种氛围,可以帮助女性识别何时需要产后心理健康帮助,并且让其能够自在地寻求帮助。单击"Find Help",加入免费的私人"妈妈战士"(Warrior Mom)论坛。

国际产后援助(Postpartum Support International)

http://www. postpartum. net

PSI 是一个非营利组织,致力于提高公众和专业团队对妊娠和产后女性情绪变化的认识,提供紧急帮助、在线支持会议和其他资源。单击"Get Help",选择"Get Help",查找地区志愿者。

哺　乳

About. com 母乳喂养专栏(About. com Breastfeeding)

http://breastfeeding. about. com/

包括常见母乳喂养问题、建议、技巧和解决方法。

国际母乳会(La Leche League International)

http://www. lalecheleague. org

国际母乳会是一家非营利组织,负责发布有关母乳喂养的信息并倡导母乳喂养,在全球范围内帮助希望母乳喂养的母亲。点击顶部导航栏中的"Find a Leader"。

全国母乳喂养倡导联盟(National Alliance for Breastfeeding Advocacy, NABA)

http://www. naba-breastfeeding. org

NABA 致力于保护、促进和支持母乳喂养。其使命是协调推进美国母乳喂养改革。

围绝经期和更年期

北美更年期协会(North American Menopause Society, NAMS)

http://www. menopause. org

NAMS 是一家致力于促进健康和生活质量的非营利组织,关注绝经及以后的所有女性的生活状况,点击顶部导航栏"For Women"按钮,然后单击"Find a Menopause Practitioner"。

饮食和营养

抗炎饮食-安德鲁·威尔(Andrew Weil),医学博士

http://www. drweil. com/drw/u/ART02012/anti-inflammatory-diet http://www. drweil. com/drw/u/ART02995/Dr-Weil-Anti-Inflammatory-Food-Pyramid. html

该网站提供这位著名综合医师提出的饮食建议以及推荐的美食金字塔。

自身免疫古法饮食（Autoimmune Paleo）

http://autoimmune-paleo. com

本书和网站介绍了"自身免疫性古法饮食"对自身免疫性疾病的益处。

《自身免疫食疗方案——莎拉·巴兰坦博士古法饮食妈妈》（Autoimmune Protocol Diet—Dr. Sarah Ballantyne's Paleo Mom）

http://www. thepaleomom. com/autoimmunity/the-autoimmune-protocol

快速浏览巴兰坦博士开发的古法饮食方法治疗自身免疫性疾病。

GAPS 饮食（GAPS Diet）

http://www. gapsdiet. com

GAPS 饮食源自西德尼·瓦伦丁·哈斯（Sidney Valentine Haas）博士开创的特定碳水化合物饮食（SCD），可以通过自然方法治疗肠壁受损导致的慢性消化道炎症。

《古法饮食》（The Paleo Diet）作者：洛伦·科丹（Loren Cordain）

http://thepaleodiet. com/

洛伦·科尔丹博士是全球领先的天然饮食专家之一，专门研究石器时代人类祖先的天然饮食，即我们所说的古法饮食（paleo）。他的书和网站专注于古法饮食疗法的益处和应用。

《特殊碳水化合物饮食——打破恶性循环》（Specific Carbohydrate Diet (SCD)—Breaking the Vicious Cycle）

http://www. breakingtheviciouscycle. info

网站和书籍提供特定碳水化合物饮食的相关信息，包括菜谱、食物清单等。

甲状腺药物制造商信息

雅培实验室/AbbVie

http://www. abbott. com

地址：100 Abbott Park Road, Abbott Park, IL 60064-3500,

电话：800-255-5162

产品：Synthroid（左旋甲状腺素）

www. synthroid. com

Akrimax/Tirosint

http://www. akrimax. com

联系方式:11 Commerce Drive,1ˢᵗ Floor,Cranford,NJ 07016,908-372-0506

Tirosint-www. tirosint. com

Erfa

http://www. thyroid. erfa. net

加拿大天然甲状腺素处方药制造商

Forest Pharmaceuticals

地址:13600 Shoreline Drive,St. Louis,MO 63045

电话:800-678-1605

传真:314-493-7457

网址:http://www. forestpharm. com

产品:Armour Thyroid(天然干燥甲状腺腺素)

Armour Thyroid:www. armourthyroid. com

Genzyme Therapeutics

地址:500 Kendall Street,Cambrige,MA 02142

电话:800-745-4447、617-768-9000

网址:http://www. genzyme. com

产品:Thyrogen（促甲状腺素 α/重组 TSH）

Jones Pharma Incorporated,辉瑞制药子公司

地址:501 Fifth Street,Bristol,TN 37620

电话:888-840-5370、800-776-3637

传真:866-990- 0545

网址:http://www. kingpharm. com

产品:Levoxyl（左甲状腺素）www. levoxyl. com、Cytomel(碘塞罗宁)和 Tapazole(甲硫咪唑)

Lannett Pharmaceuticals

地址:9000 State Road,Philadelphia,PA 19136

电话:800-325-9994、215-333-9000,

网址:http://www. lannett. com

产品:Unithroid(左甲状腺素,为 Jerome Stevens 公司分销)

RLC Laboratories

地址:28248 N. Tatum Boulevard,Suite B1-629,Cave Creek,AZ 85331

电话:623-879-8537

传真:623-879-8683

免费咨询电话:877-797-7997

网址:http://www.rlclabs.com

产品:WP Thyroid 和 Nature-Throid

Nature-Throid——www. nature-throid. com

WP Thyroid——www. wpthyroid. com

其他推荐书籍

《自身免疫解决方案》(*The Autoimmune Solution*),作者:医学博士艾米·迈尔斯(Amy Myers)

《十天饮食排毒治疗高血糖》(*The Blood Sugar Solution* 10-*Day Detox Diet*),作者:医学博士马克·海曼(MD Hyman)

《十五分钟健身法》(*Fit and Fabulous in* 15 *Minutes*),作者:特丽莎·泰普(Teresa Tapp)

《从疲劳到神奇》(*From Fatigued to Fantastic*),作者:医学博士雅克布·泰特尔鲍姆(Jacob Teitelbaum)

《毒性弥漫性甲状腺肿治疗指南》(*Graves' Disease*:*A Practical Guide*),作者:伊莱恩·摩尔(Elaine Moore)和丽莎·摩尔(Lisa Moore)

《桥本氏甲状腺炎:基于寻找和治疗根本病因的生活方式干预》(*Hashi-moto's Thyroiditis*:*Lifestyle Interventions for Finding and Treating the Root Cause*),作者:药学博士伊莎贝拉·蕰茨(Izabella Wentz)

《激素治疗》(*The Hormone Cure*),作者:医学博士萨拉·戈特弗里德(Sara Gottfried),

《倾听你的荷尔蒙》(*Listening to Your Hormones*),作者:吉利·福特(Gillian Ford)

《孕育宝宝:三个月提高怀孕能力的可靠计划》(*A Proven* 3-*Month Program for Maximum Fertility*),作者:医学博士萨米·戴维(Sami S. David)和吉尔·布莱克威(Jill Blakeway)

《克服甲状腺疾病,为什么需要碘? 为什么没有碘你不能生活?》(*Over-coming Thyroid Disorders*,*and Iodine*:*Why You Need It*,*Why You Can't Live Without It*),作者:医学博士大卫·布朗斯坦(David Brownstein)

《掌控你的生育能力》(*Taking Charge of Your Fertility*),作者:托尼·韦氏(Toni Wechsler)

《甲状腺健康,减肥,美丽,过上你所希望的生活》(*Thyroid Healthy*,*Lose Weight*,*Look Beautiful and Live the Life You Imagine*),作者:注册药剂师苏

西 · 科恩(Suzy Cohen)

《甲状腺功能、甲状腺思维能力和感觉发胖, 头晕或疲惫?》(*Thyroid Power*, *Thyroid Mind Power*, *and Feeling Fat*, *Fuzzy or Frazzled?*) , 作者:医学博士理查德 · 沙姆斯(Richard Shames) 和注册护师兼博士卡里利 · 沙姆斯(Karilee Shames)

(孙传政,雷   倩   译)

附录 B
咨询专家

大卫·波伦斯坦(David Borenstein),医学博士

大卫·波伦斯坦是一名全科医生,他创建了曼哈顿全科医院(Manhattan Integrative Medicine)和纽约干细胞治疗中心。他曾于以色列海法医学院求学,获得医学学位。在其职业生涯中,他多次参加专业培训课程,医学专业知识丰富。他获得物理医学和康复医学认证以及医学针灸认证,担任许多专业协会的成员。

Manhattan Integrative Medicine

1841 Broadway, Suite 1021

New York, NY 10023

212-262-2412

http://www. davidborensteinmd. com

http://www. nystemcellcenter. com

脸书:https://www. facebook. com/ManhattanIntegrativeMedicine

推特:https://twitter. com/BorensteinMD

劳里·波伦斯坦(Laurie Borenstein)

劳里·波伦斯坦是一名认证健康营养教练,获得纽约市全科营养研究所认证。她是"生命摄取"(Life Intake)的创始人,生命摄取是一项全科营养实践项目,劳里通过电话与客户沟通,帮助他们制定和实施全科营养计划,实现最佳健康状态。她专攻各种健康问题和障碍的全科营养治疗方法,治疗疾病包括激素失衡、甲状腺疾病、念珠菌病、肾上腺疲劳、代谢综合征、肠易激综合征等。劳里还为个人和团体客户提供体重管理咨询和健康指导。

生命摄取

综合营养

http://laurie-bittan-borenstein. healthcoach1. integrativenutrition. com

脸书:https://www. facebook. com/pages/Life-Intake/165858020130268?pnref = about. overview

推特:https://twitter. com/LifeIntake

菲尔·博伊尔(Phil Boyle),医学博士

1998 年,博伊尔博士在欧洲开办了第一家诊所,自此,他一直担任爱尔

兰国家生育保健中心(NaPro Fertility Care Ireland)的院长。他于 1992 年毕业于戈尔韦大学(Galway University),并获得医学学位,他是爱尔兰全科医生学院(MICGP)和英国皇室全科医学院(MRCGP)的成员。博伊尔博士是一名认证生育保健医疗顾问(CFCMC),现担任美国生育保健专业人员学会(AAFCP)成员,爱尔兰生育协会成员和国际恢复性生殖医学研究所主席。

医学博士兼认证生育保健医疗顾问菲尔·博伊尔,

NaPro Fertility Clinic

Dublin,Ireland

(01)2933816

http://naprofertility.ie

大卫·布朗斯坦(David Brownstein),医学博士

大卫·布朗斯坦是一名认证家庭医生,他将最佳传统疗法和替代疗法融合,形成自己的治疗方法。他现任密歇根西布隆菲尔德整体医学中心(Center for Holistic Medicine)院长,同时也是美国家庭医师学会和国际整合医学院(International College of Integrative Medicine,ICIM)成员。布朗斯坦博士多次在国际会议上发表演讲,分享他使用天然食品成功治疗患者的经验,他有 13 本著作,包括《碘:人体必不可少的营养元素》(Iodine:Why You Need it,Why You Can't Live Without It)、《健康保障:维生素 B12》(Vitamin B12 for Health)、《无效的药物和有效的自然疗法》(Drugs That Don't Work and Natural Therapies That Do)、《天然激素的奇迹》(The Miracle of Natural Hormones)、《攻克甲状腺疾病》(Overcoming Thyroid Disorders)、《攻克关节炎》(Overcoming Arthritis)、《食盐——健康之道》(Salt Your Way to Health)、《健康饮食指南》(The Guide to Healthy Eating)、《无麸质饮食指南》(The Guide to a Gluten-Free Diet)、《无乳制品饮食指南》(The Guide to a Dairy-Free Diet)、《大豆骗局》(The Soy Deception)、《如何摄入脂肪不发胖》(The Skinny on Fats)和《他汀灾难》(The Statin Disaster)。

Center for Holistic Medicine

6089 West Maple Road,Suite 200

West Bloomfield,MI 48322

248-851-1600

http://www.centerforholisticmedicine.com/officeInfo.htm

http://www.drbrownstein.com

脸书:https://www.facebook.com/drdavidbrownstein

推特:https://twitter.com/drbrownstein

吉尔·卡纳翰(Jill Carnahan),医学博士

吉尔·卡纳翰获得了家庭医学和全科整体医学双重认证。卡纳翰博士曾在伊利诺伊大学卫理公会医学中心完成家庭医学项目住院医师培训。2006年,经全体教职员工投票,她被评为年度常驻教师奖,并当选为伊利诺伊州中部40名40岁以下领军人物之一。她也曾入选首批百名功能医学研究所功能医学认证保健医师。2010年,她在科罗拉多州博尔德市创立了芙拉迪荣功能医学诊所(Flatiron Functional Medicine),与合伙人罗伯特·朗特里(Robert Rountree)博士一起执业。13年前,卡纳翰博士曾患乳腺癌和克罗恩病,她积极教导患者,即使身患复杂的慢性疾病,也要"好好生活"并保持乐观。她还致力于教导其他医生,不仅仅是对症治疗,而是要运用功能医学的原则治疗根本病因。

Flatiron Functional Medicine

400 S. McCaslin Boulevard,Suite 210

Louisville,CO 80027

303-993-7910

http://www. jillcarnahan. com

脸书:https://www. facebook. com/fatironfunctionalmedicine

推特:https:/twitter. com/DocCarnahan

苏西·科恩(Suzy Cohen),注册药剂师

"美国的药剂师"苏西·科恩已从事健康写作15年,毕生致力于研究各种健康话题。她的联合专栏"亲爱的药剂师"每周阅读量达数百万人次。她曾在《早安,美国健康》、《奥兹医生秀》、《700人俱乐部》、《观点》和《医生》等节目中担任嘉宾。苏西出版作品包括《甲状腺健康》(Thyroid Health)、《毒品抢劫犯》(Drug Muggers)和《治愈头痛》(Headache Free)。她推出了一系列营养补充剂,包括Thyro-Script,这种具有协同作用的营养补充剂混合了草药、营养物质和消化酶,可以增进甲状腺健康。

http://suzycohen. com

http://scriptessentials. com

脸书:https://www. facebook. com/SuzyCohenRPh

推特:https://twitter. com/SuzyCohen

艾德丽安·克拉普(Adrienne Clamp),医学博士

艾德丽安·克拉普毕业于堪萨斯大学医学院,通过家庭医学住院医师培训,职业生涯中曾在产科工作。后来,她患上甲状腺功能减退,她发现标准的甲状腺替代疗法会让自己感觉不适,自此对甲状腺疾病产生兴趣。克

拉普博士有意从事替代医学,并接受过针灸、中医和传统西医的培训。她还在弗吉尼亚神学院攻读牧师博士学位,目前是一名在幸福安康医院(Well Being Being Well)执业的全科医师。

Well Being Being Well

6862 Elm Street,#720

McLean,VA 22101

703-635-2158

http://www.dradrienneclamp.com

苏珊娜·康纳尔(Suzanne Connole),中医硕士兼注册针灸师

苏珊娜·康纳尔是一名执业针灸师和中药师,现居纽约州,拥有传统东方医学硕士学位。苏珊娜专注女性健康,包括不孕症的治疗和支持。她还接受过导乐培训,现在三州针灸学院(Tri-State College of Acupuncture)和太平洋东方医学院(Pacific College of Oriental Medicine)执教。

Five Seasons Healing

80 East 11th Street,Suite 211

New York,NY 10003

917-538-5755

suzconnole@gmail.com

http://fiveseasonshealing.com

http://www.suzanneconnole.com

肯特·霍尔托夫(Kent Holtorf),医学博士

肯特·霍尔托夫是霍尔托夫医疗集团(Holtorf Medical Group)和全国霍尔托夫医疗集团附属中心的创始人兼院长。他也是非营利性质的国家甲减学会(National Academy of Hypothyroidism,NAH)的创始人兼董事,该学会致力于向医生和患者传播关于甲减诊断和治疗的新信息。他亲自培训全国各地许多医生,培训内容包括生物识别激素的使用、甲状腺功能减退、复杂内分泌功能障碍以及慢性疲劳综合征、纤维肌痛和慢性传染病(包括莱姆病)的创新疗法。他是美国抗衰老医学委员会(American Board of Anti-Aging Medicine)的研究员讲师,美国在线健康的内分泌学专家,担任多种医学期刊的客座编辑和同行评审员,包括《内分泌学》(Endocrine)、《研究生医学》(Postgraduate Medicine)和《药学实践》(Pharmacy Practice)。霍尔托夫博士发表了大量内分泌领域的同行评审综述,内容涉及生物识别激素的安全性、有效性和标准甲状腺测试的误差。

霍尔托夫医疗集团

在加利福尼亚州托兰斯、佐治亚州亚特兰大、加利福尼亚州福斯特市、宾夕法尼亚州费城等多地设有医疗中心

877-508-1177

http://www.holtorfmed.com

脸书：https://www.facebook.com/holtorfmed

推特：https://twitter.com/holtorfmed

马克·海曼（Mark Hyman），医学博士

马克·海曼是一名执业家庭医生，九次入选《纽约时报》畅销书作家，也是他所在领域国际公认的领导者、演说家、教育家和倡导者。海曼博士现任克利夫兰临床功能医学中心主任。他也是超级健康中心（Ultra Wellness Center）创始人兼医学主任、功能医学研究所董事会主席，《赫芬顿邮报》医学编辑，并在多个电视节目担任常驻医学撰稿人，包括哥伦比亚广播公司（CBS）的《今晨》、《今日秀》、《观点》、《凯蒂·柯丽克秀》、《奥兹医生秀》和美国有线电视新闻网（CNN）。其著作包括《吃肥见瘦》（Eat Fat, Get Thin）和《血糖解方10日断糖排毒法》（The Blood Sugar Solution 10-Day Detox Diet）。

Ultra Wellness Center

55 Pittsfield Road, Suite 9

Lenox Commons

Lenox, MA01240

413-637-9991

http://www.ultrawellnesscenter.com

http://drhyman.com

脸书：https://www.facebook.com/drmarkhyman

推特：https://twitter.com/markhymanmd

约亨·洛奇（Jochen H. Lorch），医学博士

约亨·洛奇是马萨诸塞州波士顿达纳-法伯癌症研究所的一名医学肿瘤学家，专攻头颈肿瘤学和甲状腺癌。他毕业于德国雷根斯堡医学院。他在宾夕法尼亚大学/长老会医学中心完成了内科住院医师培训，并在西北大学完成血液学和肿瘤学专科培训（fellowship）。他获得了血液学、内科和肿瘤医学委员会的认证。洛奇博士现任哈佛医学院助理教授，也是达纳-法伯癌症研究所（Dana-Farber Cancer Institute）甲状腺中心主任。

Dana-Farber Cancer Institute

Head and Neck Cancer

450 Brookline Avenue

Boston, MA 02215

877-332-4294

菲欧娜·麦卡洛克(Fiona McCulloch),自然疗法医学博士

菲欧娜·麦卡洛克 2001 年毕业于加拿大自然疗法医学院,获自然疗法医学博士学位。她在多伦多拥有一家名为 White Lotus Naturopathic Clinic and Integrated Health 的诊所,诊所配备多名执业医师。2016 年,麦卡洛克博士出版了第一本书——《多囊卵巢综合征七步治疗法:生育、女性气质和减脂公式》(7 Steps to Reverse Your PCOS: Your Formula for Fertility, Femininity and Fat Loss)。作为一名专职作者、研究者和教师,她在《自然疗法医生新闻评论》(Naturopathic Doctor News Review)和《自然疗法潮流》(Naturopathic Currents)上发表了多篇文章,同时,为《自然标准》——一个基于证据的自然医学数据库——撰写同行评议。她每年向加拿大自然疗法医学院的学生讲授不孕症治疗等高级主修课程,并通过各种活动和研讨会向执业医疗保健从业人员授课。麦卡洛克博士也是营养专家认证委员会(CNS)甲状腺疾病专题的专家。

White Lotus Naturopathic Clinic and Integrated Health

18 Greenfield Avenue, Suite 201

Toronto, Ontario M2N 3C8

Canada

416-730-8218

http://www. whitelotusclinic. ca

脸书:https://www. facebook. com/drfionand

推特:https://twitter. com/DrFionaND

休·梅尼克(Hugh Melnick),医学博士和美国妇产科学院院士(FACOG)

休·梅尼克是一名生殖内分泌学家,自 1976 年以来一直为不育不孕夫妇提供治疗服务,被认为是门诊试管婴儿治疗领域的先驱。梅尼克博士毕业于宾夕法尼亚大学和坦普尔大学医学院。他在纽约市的雷诺克斯山医院完成了住院医师培训,后担任该院内分泌诊所和人类内分泌学研究生医学课程的主任。梅尼克博士是英国伯明翰大学实验病理学系研究员,并在纽约生育研究基金会担任了两年的主治医生。他在医学杂志和教科书上发表了许多科普文章,其著作《怀孕处方》(The Pregnancy Prescription)主要面向遭遇不孕不育问题的夫妇。梅尼克教授就不孕不育和生殖内分泌学相关主题发表演讲多次。1983 年,他创立了高级生育服务中心(Advanced Fertility

Services），这是纽约三州地区第一家独立经营的私人体外受精中心，并自此一直担任中心主任。

Advanced Fertility Institute

1625 Third Avenue

New York, NY 10128

212-369-8700

http://www. infertilityny. com

http://www. mythyroidmd. com

脸书：https://www. facebook. com/afsivf

推特：https://twitter. com/afsivf

托马斯·莫拉切夫斯基（Thomas Moraczewski），医学博士

托马斯·莫拉切夫斯基是妇产科、抗衰老和再生医学领域的认证执业医师，拥有超过 35 年的从业经验。他接生的婴儿约有 6 000 名，他主刀的大小手术有数千台。他参加了荷尔蒙领域的高级培训，并完成了抗衰老医学和高级代谢内分泌学领域的专科资深培训。他目前是佛罗里达州奥兰多自然和整合医学中心（Center for Natural & Integrative Medicine）的激素医学医生。他为男性和女性患者提供激素问题方面的咨询，包括多囊性卵巢综合征（PCOS）、乳腺癌预防、更年期、治疗子宫肌瘤和宫颈发育不良的替代方法、孕前咨询和自身免疫性疾病，特别是桥本氏病。

The Center for Natural & Integrative Medicine

6651 Vineland Road, Suite 150

Orlando, FL 32819

407-355-9246

http://www. drkalidas. com/index. php

脸书：https://www. facebook. com/CNIMedicine

艾米·迈尔斯（Amy Myers），医学博士

艾米·迈尔斯是功能医学领域的著名领军人物，也是《纽约时报》畅销书《自体免疫治疗方案》（The Autoimmune Solution）的作者。她从路易斯安那州立大学（LSU）健康科学中心获得医学学位，她在急救医学领域工作了五年，后参加功能医学研究所的培训项目。她是《纽约时报》畅销书《自体免疫治疗方案：预防和治疗全谱系炎症症状和疾病》（The Autoimmune Solution： Prevent and Reverse the Full Spectrum of Inflammatory Symptoms and Diseases）的作者。迈尔斯博士现任德克萨斯州奥斯汀超级健康中心（Austin Ultra-Health）医学主任。

Austin UltraHealth

5656 Bee Cave Road,Suite D 203

Austin,TX 78746

512-383-5343

http://www.amymyersmd.com

脸书:https://www.facebook.com/AmyMyersMD

推特:https://twitter.com/AmyMyersMD

罗伯托・尼格罗(Roberto Negro),医学博士和美国内分泌学院研究员

罗伯托・尼格罗自 2005 年起担任意大利莱切维托・法齐医院(Vito Fazzi Hospital)内分泌科高级助理医师。他曾任意大利帕尔马大学内分泌学教授(2007—2009 年),《内分泌学研究杂志》(Journal of Endocrinological Investigations)审稿编辑(2009—2012 年),美国内分泌学院研究员(2011 年)和《临床内分泌和代谢杂志》(Journal of Clinical Endocrinology & Metabolism)审稿编辑(2012 年至今)。他曾单独或与他人合著发表了四十多篇论文,重点研究甲状腺和妊娠领域。他被任命为美国甲状腺协会专家小组成员,该小组负责编写《美国甲状腺协会妊娠期和产后甲状腺疾病诊断和管理指南》,他也被任命为欧洲甲状腺协会专家小组成员,负责编写《妊娠期和儿童期亚临床甲状腺功能减退症指南》。他获得内分泌学会和辉瑞公司联合颁发的 2007 年度和 2008 年度《临床内分泌和代谢杂志》临床研究论文国际优秀奖。

Vito Fazzi Hospital

Piazzetta Muratore

73100 Lecce,Italy

+39 0832 661111

凯文・帕塞洛(Kevin Passero),自然疗法医学博士

凯文・帕塞洛是一名执业自然疗法医生,毕业于北美一所获正式认可的自然疗法医学院,此类学院在北美仅有八所。他以提供尖端的自然和整体疗法为使命。帕塞洛博士从科罗拉多大学获得环境生物学学士学位后,在俄勒冈州波特兰市的国家自然疗法医学院(National College of Naturopathic Medicine,NCNM)完成了四年的自然疗法医学研究生教育。他曾任马里兰州自然疗法医生协会主席,现任美国自然疗法医生协会成员。他的著作包括《不吃药治疗胃食道返流》(The Drug-Free Acid Reflux Solution)和《阿尔茨海默病和痴呆症的预防》(Save Your Brain From Alzheimer's & Dementia),他还担任华盛顿一个健康广播节目的主持。

Green Healing Wellness

130 Lubrano Drive,Suite L15

Annapolis,MD 21401

443-433-5540

1330 New Hampshire Ave NW

Washington,DC 20036

202-670-2173

http://www. greenhealingnow. com/

脸书:https://www. facebook. com/GreenHealingWellness

推特:https://twitter. com/drpassero

斯科特·C·雷米克(Scot C. Remick),医学博士和美国内科医师协会会员(FACP)

斯科特·C·雷米克是缅因州健康系统肿瘤服务的主任医生,缅因州波特兰市缅因州医学中心肿瘤服务主任,也是塔夫茨大学医学院的教员。他毕业于纽约医学院,在约翰·霍普金斯医院的奥斯勒医疗服务中心(Osler Medical Service)完成了内科住院医师培训,而后在威斯康星大学完成了医学肿瘤学专科培训。在其职业生涯中,他先后在奥尔巴尼医学院、凯斯西储大学和西弗吉尼亚大学担任过教员和领导职务。雷米克博士是抗癌药物研发和艾滋病相关恶性肿瘤领域的专家。他开发了治疗间变性甲状腺癌的新方法,发表了大量文章,并领导了大量关于这种高致死性疾病的临床试验。

Main Medical Center

22 Bramhall Street

Portland,ME 04102

207-662-0111

网址:http://www. mmc. org/mmchomepage

约翰·罗宾逊(John A. Robinson),自然疗法博士

约翰·罗宾逊是一名认证自然疗法医生、激素和甲状腺疾病专家和倡导者。他现任"荷尔蒙区域"(Hormone Zone)医疗诊所的首席医疗官,他还出版了一本名为《荷尔蒙区域》的书,他创立了独一无二的甲状腺系统"甲状腺区域"(ThyroZone)。自 2006 年以来,他接诊的患者达数千名,以帮助他们优化激素平衡,大胆地为他们答疑解惑,解答关于甲状腺状况的问题,带领他们走向真正的健康。他的妻子克里斯蒂娜·罗梅罗-博施(Cristina Romero-Bosch)也是一位自然疗法医生,毕业于耶鲁大学,两人现在亚利桑那州斯科茨代尔行医。

The Hormone Zone

8060 East Gelding Drive,Suite 106

Scottsdale,AZ 85260

480-338-8070

http://www.drjohnarobinson.com

脸书:https://www.facebook.com/pages/Dr-John-Robinson-NMD/175079794970

推特:https://twitter.com/DrRobinsonNMD

阿维娃·罗曼(Aviva Romm),医学博士

阿维娃·罗曼毕业于耶鲁大学,是一名专业从事妇女和儿童综合医学的医生、助产士、草药医生和获奖作家,她创设并拥有在线课程——《女性的智慧》——致力于促进妇女和儿童的活力和最佳健康。她曾任美国草药医生协会主席,曾创立耶鲁综合医学项目,她还编写了七本关于妇女和儿童用天然药物的书籍:《植物医学促进女性健康》(Botanical Medicine for Women's Health)、《自然怀孕宝典》(The Natural Pregnancy Book)、《自然健康的婴儿和儿童》(Naturally Healthy Babies and Children)、《出生后的自然健康》(Natural Health after Birth)、《疫苗接种:家长指南》(Vaccinations:A Thoughtful Parent's Guide)、《多动症替代方案》(ADHD Alternatives)(与她的丈夫教育博士特雷西·罗姆合著)和《助产护理袖珍指南》(The Pocket Guide to Midwifery Care)。

阿维娃·罗曼(Aviva Romm)博士

PO Box 216

Monterey,MA 01245

http://avivaromm.com

http://healthiestkids.com

脸书:https://www.facebook.com/AvivaRommMD

推特:https://twitter.com/avivaromm

朱莉娅·舒皮克(Julia Schopick)

朱莉娅·舒皮克是《诚实的医学》(Honest Medicine)一书的作者,她的博客 HonestMedicine.com 曾获得多种奖项,三十多年来,她一直是一名作家和公共关系顾问。她曾在《美国医学新闻》(AMA 出版物)、《前进》(ADVANCE)(物理治疗师的专业出版物)、《搜索》(SEARCH)(国家脑瘤基金会通讯)和《替代和补充疗法》(Alternative and Complementary Therapies)上发表过文章。此外,她的作品和论文被刊登在《英国医学杂志》(British Medical Journal)、《现代成熟》(Modern Maturity)和《芝加哥太阳报》(Chicago

Sun-Times)上。她组织了多项研讨会和专题研讨会,内容涉及病人权益、LDN 和其他被主流医学忽视的疗法。

Julia Schopick

Oak Park,IL 60302

708-848-4788

http://www. honestmedicine. com

Julia@ HonestMedicine. com

脸书: https://www. facebook. com/pages/Julia-Schopick-Presents-Honest-Medicine/145402085476798

金·舒特(Kim Schuette),CN

自 1999 年以来,金·舒特一直从事营养领域的工作。2002 年,她建立了生物动力健康中心(Biodynamic Wellness),与另外四名营养学家一起共事。2006 年,金引入 GAPS 饮食,并于 2011 年成为一名经认证的 GAPS 执业人员。此外,她还接受过头发矿物质分析、唾液激素平衡和血液化学评估方面的培训。舒特教授组织了多次关于儿童健康、有意识的成见、激素平衡、过渡到真正的食物和解毒的研讨会。她因在儿童营养和孕前营养方面的工作多次获奖。她现任韦斯顿·普莱斯基金会董事会成员。

Biodynamic Wellness

107 N. Acacia Avenue

Solana,Beach,CA 92075

858-259-6000

http://www. biodynamicwellness. com

脸书:https://www. facebook. com/biodynamicwellness

Instagram:https://instagram. com/biodynamicwellness/?ref=badge

理查德·沙姆斯(Richard Shames),医学博士

理查德·沙姆斯毕业于哈佛大学,是一名综合内科医生。他与他人合著了多本关于甲状腺疾病的书,包括《甲状腺思维能力》(Thyroid Mind Power)、《甲状腺能力》(Thyroid Power)和《感到肥胖、模糊或疲惫?》(Feeling Fat,Fuzzy or Frazzled?),他现在加利福尼亚州圣拉斐尔行医,还为甲状腺和激素失调的患者提供电话健康指导。

Shames Family Services

25 Mitchell Blvd. ,#8

San Rafael,CA 94903

415-472-2343

http://thyroidpower.com

脸书:hrtps://www.facebook.com/pages/Shames-Family-Services/2045440
22900098

推特:https://twitter.com/ThyroidPower

珍妮弗·西博思(Jennifer Sipos),医学博士

珍妮弗·西博思现任俄亥俄州立大学医学副教授兼良性甲状腺疾病项目主任。她专攻超声检查在甲状腺癌诊断和治疗中的应用。她是内分泌学会超声入门课程的共同负责人,也在内分泌学会的持续内分泌更新和美国甲状腺协会工作。她曾在欧洲甲状腺协会、亚洲和大洋洲甲状腺协会以及印度内分泌学会等国际会议上讲授超声波课程。此外,她还参与了临床研究,尤其是放射性碘治疗后唾液损害的相关因素研究。她还参与了难治性甲状腺癌靶向分子疗法的临床试验和甲状腺结节分子标志物的诊断应用。

The Ohio State University

Wexner Medical Center

Division of Endocrinology, Diabetes and Metabolism

577 McCampbell Hall

1581 Dodd Drive

Columbus, OH 43210

614-685-3333

伊莎贝拉·温茨(Izabella Wentz),药学博士和美国临床病理专科医师协会会员(FASCP)

伊莎贝拉·温茨是一名药剂师,自 2009 年被诊断为桥本甲状腺炎后,她开始专注解决自身免疫性甲状腺疾病的根本原因。她是《纽约时报》畅销书《桥本氏甲状腺炎:基于寻找和治疗病因的生活方式干预》(Hashimoto's Thyroiditis:Lifestyle Interventions for Finding and Treating the Root Cause)的作者,积极倡导改变生活方式以治疗自身免疫性疾病。

Thyroid Pharmacist

http://www.thyroidpharmacist.com

脸书:https://www.facebook.com/ThyroidLifestyle

托尼·韦施勒(Toni Weschler),公共卫生硕士(MPH)

托尼·韦施勒拥有公共卫生硕士学位,是一位在全国备受尊敬的妇女健康教育家和演说家。她的开创性作品《掌管你的生育力》(Taking Charge of Your Fertility),将生育意识方法引入主流。二十年来,《掌控你的生育力》

已经帮助成千上万的女性实现自然避孕,最大程度地提高怀孕概率,或者更好地掌控自身的妇科和性健康。韦施勒女士还著有《生理周期感悟》(Cycle Savvy),这本书专门面向青少年女孩,帮助她们了解自己的身体。她还是电视、广播节目和互联网的常客,现住在华盛顿的西雅图。

Taking Charge of Your Fertility

http://www.tcoyf.com

乔纳森·怀特(Jonathan V. Wright),医学博士

乔纳森·怀特先后毕业于哈佛大学和密歇根大学医学院,他还获得了巴斯特大学的荣誉自然疗法博士学位。他开创性的研究并应用如何采用自然疗法治疗不需要手术的健康问题。他独立创作/合著了14本书,销量超过150万册,其中两本入选畅销书,他还发表了大量关于天然物质功效的医学文章。怀特博士是一位广受欢迎的演讲者,他用自己的自然技术和方案培训了成千上万的医生。1973年,他创建了塔霍马诊所(Tahoma Clinic),他接诊患者,同时还担任医疗主任。20世纪80年代初,他根据自己的研究,写下了第一个生物识别雌激素的处方。怀特博士于2012年入选正分子医学名人堂。

Tahoma Clinic

6839 Fort Dent Way,#134

Tukwila,WA 98188

206-812-9988

http://tahomaclinic.com

脸书:https://www.facebook.com/TahomaClinic

推特:https://twitter.com/tahomaclinic

(孙传政,王士琪　译)

附录 C
顶级不孕不育治疗中心

阿拉巴马州

生殖医学中心（The Center for Reproductive Medicine）

http://www.infertilityalabama.com

251-438-4200

阿肯色州

阿肯色州生育和妇科协会（Arkansas Fertility and Gynecological Associ-ates）

http://www.arkansasfertility.com

877-801-5353

亚利桑那州

亚利桑那州生殖医学专家（Arizona Reproductive Medicine Specialists,ARMS）

https://arizonafertility.com

602-351-5327

加利福尼亚州

生育奇迹（Fertility Miracles）

http://www.fertilitymiracles.com

888-898-8123

成长世代（Growing Generations）

http://www.growinggenerations.com

323-965-7500

南加州生殖中心（Southern California Reproductive Center）

http://www.scrivf.com

877-819-6515

科罗拉多州

恩格尔伍德科罗拉多生殖医学中心（Colorado Center for Reproductive Medicine,Englewood）

http://www.colocrm.com

303-586-3407

科罗拉多生殖协会(Conceptions Reproductive Associates of Colorado)

http://www.conceptionsrepro.com

303-720-7887

康涅狄格州

康涅狄格州生殖医学协会(Reproductive Medicine Associates of CT)

http://www.rmact.com

800-865-5431

特拉华州

特拉华州生殖协会(Reproductive Associates of Delaware)

https://ivf-de.org

302-602-8822

佛罗里达州

佛罗里达生殖医学研究所(Florida Institute for Reproductive Medicine)

http://www.fertilityjacksonville.com

800-556-5620

新生活

https://fertilityleaders.com

850-857-3733

乔治亚州

生殖生物学协会(Reproductive Biology Associates)

http://rba-online.com

404-257-1900

夏威夷州

夏威夷高级生殖医学和妇科(Advanced Reproductive Medicine & Gyne-cology of Hawaii)

http://www.armghawaii.com

808-262-0544

伊利诺斯州

伊利诺伊州生育中心(Fertility Centers of Illinois)

http://fcionline.com

谢尔研究所生育诊所(She Institute Fertility Clinic)

http://haveababy.com/fertility-clinics/central-illinois-fertility-clinic

马萨诸塞州

贝州生殖医学(Baystate Reproductive Medicine)

http://www.baystatehealth.org/

413-794-0000

密苏里州

圣路易斯不孕不育医疗中心(The Infertility Center of St. Louis)

http://www.infertile.com

314-576-1400

新墨西哥州

生殖医学中心(Center for Reproductive Medicine)

http://www.infertility-ivf.com

888-990-2727

内华达州

拉斯维加斯的生育中心(The Fertility Center of Las Vegas)

http://fertilitycenterlv.com

702-254-1777

内华达生殖医学中心(The Nevada Center for Reproductive Medicine)

http://www.nevadafertility.com/nevada

775-828-1200

纽约州

高级生育服务(Advanced Fertility Services)

http://www.infertilityny.com

212-369-8700

威尔·康奈尔医学院生殖医学中心(Center for Reproductive Medicine of Weill Cornell Medical College)

http://www.ivf.or

646-962-2764

第五大道生育中心(5th Avenue Fertility)

http://www.drsamidavidmd.com

212-831-0430

新希望生育中心(New Hope Fertility Center)

http://www.newhopefertility.com

212-969-7422

纽约大学朗格医疗中心(NYU Langone Medical Center)

http://nyulangone.org/locations/fertility-center

212-263-8990

纽约生殖医学中心（RMA of New York）

http：//rmany. com

212-756-5777

北卡罗来纳州

北卡罗来纳大学生育中心（UNC Fertility）

http：//uncfertility. com

919-908-0000

俄亥俄州

生殖健康研究所（Institute for Reproductive Health）

http：//www. cincinnatifertility. com/

513-924-5550

俄勒冈州

俄勒冈健康与科学大学妇女健康中心（Oregon Health & Science University Center for Women's Health）

http：//www. ohsu. edu/xd/health/services/women

503-418-4500

德克萨斯州

德克萨斯普拉诺健康长老会医院辅助生育技术项目（Texas Health Presbyterian Hospital Plano-ARTS Program）

http：//www. texasivf. com

866-IVF-TEXAS

弗吉尼亚州

多米尼恩生育中心（Dominion Fertility）

https：//www. dominionfertility. com

703-920-3890

美国境外

加拿大

https：//www. cfas. ca

点击"公共事务和新闻"、"公众服务"和"试管婴儿诊所"，查看加拿大诊所目录。

英国

http：//guide. hfea. gov. uk

提供在英国生育诊所的目录

澳大利亚

http://www.fertilitysociety.com.au

澳大利亚生育协会提供澳大利亚境内认可的辅助生育技术机构名单。单击"患者信息",获取相关目录。

（孙传政,雷　倩　译）

附录 D
样本生育率图表

感谢《掌控你的生育力》一书的作者托尼·韦施勒免费提供了这张生育力图表。如需下载其他生育图表,请访问作者网站 http://www.tcoyf.com/down-load-charts。

参 考 文 献

Abalovich, Marcos, Nobuyuki Amino, Linda A. Barbour, Rhoda H. Cobin, Leslie J. De Groot, Daniel Glinoer, Susan J. Mandel, and Alex. Stagnaro-Green. 2007. "Management of Thyroid Dysfunction During Pregnancy and Postpartum: An Endocrine Society Clinical Practice Guideline." *Journal of Clinical Endocrinology & Metabolism* 92 (8) (Supplement): S1–S47. doi: 10.1210/jc.2007-0141.

Abalovich, Marcos, Laura Mitelberg, Carlos Allami, Silvia Gutierrez, Graciela Alcaraz, Patricia Otero, and Oscar Levalle. 2007. "Subclinical Hypothyroidism and Thyroid Autoimmunity in Women with Infertility." *Gynecological Endocrinology* 23 (5) (May): 279–83. doi: 10.1080/09513590701259542.

Akhter, S., Z. U. Nahar, S. Parvin, A. Alam, S. Sharmin, and M. I. Arslan. 2012. "Thyroid Status in Patients with Low Serum Ferritin Level." *Bangladesh Journal of Medical Biochemistry* 5 (1): 5–11. doi.org/10.3329/bjmb.v5i1.13424.

American College of Obstetricians and Gynecologists. 2002. "Guideline: Thyroid Disease in Pregnancy." *Practice Bulletin No. 37* 100 (2) (August): 387–96. http://journals.lww.com/greenjournal/Fulltext/2002/08000/ACOG_Practice_Bulletin_No_37_Thyroid_Disease_in.47.aspx.

American Thyroid Association. 2013. "The Case for Universal Thyroid Screening in Pregnancy." (October). http://www.thyroid.org/the-case-for-universal-thyroid-screening-in-pregnancy.

Auf'mkolk, Michael, Jonathan C. Ingbar, Ken Kubota, Syed M. Amir, and Sidney H. Ingbar. 1985. "Extracts and Auto-Oxidized Constituents of Certain Plants Inhibit the Receptor-Binding and the Biological Activity of Graves' Immunoglobulins." *Endocrinology* 116 (5) (May): 1687–93. http://www.ncbi.nlm.nih.gov/pubmed/2985357.

Balasch, Juan, and Eduard Gratacos. 2012. "Delayed Childbearing: Effects on Fertility and the Outcome of Pregnancy." *Current Opinion in Obstetrics and Gynecology* 24 (3) (June): 187–93. doi: 10.1097/GCO.0b013e3283517908.

Baral, Matthew. 2010. "Probiotics and Pregnant Women: Study Regards Safety of Maternal Probiotic Supplementation During the First Trimester." *Natural Medicine Journal* 2 (4) (April). http://naturalmedicinejournal.com/journal/2010–04/probiotics-and-pregnant-women.

Battaglia, Cesare, Michela Salvatori, Nicoletta Maxia, Felice Petraglia, Fabio Facchinetti, and Annibale Volpe. 1999. "Adjuvant L-arginine Treatment for In-Vitro Fertilization in Poor Responder Patients." *Human Reproduction* 14 (7) (July): 1690–97. http://www.ncbi.nlm.nih.gov/pubmed/10402369.

Ben-Meir, Assaf, Eliezer Burstein, Aluet Borrego-Alvarez, Jasmine Chong, Ellen Wong, Tetyana Yavorska, Taline Naranian, Maggie Chi, Ying Wang, Yaakov Bentov, Jennifer Alexis, James Meriano, Hoon-Ki Sung, David L Gasser, Kelle H. Moley, Siegfried Hekimi, Robert F. Casper, and Andrea Jurisicova. 2015. "Coenzyme Q10 Restores Oocyte Mitochondrial Function and Fertility During Reproductive Aging." *Aging Cell* 14 (5) (October): 887–95. doi: 10.1111/acel.12368.

Benvenga, Salvatore, Luigi Bartolone, Maria Angela Pappalardo, Antonia Russo, Daniela Lapa, Grazia Giorgianni, Giovanna Saraceno, and Francesco Trimarchi. 2008. "Altered Intestinal Absorption of L-Thyroxine Caused by Coffee." *Thyroid* 18 (3) (March): 293–301. doi: 10.1089/thy.2007.0222.

Blackwell, J. 2004. "Evaluation and Treatment of Hyperthyroidism and Hypothyroidism." *American Academy of Nurse Practitioners* 16 (10) (October): 422–25. http://www.ncbi.nlm.nih.gov/pubmed/15543918.

Boehm, T. M., K. D. Burman, S. Barnes, and L. Wartofsky. 1980. "Lithium and Iodine Combination Therapy for Thyrotoxicosis." *Acta Endocrinologica* 94 (2) (June): 174–83. http://www.ncbi.nlm.nih.gov/pubmed/7415757.

Bolk, Nienke, Theo J. Visser, Judy Nijman, Ineke J. Jongste, Jan G. P. Tijssen, and Arie Berghout. 2010. "Effects of Evening vs Morning Levothyroxine Intake: A Randomized Double-blind Crossover Trial." *Archives of Internal Medicine* 170 (22) (December): 1996–2003. doi: 10.1001/archinternmed.2010.436.

Borenstein, David. Telephone interview by Mary Shomon, August 21, 2015.

Borenstein, Laurie. E-mail to Mary Shomon, August 25, 2015.

Boyle, Phil. E-mail to Julia Schopick, August 28, 2015.

Braverman, Lewis E., and Robert D. Utiger. 2005. *Werner and Ingbar's The Thyroid: A Fundamental and Clinical Text,* 9th ed. Philadelphia: Lippincott Williams & Wilkins.

Brownstein, David. E-mail to Dana Trentini, August 2, 2015.

Burch, Henry B. Presentation at the annual meeting of the American Association of Clinical Endocrinologists and Clinical Congress, 2000.

Burrow, Gerard N., Delbert A. Fisher, and P. Reed Larsen. 1994. "Maternal and Fetal Thyroid Function." *New England Journal of Medicine* 331 (October): 1072–78. doi: 10.1056/NEJM 199410203311608.

Carnahan, Jill. E-mail to Dana Trentini, August 15, 2015.

Carp, H. J., C. Selmi, and Y. Shoenfeld. 2012. "The Autoimmune Bases of Infertility and Pregnancy Loss." *Journal of Autoimmunity* 38 (2–3) (May): J266–J274. doi: 10.1016/j.jaut.2011.11.016.

Chang, Donny L. F., and Elizabeth N. Pearce. 2013. "Screening for Maternal Thyroid Dysfunction in Pregnancy: A Review of the Clinical Evidence and Current Guidelines." *Journal of Thyroid Research*. doi.org/10.1155/2013/851326.

Christensen, S. Borup, U. B. Ericsson, L. Janzon, S. Tibblin, and A. Melander. 1984. "Influence of Cigarette Smoking on Goiter Formation, Thyroglobulin and Thyroid

Hormone Levels in Women." *Clinical Endocrinology and Metabolism* 58 (4) (April): 615–18. http://www.ncbi.nlm.nih.gov/pubmed/6699129.

Clamp, Adrienne. E-mail to Dana Trentini, August 30, 2015.

Clark, J. O., and G. E. Mullin. 2008. "A Review of Complementary and Alternative Approaches to Immunomodulation." *Nutrition in Clinical Practice* 23 (1) (February): 49–62. http://www.ncbi.nlm.nih.gov/pubmed/18203964.

Cohen, Suzy. E-mail to Dana Trentini, August 24, 2015.

Connole, Suzanne. E-mail to Dana Trentini, August 14, 2015.

Contempré, Bernard, Eric Jauniaux, Rosa Calvo, Davor Jurkovic, Stuart Campbell, and Gabriella Morreale de Escobar. 1993. "Detection of Thyroid Hormones in Human Embryonic Cavities During the First Trimester of Pregnancy." *Journal of Clinical Endocrinology and Metabolism* 77 (6) (December): 1719–22. http://www. ncbi.nlm.nih.gov/pubmed/8263162.

De Groot, Leslie, Marcos Abalovich, Erik K. Alexander, Nobuyuki Amino, Linda Barbour, Rhoda H. Cobin, Creswell J. Eastman, John H. Lazarus, Dominique Luton, Susan J. Mandel, Jorge Mestman, Joanne Rovet, and Scott Sullivan. 2012. "Management of Thyroid Dysfunction During Pregnancy and Postpartum: An Endocrine Society Clinical Practice Guideline." *Journal of Clinical Endocrinology & Metabolism* 97 (8) (August): 2543–65. doi: 10.1210/jc.2011-2803.

De Vivo, Antonio, Alfredo Mancuso, Annamaria Giacobbe, and Francesco Vermiglio. 2010. "Thyroid Function in Women Found to Have Early Pregnancy Loss." *Thyroid* 20 (6) (June): 633–37. doi: 10.1089/thy.2009.0323.

Ehlers, Margaret, Annette Thiel, Christian Bernecker, and Matthias Schott. 2012. "Evidence of a Combined Cytotoxic Thyroglobulin and Thyroperoxidase Epitope-Specific Cellular Immunity in Hashimoto's Thyroiditis." *Journal of Clinical Endocrinology and Metabolism* 97 (4) (April): 1347–54. doi: 10.1210/jc.2011-2178.

Endocrine Society. 2015. "Endocrine Facts and Figures: Thyroid." http://endocrine-facts.org/health-conditions/thyroid.

Erbil, Y., U. Barbaros, H. Işsever, I. Borucu, A. Salmaslioğlu, Ö. Mete, A. Bozbora, and S. Özarmağan. 2007. "Predictive Factors for Recurrent Laryngeal Nerve Palsy and Hypoparathyroidism after Thyroid Surgery." *Clinical Otolaryngology* 32 (1) (February): 32–37. http://www.ncbi.nlm.nih.gov/pubmed/17298308.

Erbil, Y., U. Barbaros, A. Salmaslioğlu, B. Tulumoğlu Yanik, A. Bozbora, and S. Özarmağan. 2006. "The Advantage of Near-Total Thyroidectomy to Avoid Postoperative Hypoparathyroidism in Benign Multinodular Goiter." *Langenbeck's Archives of Surgery* 391 (6) (November): 567–73. http://www.ncbi.nlm.nih.gov/pubmed/17021791.

Fouany, M. R., and F. I. Harara. 2013. "Is There a Role for DHEA Supplementation in Women with Diminished Ovarian Reserve?" *Assisted Reproduction and Genetics* 30 (9) (September): 1239–44. doi: 10.1007/s10815-013-0018-x.

Garber, Jeffrey R., Rhoda H. Cobin, Hossein Gharib, James V. Hennessey, Irwin Klein, Jeffrey I. Mechanick, Rachel Pessah-Pollack, Peter A. Singer, and Kenneth A. Woeber. 2012. "Clinical Practice Guidelines for Hypothyroidism in Adults: Co-sponsored by the American Association of Clinical Endocrinologists and the American Thyroid Association." *Endocrine Practice* 18 (6) (November): 988–1028. https://www.aace.com/files/final-file-hypo-guidelines.pdf.

Gaujoux, S., L. Leenhardt, C. Trésallet, A. Rouxel, C. Hoang, C. Jublanc, J. P. Chigot, and F. Menegaux. 2006. "Extensive Thyroidectomy in Graves' Disease." *American College of Surgeons* 202 (6) (June): 868–73. http://www.ncbi.nlm.nih.gov/pubmed /16735199.

Gharib, Hossein. 2014. "Emergent Management of Thyroid Disorders." *Endocrine Society* (June). doi: http://dx.doi.org/10.1210/EME.9781936704811.part4.

Gharib H., and E. Papini. (2007) "Thyroid Nodules: Clinical Importance, Assessment, and Treatment." *Endocrinology and Metabolism Clinics of North America* (36 (3) (September): 707–35. http://www.ncbi.nlm.nih.gov/pubmed/17673125.

Gohel, Mukesh G., Aashka M. Shah, Akash M. Shah, and Jemil S. Makadia. 2014. "A Study of Serum Calcium, Magnesium and Phosphorus Level in Hypothyroidism Patients." *International Journal of Medical and Health Sciences* 3 (4) (October): 308–12. http://www.ijmhs.net/journals-aid-229.html.

Greenberg, James, and Stacey Bell. 2011. "Multivitamin Supplementation During Pregnancy: Emphasis on Folic Acid and L-Methylfolate." *Reviews in Obstetrics & Gynecology* 4 (3–4): 126–27. http://www.ncbi.nlm.nih.gov/pmc/articles/PMC3250974.

Greenberg, James A., Stacey J. Bell, and Wendy Van Ausdal. 2008. "Omega-3 Fatty Acid Supplementation During Pregnancy." *Reviews in Obstetrics and Gynecology* 1 (4) (Fall): 162–69. http://www.ncbi.nlm.nih.gov/pmc/articles/PMC2621042.

Hackmon, Rinat, Monica Blichowski, and Gideon Koren. 2012. "The Safety of Methimazole and Propylthiouracil in Pregnancy: A Systematic Review." *Obstetrics and Gynaecology Canada* 34 (11) (November): 1077–86. http://www.ncbi.nlm.nih .gov/pubmed/23231846.

Haddow, James E., Glenn E. Palomaki, Walter C. Allan, Josephine R. Williams, George J. Knight, June Gagnon, Cheryl E. O'Heir, Marvin L. Mitchell, Rosalie J. Hermos, Susan E. Waisbren, James D. Faix, and Robert Z. Klein. 1999. "Maternal Thyroid Deficiency During Pregnancy and Subsequent Neuropsychological Development of the Child." *New England Journal of Medicine* 341 (August): 549–55. doi: 10.1056/NEJM199908193410801.

Harness, Jay K., Lit Fung, Norman W. Thompson, Richard E. Burney, and Michael K. McLeod. 1986. "Total Thyroidectomy: Complications and Technique." *World Journal of Surgery* (5) (October): 781–86. http://www.ncbi.nlm.nih.gov/pubmed /3776215.

Hassan, M. A., and S. R. Killick. 2004. "Negative Lifestyle Is Associated with a Significant Reduction in Fecundity." *Fertility and Sterility* 81 (2) (February): 384–92. http://www.ncbi.nlm.nih.gov/pubmed/14967378.

Haymart, Megan. 2010. "The Role of Clinical Guidelines in Patient Care: Thyroid Hormone Replacement in Women of Reproductive Age." *Thyroid* 20 (3) (March): 301–7. doi: 10.1089/thy.2009.0321.

Haymart, Megan R., Max A. Cayo, and Herbert Chen. 2010. "Thyroid Hormone Replacement in Women of Reproductive Age: Is Surgeon Knowledge Related to Operative Volume?" *Thyroid* 20 (6) (June): 627–31. doi: 10.1089/thy.2009 .0320.

Holtorf, Kent. "The Optimal Treatment for Hypothyroidism: Kent Holtorf, MD." Interview by Mary J. Shomon, updated July 30, 2015. http://thyroid.about.com

/od/hypothyroidismhashimotos/a/The-Optimal-Treatment-For-Hypothyroidism
.htm.

Hussain, Munawar, Elsamawal El Hakim, and David J. Cahill. 2012. "Progesterone Supplementation in Women with Otherwise Unexplained Recurrent Miscarriages." *Human Reproductive Sciences* 5 (3) (September): 248–51. doi: 10.4103/0974-1208 .106335.

Hyman, Mark. Telephone interview by Dana Trentini, August 8, 2015.

Inoue, Miho, Naoko Arata, Gideon Koren, and Shinya Ito. 2009. "Hyperthyroidism During Pregnancy." *Canadian Family Physician* 55 (7) (July): 701–3. http://www .ncbi.nlm.nih.gov/pmc/articles/PMC2718594.

Jabbar, Abdul, Aasma Yawar, Sabiha Waseem, and Jaweed Akhter. 2008. "Vitamin B12 Deficiency Common in Primary Hypothyroidism." *Journal of Pakistan Medical Association* 58 (5) (May): 258–61. http://www.ncbi.nlm.nih.gov/pubmed /18655403.

Jadali, Zohreh. 2013. "Autoimmune Thyroid Disorders in Hepatitis C Virus Infection: Effect of Interferon Therapy." *Indian Journal of Endocrinology and Metabolism* 17 (1) (January): 69–75. doi: 10.4103/2230-8210.107856.

Janegova, Andrea, Pavol Janega, Boris Rychly, Kristina Kuracinova, and Pavel Babal. 2015. "The Role of Epstein-Barr Virus Infection in the Development of Autoimmune Thyroid Diseases." *Endokrynologia Polska* 66 (2): 132–36. doi: 10.5603 /EP.2015.0020.

Janssen, Onno E., Nadine Mehlmauer, Susanne Hahn, Alexandra H. Öffner, and Roland Gärtner. 2004. "High Prevalence of Autoimmune Thyroiditis in Patients in Polycystic Ovary Syndrome." *European Journal of Endocrinology* 150 (3) (March): 363–69. http://www.ncbi.nlm.nih.gov/pubmed/15012623.

Karras, Spiros, and Gerasimos E. Krassas. 2012. "Breastfeeding and Antithyroid Drugs: A View from Within." *European Thyroid Journal* 1 (1) (April): 30–33. doi: 10.1159/000336595.

Kim, Dong Wook, Myung Ho Rho, Hak Jin Kim, Jae Su Kwon, Young Sun Sung, and Sang Wook Lee. 2005. "Percutaneous Ethanol Injection for Benign Cystic Thyroid Nodules: Is Aspiration of Ethanol-Mixed Fluid Advantageous?" *American Journal of Neuroradiology* 26: 2122–27. http://www.ajnr.org/content/26/8/2122.full.

Krassas, G. E., K. Poppe, and D. Glinoer. 2010. "Thyroid Function and Human Reproductive Health." *Endocrine Reviews* 31 (5) (October): 702–55. doi: 10.1210 /er.2009-0041.

Kung, Annie W. C., M. T. Chau, Terence T. Lao, and L. C. K. Low. 2002. "The Effect of Pregnancy on Thyroid Nodule Formation." *Clinical Endocrinology & Metabolism* no. 87 (3) (March): 1010–14. http://www.ncbi.nlm.nih.gov/pubmed/11889153.

Ku, Chun-Fan, Chung-Yau Lo, Wai-Fan Chan, Annie W. C. Kung, and Karen S. L. Lam. 2005. "Total Thyroidectomy Replaces Subtotal Thyroidectomy as the Preferred Surgical Treatment for Graves' Disease." *Royal Australasian College of Surgeons* 75 (7) (July): 528–31. http://www.ncbi.nlm.nih.gov/pubmed/15972039.

Lacka, K., and A. Szeliga. 2015. "Significance of Selenium in Thyroid Physiology and Pathology." *Pol Merkur Lekarski* 38 (228) (June): 348–53. http://www.ncbi.nlm .nih.gov/pubmed/26098657.

Lal, Geeta, et al. 2005. "Should Total Thyroidectomy Become the Preferred Procedure for Surgical Management of Graves' Disease?" *Thyroid* 15 (6) (June): 569–74. http://www.ncbi.nlm.nih.gov/pubmed/16029123.

Laurberg, P., and S. L. Andersen. 2014. "Therapy of Endocrine Disease: Antithyroid Drug Use in Early Pregnancy and Birth Defects: Time Windows of Relative Safety and High Risk?" *European Journal of Endocrinology* 171 (1) (July): R13–R20. doi: 10.1530/EJE-14-0135.

Lauritano, Ernesto Cristiano, Anna Lisa Bilotta, Maurizio Gabrielli, Emidio Scarpellini, Andrea Lupascu, Antonio Laginestra, Marialuisa Novi, Sandra Sottili, Michele Serricchio, Giovanni Cammarota, Giovanni Gasbarrini, Alfredo Pontecorvi, and Antonio Gasbarrini. 2007. "Association Between Hypothyroidism and Small Intestinal Bacterial Overgrowth." *Clinical Endocrinology and Metabolism* 92 (11) (November): 4180–84. http://www.ncbi.nlm.nih.gov/pubmed/17698907.

Lazarus, J. H. 2005. "Thyroid Disorders Associated with Pregnancy: Etiology, Diagnosis, and Management." *Treatments in Endocrinology* 4 (1): 31–41. http://www.ncbi.nlm.nih.gov/pubmed/15649099.

Leung, Angela M., Elizabeth N. Pearce, and Lewis E. Braverman. 2011. "Iodine Nutrition in Pregnancy and Lactation." *Endocrinology and Metabolism Clinics of North America* 40 (4) (December): 765–77. doi: 10.1016/j.ecl.2011.08.001.

Leung, Angela M., Elizabeth N. Pearce, and Lewis E. Braverman. 2009. "Iodine Content of Prenatal Multivitamins in the United States." *New England Journal of Medicine* 360 (February): 939–40. doi: 10.1056/NEJMc0807851.

Llorente, Pablo Moreno, José M. Gómez, Núria Gómez, José M. Francos, Emilio Ramos, and Antonio Rafecas. 2006. "Subtotal Thyroidectomy: A Reliable Method to Achieve Euthyroidism in Graves' Disease. Prognostic Factors." *World Journal of Surgery* 30 (11) (November): 1950–56. http://www.ncbi.nlm.nih.gov/pubmed/17006611.

Lorch, Jochen. Telephone interview by Dana Trentini, August 18, 2015.

Mackawy, Amal Mohammed Husein, Bushra Mohammed Al-ayed, and Bashayer Mater Al-rashidi. 2013. "Vitamin D Deficiency and Its Association with Thyroid Disease." *International Journal of Health Sciences* 7 (3) (November): 267–75. http://www.ncbi.nlm.nih.gov/pmc/articles/PMC3921055.

MacKay, Douglas, Andrea Wong, and Haiuyen Nguyen. 2015. "Iodine Supplementation During Pregnancy and Lactation. A Collaborative Public Health Initiative in the United States." *Natural Medicine Journal* 7 (7) (July). http://naturalmedicine journal.com/journal/2015-07/iodine-supplementation-during-pregnancy-and-lactation.

Matalon, S. T., M. Blank, A. Ornoy, and Y. Shoenfeld. 2001. "The Association Between Anti-Thyroid Antibodies and Pregnancy Loss." *American Journal of Reproductive Immunology* 45 (2) (February): 72–77. http://www.ncbi.nlm.nih.gov/pubmed/11216877.

Mazzaferri, Ernest. 2008. "Thyroid Hormone Therapy," *Clinical Thyroidology for Patients: Summaries for Patients from Clinical Thyroidology* 1 (1) (August).

McCulloch, Fiona. E-mail to Dana Trentini, August 17, 20, and 22, 2015.

McDermott, M. T. 2004. "Thyroid Disease and Reproductive Health." *Thyroid* 14 (1): S1–S3. http://www.ncbi.nlm.nih.gov/pubmed/15142371.

Medici, Marco, Tim I. M. Korevaar, Sarah Schalekamp-Timmermans, Romy Gaillard, Yolanda B. de Rijke, and W. Edward Visser. 2014. "Maternal Early-Pregnancy Thyroid Function is Associated with Subsequent Hypertensive Disorders of Pregnancy: The Generation R Study." *Clinical Endocrinology and Metabolism* 99 (12) (December): E2591–E2598. doi: 10.1210/jc.2014-1505.

Melnick, Hugh. E-mail to Dana Trentini, August 25, 28, 29, and 31, 2015.

Modesto, Thiago, Henning Tiemeler, Robin P. Peeters, Vincent Jaddoe, Albert Hofman, and Frank C. Verhulst. 2015. "Maternal Mild Thyroid Hormone Insufficiency in Early Pregnancy and Attention-Deficit/Hyperactivity Disorder Symptoms in Children." *Journal of American Medical Association Pediatrics* 169 (9) (September): 838–45. doi: 10.1001/jamapediatrics.2015.0498.

Momotani, N., T. Hisaoka, J. Noh, N. Ishikawa, and K. Ito. 1992. "Effects of Iodine on Thyroid Status of Fetus versus Mother in Treatment of Graves' Disease Complicated by Pregnancy." *Clinical Endocrinology and Metabolism* 75 (3) (September): 738–44. http://www.ncbi.nlm.nih.gov/pubmed/1517362.

Monahan, Mark, Kristien Boelaert, Kate Jolly, Shiao Chan, Pelham Barton, and Tracy E. Roberts. 2015. "Costs and Benefits of Iodine Supplementation for Pregnant Women in a Mildly to Moderately Iodine-Deficient Population: A Modelling Analysis." *Lancet Diabetes & Endocrinology* 3 (9) (August): 715–22. doi: http://dx.doi.org/10.1016/S2213-8587(15)00212-0.

Monk, Catherine, Julie Spicer, and Frances A. Champagne. 2012. "Linking Prenatal Maternal Adversity to Developmental Outcomes in Infants: The Role of Epigenetic Pathways." *Development and Psychopathology* 24 (4) (November): 1361–76. doi: 10.1017/S0954579412000764.

Monteleone, P., et al. 2011. "Female Infertility Related to Thyroid Autoimmunity: The Ovarian Follicle Hypothesis." *American Journal of Reproductive Immunology* no. 66 (2) (August): 108–14. doi: 10.1111/j.1600-0897.2010.00961.x.

Moraczewski, Thomas. E-mail to Dana Trentini, August 11, 12, 13, and 16, 2015.

Mowat, Alex, Cora Newton, Clare Boothroyd, Kristy Demmers, and Steven Fleming. 2014. "The Effects of Vaginal Lubricants on Sperm Function: An In Vitro Analysis." *Assist Reproduction and Genetics* 31 (3) (March): 333–39. doi: 10.1007/s10815-013-0168-x.

Muter, Joanne, Emma S. Lucas, Yi-Wah Chan, Paul J. Brighton, Jonathan D. Moore, Lauren Lacey, Siobhan Quenby, Eric W. F. Lam, and Jan J. Brosens. 2015. "The Clock Protein Period 2 Synchronizes Mitotic Expansion and Decidual Transformation of Human Endometrial Stromal Cells." *Federation of American Societies for Experimental Biology* 29 (4) (April): 1603–14. doi: 10.1096/fj.14-267195.

Myers, Amy. Telephone interview by Dana Trentini, August 16, 2015.

Na, Dong Gyu, Jeong Hyun Lee, So Lyung Jung, Ji-hoon Kim, Jin Yong Sung, Jung Hee Shin, Eun-Kyung Kim, Joon Hyung Lee, Dong Wook Kim, Jeong Seon Park, Kyu Sun Kim, Seon Mi Baek, Younghen Lee, Semin Chong, Jung Suk Sim, Jung Yin Huh, Jae-Ik Bae, Kyung Tae Kim, Song Yee Han, Min Young Bae, Yoon Suk

Kim, and Jung Hwan Baek. 2012. "Radiofrequency Ablation of Benign Thyroid Nodules and Recurrent Thyroid Cancers: Consensus Statement and Recommendations." *Korean Journal of Radiology* 13 (2) (March): 117–25. doi.org/10.3348/kjr.2012.13.2.117.

Nagaria, Tripti, P. K. Patra, and Jai Prakash Sahu. 2011. "Evaluation of Serum Antisperm Antibodies in Infertility." *Obstetrics and Gynecology of India* 61 (3) (June): 307–16. doi: 10.1007/s13224-011-0034-7.

National Institute of Diabetes and Digestive and Kidney Diseases, National Institutes of Health. 2014. Fact Sheet on Lactose Intolerance." http://digestive.niddk.nih.gov/ddiseases/pubs/lactoseintolerance.

Negro, Roberto, G. Formoso, L. Coppola, G. Presicce, T. Mangieri, A. Pezzarossa, and D. Dazzi. 2007. "Euthyroid Women with Autoimmune Disease Undergoing Assisted Reproduction Technologies: The Role of Autoimmunity and Thyroid Function." *Endocrinological Investigation* 30 (1) (January): 3–8. http://www.ncbi.nlm.nih.gov/pubmed/17318015.

Negro, Roberto, Alan Schwartz, Riccardo Gismondi, Andrea Tinelli, Tiziana Mangieri, and Alex Stagnaro-Green. 2010. "Increased Pregnancy Loss Rate in Thyroid Antibody Negative Women with TSH Levels Between 2.5 and 5.0 in the First Trimester of Pregnancy." *Clinical Endocrinology and Metabolism* 95 (9) (September): E44–E48. doi: 10.1210/jc.2010–0340.

Negro, Roberto, Gabriele Greco, Tiziana Mangieri, Antonio Pezzarossa, Davide Dazzi, and Haslinda Hassan. 2007. "The Influence of Selenium Supplementation on Postpartum Thyroid Status in Pregnant Women with Thyroid Peroxidase Antibodies." *Clinical Endocrinology and Metabolism* 92 (4) (April): 1263–68. http://www.ncbi.nlm.nih.gov/pubmed/17284630.

Negro, Roberto. E-mail to Dana Trentini, August 6, 2015.

Ozkan, Sebiha, Sangita Jindal, Keri Greenseid, Jun Shu, Gohar Zeitlian, Cheryl Hickmon, and Lubna Pal. 2010. "Replete Vitamin D Stores Predict Reproductive Success Following In Vitro Fertilization." *Fertility Sterility* 94 (4) (September): 1314–19. doi: 10.1016/j.fertnstert.2009.05.019.

Pandey, Shilpi, Suruchi Pandey, Abha Maheshwari, and Siladitya Bhattacharya. 2010. "The Impact of Female Obesity on the Outcome of Fertility Treatment." *Human Reproductive Sciences* 3 (2) (May): 62–67. doi: 10.4103/0974-1208.69332.

Passero, Kevin. Telephone interview by Mary Shomon, August 26, 2015.

Paulmyer-Lacroix, Odile, Laura Despierres, Blandine Courbiere, and Nathalie Bardin. 2014. "Antiphospholipid Antibodies in Women Undergoing In Vitro Fertilization Treatment: Clinical Value of IgA Anti-β2glycoprotein I Antibodies Determination." *BioMed Research International.* doi: 10.1155/2014/314704.

Paulus, Wolfgang E., Mingmin Zhang, Erwin Strehler, Imam El-Danasouri, and Karl Sterzik. 2002. "Influence of Acupuncture on the Pregnancy Rate in Patients Who Undergo Assisted Reproduction Therapy." *Fertility and Sterility* 77 (4) (April): 721–24. http://www.ncbi.nlm.nih.gov/pubmed/11937123.

Pearce, Elizabeth N., G. C. Roman, A. Ghassabian, J. J. Bongers-Schokking, V. W. Jaddoe, A. Hofman, Y. B. de Rijke, F. C. Verhulst, and H. Tiemeier. 2013. "Severe Maternal Hypothyroxinemia Is Associated with Probable Autism in Offspring."

Clinical Thyroidology 25 (August): 252–53. http://www.thyroid.org/wp-content /uploads/publications/clinthy/volume25/issue11/clinthy_v2511_252_253.pdf.

Pires, Eusebio S., Firuza R. Parikh, Purvi V. Mande, Shonali A. Uttamchandani, Sujata Savkar, and Vrinda V. Khole. 2001. "Can Anti-Ovarian Antibody Testing Be Useful in an IVF-ET Clinic?" *Assisted Reproduction and Genetics* 28 (1) (January): 55–64. doi: 10.1007/s10815-010-9488-2.

Poppe, Kris, Daniel Glinoer, Andre Van Steirteghem, Herman Tournaye, Paul Devroey, Johan Schiettecatte, and Brigitte Velkeniers. 2002. "Thyroid Dysfunction and Autoimmunity in Infertile Women." *Thyroid* 12 (11) (November): 997–1001. http://www.ncbi.nlm.nih.gov/pubmed/12490077.

Poppe, Kris, Brigitte Velkeniers, and Daniel Glinoer. 2007. "Thyroid Disease and Female Reproduction." *Clinical Endocrinology* 66 (3) (January): 309–21. doi: 10.1111/j.1365-2265.2007.02752.x.

Poppe, Kris, Daniel Glinoer, Herman Tournaye, Paul Devroey, Andre Van Steirteghem, Leonard Kaufman, and Brigitte Velkeniers. 2003. "Assisted Reproduction and Thyroid Autoimmunity: An Unfortunate Combination?" *Clinical Endocrinology and Metabolism* 88 (9) (September): 4149–52. http://www.ncbi.nlm.nih.gov /pubmed/12970279.

Prema, Sejekan. 2010. "Thyroid Screening in Pregnancy—A Study of 82 Women." *Journal of Obstetrics and Gynecology of India* 60 (3) (May): 232–37. doi: 10.1007/ s13224-010-0031-2.

Prummel, M. F., and W. M. Wiersinga. 1993. "Smoking and Risk of Graves' Disease." *Journal of American Medical Association* 269 (4) (January): 479–82. http://www .ncbi.nlm.nih.gov/pubmed/8419666.

Quintino-Moro, Alessandra, Denise E. Zantut-Wittmann, Marcos Tambascia, Helymar da Costa Machado, and Arlete Fernandes. 2014. "High Prevalence of Infertility Among Women with Graves' Disease and Hashimoto's Thyroiditis." *International Journal of Endocrinology*. doi.org/10.1155/2014/982705.

Razack, Mohamed S., John M. Lore Jr., Howard A. Lippes, Daniel P. Schaefer, and Hadi Rassael. 1997. "Total Thyroidectomy for Graves' Disease." *Head and Neck* 19 (5) (August): 378–83. http://www.ncbi.nlm.nih.gov/pubmed/9243264.

Remick, Scot C. Telephone interview by Dana Trentini, August 18, 2015.

Robinson, John A. E-mail to Dana Trentini, August 18, 2015.

Román, Gustavo, Akhgar Ghassabian, Jacoba J. Bongers-Schokking, Vincent W. V. Jaddoe, Albert Hofman, Yolanda B. de Rijke, Frank C. Verhulst, and Henning Tiemeier. 2013. "Association of Gestational Maternal Hypothyroxinemia and Increased Autism Risk." *Annals of Neurology* 74 (5) (November): 733–42. doi: 10.1002/ana.23976.

Romm, Aviva. Telephone interview by Dana Trentini, August 26, 2015.

Rosato, L., N. Avenia, M. De Palma, G. Gulino, P. G. Nasi, and L. Pezzulio. 2002. "Complications of Total Thyroidectomy: Incidence, Prevention and Treatment." *Chirurgia italiana* 54 (5) (September): 635–42. http://www.ncbi.nlm.nih.gov /pubmed/12469460.

Sategna-Guidetti, C., Umberto Volta, Carolina Ciacci, and C. Brossa. 2001. "Prevalence of Thyroid Disorders in Untreated Adult Celiac Disease Patients and Effect of Gluten Withdrawal: An Italian Multicenter Study." *American Journal of Gastroen-*

terology 96 (3) (March): 751–57. http://www.ncbi.nlm.nih.gov/pubmed /11280546.

Schisterman, Enrique F., Robert M. Silver, Laurie L. Lesher, David Faraggi, Jean Wactawski-Wende, Janet M. Townsend, Anne M. Lynch, Neil J. Perkins, Sunni L. Mumford, and Noya Galai. 2014. "Preconception Low-Dose Aspirin and Pregnancy Outcomes: Results from the EAGeR Randomised Trial." *The Lancet* 384 (9937) (July): 29–36. doi: http://dx.doi.org/10.1016/S0140-6736(14)60157-4.

Schopick, Julia. E-mail to Mary Shomon, August 27, 2015.

Schuette, Kim. E-mail to Dana Trentini, August 23, 2015.

Schwartz, D., and M. J. Mayaux. 1982. "Female Fecundity as a Function of Age. Results of Artificial Insemination in 2193 Nulliparous Women with Azoospermic Husbands." *The New England Journal of Medicine* 306 (7) (February): 404–6. http:// www.ncbi.nlm.nih.gov/pubmed/7057832.

Scoccia, Bert, Habibe Demir, Yuna Kang, Michelle A. Fierro, and Nicola J. Winston. 2012. "In Vitro Fertilization Pregnancy Rates in Levothyroxine-Treated Women with Hypothyroidism Compared to Women Without Thyroid Dysfunction Disorders." *Thyroid* 22 (6) (June): 631–36. doi: 10.1089/thy.2011.0343.

Shames, Richard. Telephone interview by Mary Shomon, August 22, 2015.

Shomon, Mary J. 2005. *Living Well with Hypothyroidism: What Your Doctor Doesn't Tell You That You Need to Know*, 2nd ed. New York: HarperCollins.

Sipos, Jennifer. Telephone interview by Dana Trentini, August 28, 2015.

Slama, Remy, Oluf Hansen, Beatrice Ducot, Aline Bohet, Sebastien Bottagisi, Lyliane Rosetta, Niels Keiding, and Jean Bouyer. 2012. "Estimation of the Frequency of Involuntary Infertility on a Nation-Wide Basis." *Human Reproduction* 27 (5) (May): 1489–98. doi: 10.1093/humrep/des070.

Stagnaro-Green, Alex, Sheila H. Roman, Rhoda H. Cobin, Essam El-Harazy, Michael Alvarez-Marfany, and Terry F. Davies. 1990. "Detection of At-Risk Pregnancy by Means of Highly Sensitive Assays for Thyroid Autoantibodies." *Journal of American Medical Association* 264 (11) (September): 1422–25. http://www.ncbi.nlm.nih.gov /pubmed/2118190.

Stagnaro-Green, Alex, Emmerita Dogo-Isonaige, Elizabeth N. Pearce, Carole Spencer, and Nancy D. Gaba. 2015. "Marginal Iodine Status and High Rate of Subclinical Hypothyroidism in Washington DC Women Planning Conception." *Thyroid* 7 (August). http://www.ncbi.nlm.nih.gov/pubmed/26160595.

Stagnaro-Green, Alex, Scott Sullivan, and Elizabeth N. Pearce. 2012. "Iodine Supplementation During Pregnancy and Lactation." *Journal of American Medical Association* 308 (23) (December): 2463–64. doi: 10.1001/jama.2012.45423.

Stagnaro-Green, Alex, Marcos Abalovich, Erik Alexander, Fereidoun Azizi, Jorge Mestman, Roberto Negro, Angelita Nixon, Elizabeth N. Pearce, Offie P. Soldin, Scott Sullivan, and Wilmar Wiersinga. 2011. "Guidelines of the American Thyroid Association for the Diagnosis and Management of Thyroid Disease During Pregnancy and Postpartum." *Thyroid* 21 (10) (October): 1081–1125. doi: 10.1089/thy.2011.0087.

Stephen, E. H., and A. Chandra. 2006. "Declining Estimates of Infertility in the United States: 1982–2002." *Fertility and Sterility* 86 (3) (September): 516–23. http://www.ncbi.nlm.nih.gov/pubmed/16952500.

Tennant, Peter W. G., Rudy W. Bilous, Shamini Prathapan, and Ruth Bell. 2015. "Risk and Recurrence of Serious Adverse Outcomes in the First and Second Pregnancies of Women With Preexisting Diabetes." *Diabetes Care* 38 (4) (April): 610–19. doi: 10.2337/dc14–1888.

Thangaratinam, Shakila. 2011. "Association Between Thyroid Autoantibodies and Miscarriage and Preterm Birth: Meta-Analysis of Evidence." *BMJ* 342 (May). doi: http://dx.doi.org/10.1136/bmj.d2616.

Twig, Gilad, Avi Shina, Howard Amital, and Yehuda Shoenfeld. 2012. "Pathogenesis of Infertility and Recurrent Pregnancy Loss in Thyroid Autoimmunity." *Journal of Autoimmunity* 38 (2–3) (May): J275–J281. doi: 10.1016/j.jaut.2011.11.014.

UCSF Department of Radiology & Biomedical Imaging. "CT and MR Pregnancy Guidelines." http://www.radiology.ucsf.edu/patient-care/patient-safety/ct-mri-pregnancy.

Unfer, Vittorio, Emanuela Raffone, Piero Rizzo, and Silvia Buffo. 2011. "Effect of Supplementation with Myo-Inositol Plus Melatonin on Oocyte Quality in Women Who Failed to Conceive in Previous in Vitro Fertilization Cycles for Poor Oocyte Quality: A Prospective, Longitudinal, Cohort Study." *Gynecological Endocrinology* 27 (11) (November): 857–61. doi: 10.3109/09513590.2011.564687.

Wartofsky, Leonard, Daniel Glinoer, Barbara Solomon, Shigenobu Nagataki, Raphael Lagasse, Yuji Nagayama, and Motomori Izumi. 2009. "Differences and Similarities in the Diagnosis and Treatment of Graves' Disease in Europe, Japan, and the United States." *Thyroid* 1 (2): 129–35. http://online.liebertpub.com/doi/abs/10.1089/thy.1991.1.129.

Wentz, Izabella. E-mail to Dana Trentini, August 15, 2015.

Weschler, Toni. E-mail to Dana Trentini, August 12, 2015.

Woodruff, Tracey J., Ami R. Zota, and Jackie M. Schwartz. 2011. "Environmental Chemicals in Pregnant Women in the United States: NHANES 2003–2004." *Environmental Health Perspectives* 119 (6) (June): 878–85. doi: 10.1289/ehp.1002727.

World Health Organization. 1975. "The Epidemiology of Infertility. Report of a WHO Scientific Group." *World Health Organization Technical Report Series* 5 (82): 1–37.

Wright, Jonathan V. E-mail to Dana Trentini, August 15, 2015.

Yoshihara, Ai, Noh Jaeduk Yoshimura, Watanabe Natsuko, Mukasa Koji, Ohye Hidemi, Suzuki Miho, Matsumoto Masako, Kunii Yo, Suzuki Nami, Kameda Toshiaki, Iwaku Kenji, Kobayashi Sakiko, Sugino Kiminori, and Ito Koichi. 2015. "Substituting Potassium Iodide for Methimazole as the Treatment for Graves' Disease During the First Trimester May Reduce the Incidence of Congenital Anomalies: A Retrospective Study at a Single Medical Institution in Japan." *Thyroid* 28 (August). doi: 10.1089/thy.2014.0581.

Zhu, Qing, Li Wu, Bo Xu, Mei-Hong Hu, Xian-Hong Tong, Jing-Juan Ji, and Yu-Sheng Liu. 2013. "A Retrospective Study on IVF/ICSI Outcome in Patients with Anti-Nuclear Antibodies: The Effects of Prednisone Plus Low-Dose Aspirin Adjuvant Treatment. " *Reproductive Biology and Endocrinology* 11 (98) (October). doi: 10.1186/1477-7827-11-98.